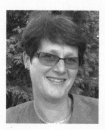

Regula Steinlin Egli

- 1979 – 1983 Ausbildung an der Physiotherapieschule des Kantonsspitals Schaffhausen, (2010: nachträglicher Titelerwerb »Bachelor of Science Fachhochschule Ostschweiz in Physiotherapy«)
- Zusatzausbildungen:
  - zur Instruktorin CIFK FBL Klein-Vogelbach bei Susanne Klein-Vogelbach
  - zur Lehrtherapeutin Hippotherapie-K bei Ursula Künzle Dettwiler
- 1985 – 1994 praktische Tätigkeit im Institut für Physiotherapie Neurologie des Universitätsspitals Basel, ab 1991 stellvertretende Leitung
- seit 1996 Leitung einer ambulanten Physiotherapiepraxis für Neurologie/ Geriatrie und Rehabilitation
- 1990 – 2002 Lehrauftrag an der Physiotherapieschule BIG, Basel-Stadt für das Fachgebiet Physiotherapie Neurologie, parallel dazu Dozententätigkeit an div. Fortbildungskursen, Schwerpunkt Funktionelle Bewegungslehre und Neurologie
- seit 2002 Präsidentin der Fachgruppe Physiotherapie bei MS und Leitung der Zertifikatsausbildung zur MS-Therapeutin/zum MS-Therapeuten
- 2004 Verleihung des MS-Preises der Schweizerischen MS-Gesellschaft
- seit 2006 Mitglied des wissenschaftlichen Beirates der Schweizerischen MS-Gesellschaft

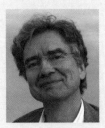

Ludwig Kappos

- Studium der Medizin und Psychologie in Würzburg, Deutschland, Facharzt-
  ausbildung für Neurologie und Habilitation an der Neurologischen Universitäts-
  klinik Würzburg. Dort Oberarzt der Klinik und Leiter der Klinischen Abteilung
  der Max-Planck-Forschungsgruppe für Multiple Sklerose.
- 1990 Wahl zum Leiter der Neurologischen, später auch Neurochirurgischen
  Poliklinik am Universitätsspital Basel
- 1994 strukturelles Extraordinariat für Neurologie und klinische
  Neuroimmunologie
- seit 2008 Chefarzt der Neurologischen Klinik und Poliklinik, Universitätsspital
  Basel und Ordinarius für Neurologie.

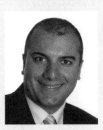

Özgür Yaldizli

- Studium der Humanmedizin in Düsseldorf, Izmir (TR) und Louisville
  (Kentucky, USA)
- 2001 Ärztliche Approbation
- 1997 – 2002 Dissertation zum Thema Cytomegalievirus Retinitis bei HIV
- nach der Dissertation Ärztliche Tätigkeiten an der Ludwig-Maximilians-
  Universität München (Klinikum Grosshadern), Universitätsklinikum Essen,
  Universitäre Psychiatrische Kliniken Basel, Universitätsspital Zürich
  und Kantonsspital St. Gallen
- 2006 Facharzt für Neurologie
- seit 2009 Oberarzt der MS-Ambulanz der Neurologischen Poliklinik
  am Universitätsspital Basel

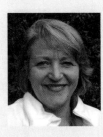

Rixt J. Althof

- 1984 Diplom Akademie voor Fysiotherapie Jan van Essen, Amsterdam
- 1984 – 1987 Praxis für Neurologie, Pädiatrie und Muskuloskelletale
  Physiotherapie, Surinameplein, Amsterdam
- 1988 – 1990 Schulheim für körperbehinderte Kinder, Chur
- seit 1991 Rehabilitationsklinik Valens
- außerdem: 15 Jahre Qualitätszirkel Kontinenztherapie Ost-Schweiz,
  Kursleiterin Pelvic Floor Muscle Training für PhysiotherapeutInnen
  und Hebammen und Referentin bei diversen Patienteninformations-
  veranstaltungen.

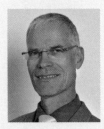

Urs N. Gamper

- 1976 Examen Physiotherapie, Basel
- 1977 – 1983 Physiotherapeut, Klinik Valens, Rehabilitationszentrum
- 1983 – 1990 Leiter Physiotherapie, Klinik Valens, Rehabilitationszentrum
- 1990 – 2007 Leiter Therapie Klinik Valens, Rehabilitationszentrum
- 2001 – 2006 Präsident Physiotherapie Rehabilitation, Co-Founder
  International Aquatic Therapy Foundation (IATF) und Senior Instructor
  International Haliwick Therapy Network (IHTN)
- seit 2007 Mitglied der Geschäftsleitung Klinik Valens,
  Rehabilitationszentrum

Regula Steinlin Egli

Multiple Sklerose verstehen und behandeln

Regula Steinlin Egli

Multiple Sklerose verstehen und behandeln

Mit 338 Abbildungen und 15 Tabellen

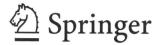

Regula Steinlin Egli
Physiotherapie Langmatten
Bottmingerstraße 105
4102 Binningen
Schweiz

Sagen Sie uns Ihre Meinung zum Buch: www. Springer.de/978-3-642-17632-6

ISBN-13 978-3-642-17632-6 Springer-Verlag Berlin Heidelberg New York

Bibliografische Information der Deutschen Nationalbibliothek
Die Deutsche Nationalbibliothek verzeichnet diese Publikation in der Deutschen Nationalbibliografie;
detaillierte bibliografische Daten sind im Internet über http://dnb.d-nb.de abrufbar.

SpringerMedizin
Springer-Verlag GmbH
ein Unternehmen von Springer Science+Business Media
springer.de

© Springer-Verlag Berlin Heidelberg 2011

Planung: Marga Botsch, Heidelberg
Projektmanagement: Heidemarie Wolter, Heidelberg
Lektorat. Maria Schreier, Laumersheim
Umschlaggestaltung: deblik Berlin
Satz: TypoStudio Tobias Schaedla, Heidelberg
SPIN: 80026331

Gedruckt auf säurefreiem Papier   22/2122 – 5 4 3 2 1 0

Geleitwort

Dank grossartigen Forschungsanstrengungen in den letzten Jahrzehnten ist es gelungen, einige Schritte der Krankheitsentstehung der Multiplen Sklerose zu entschlüsseln und die medikamentöse Behandlung der Verlaufsform, die mit Schüben einhergeht, deutlich zu verbessern. Dennoch bleibt die Ursache dieser rätselhaften Krankheit noch unbekannt und entsprechend eine kausale Therapie unmöglich. Neben diesen Fortschritten hat sich auch die medikamentöse Behandlung der Symptome wesentlich verbessert. Nach wie vor am Wichtigsten ist aber eine sorgfältige und kompetente umfassende Physiotherapie dieser chronischen neurologischen Krankheit. Diese ist im vorliegenden Buch von Regula Steinlin Egli in optimaler Weise dargestellt: Die ausgewiesene Expertin liefert in dem vorliegenden Buch eine umfassende wie auch detaillierte Beschreibung der physiotherapeutischen Behandlungsmöglichkeiten. Zahlreiche sorgfältig ausgewählte Abbildungen untermauern die gut verständlichen Texte zur Theorie.

Es ist zu wünschen, dass dieses Buch von den vielen Physiotherapeutinnen und Physiotherapeuten, welche Multiple Sklerose-Betroffene behandeln, sorgfältig studiert wird, die darin gegebenen Empfehlungen im praktischen therapeutischen Alltag umgesetzt und Rückmeldungen über den Therapieerfolg auch in spätere Auflagen dieses Buches einfließen werden.

Valens, Mai 2011
Prof. Dr. med. Jürg Kesselring
Chefarzt Neurologie Klinik Valens
Präsident der Schweizerischen Multiple Sklerose Gesellschaft

Vorwort

» Es ist Qualität, seine eigenen Grenzen zu kennen. « (Simonetta Somaruga)

Für alle, speziell für MS-Betroffene, ist dieses Zitat zutreffend. Kaum eine andere Krankheit ist so komplex wie die Multiple Sklerose. Die Betroffenen müssen sich mit unterschiedlichen Schwierigkeiten im Alltag zurechtfinden. MS-Symptome sind unberechenbar, sie können jederzeit und oft völlig unerwartet auftreten. Nicht immer schränken sie die Betroffenen im Alltag ein, aber leider doch oft. Damit umzugehen und sich anzupassen, ist die große Kunst, die MS-Betroffene, aber auch Therapeuten lernen müssen.

Seit über zwanzig Jahren konnte ich Erfahrungen in der Behandlung von MS-Betroffenen sammeln. Ich erinnere mich, als junge und unerfahrene Physiotherapeutin bei der Behandlung von MS-Patienten ziemlich überfordert gewesen zu sein, wurde doch das Thema »MS« in unserer Ausbildung stiefmütterlich behandelt. Deshalb setzte ich mir später als Dozentin in der Aus- und Weiterbildung zum Ziel, ein verständliches, praxisbezogenes Konzept für MS-Behandlungen auszuarbeiten. So entstand 1998 mein erstes Buch zum Thema »Physiotherapie bei MS« und 2002 die Fachgruppe Physiotherapie bei MS (www.fpms.ch) mit der Ausbildung zur zertifizierten MS-Therapeutin.

In den vergangenen Jahren hat sich in der Bildungslandschaft der Physiotherapie vieles verändert. Wurde früher hauptsächlich empirisch gearbeitet, so ist heute die Forderung nach wissenschaftlicher Evidenz nicht mehr zu überhören. Diesem Anspruch wollte ich durch die Überarbeitung meines ersten Buchs gerecht werden. Es war eine gute Erfahrung, zu sehen, wie viele aktuelle Studienergebnisse das Behandlungskonzept bestätigen. Einige Studien gaben mir aber auch Anreiz, Neues auszuprobieren und das Behandlungskonzept anzupassen.

Mit dem neuen Buch hoffe ich, Kolleginnen und Kollegen aus der Praxis sowie Studentinnen und Studenten eine praktikable Anleitung in der Betreuung von MS-Betroffenen in die Hand geben zu können.

Im ▶ Kap. 1 kann sich der Leser ein Bild über Entstehung und Verlauf dieser komplexen Krankheit machen und wird auf aktuellstem Stand der Wissenschaft über anerkannte Therapiemöglichkeiten informiert. Ganz herzlich möchte ich an dieser Stelle Prof. Dr. Ludwig Kappos und seinem Mitarbeiter Dr. Ö. Yaldizli für ihre Arbeit danken. Ihr Beitrag ehrt mich und bereichert das Buch wesentlich.

Im ▶ Kap. 2 werden in einer Übersicht wichtige physiotherapeutische Interventionsmöglichkeiten besprochen, und wenn möglich, wird immer auf aktuelle Studienergebnisse verwiesen. Konkrete Übungen und Therapiemaßnahmen werden in ▶ Kap. 5 anhand von fünf Fallbeispielen vorgestellt. Drei spezifische Therapiemethoden – Wassertherapie (Urs Gamper), Urogenitaltherapie (Rixt Althof) und Hippotherapie-K – werden jeweils in einem eigenen Unterkapitel behandelt. Diese Therapiemethoden setzen eine spezielle Ausbildung voraus. Sie machen uns die Notwendigkeit einer guten Zusammenarbeit zwischen den bei der Betreuung von MS-Betroffenen involvierten Therapeuten deutlich. Auch an dieser Stelle einen herzlichen Dank an die Ko-Autoren für ihre wertvolle Mitarbeit!

Im ▶ Kap. 3 (Untersuchungsmethoden) werden, unterteilt in die ICF-Ebenen Körperstruktur/-funktion und Aktivität, MS-spezifische physiotherapeutische Untersuchungen vorgestellt und erläutert. Es werden sowohl das Normbewegungsverhalten als auch häufig beobachtete Abweichungen beschrieben und analysiert. Dabei hat mir ganz speziell das analytische Konzept der Funktionellen Bewegungslehre (FBL) von Susanne Klein-Vogelbach geholfen. Die klaren Beobachtungskriterien der FBL lassen die Abweichungen von der Norm erkennen – eine grundlegende Voraussetzung für die Arbeit mit neurologischen Patienten. Viele Abbildungen von Patienten sollen zudem der Veranschaulichung dienen.

In den Fallbeispielen von fünf unterschiedlichen Krankheitsbildern sind im ▶ Kap. 5 die Gedankengänge des Clinical Reasonings in der Untersuchung beschrieben. Diese Vorgehensweise soll im Lernprozess hilfreich sein, Untersuchungen von MS-Betroffenen nicht schematisch, sondern problemspezifisch durchführen zu können. An dieser Stelle möchte ich den fünf Patientinnen und Patienten herzlich danken; ohne auch nur einen Moment des Zögerns waren sie bereit, »Fallbeispiel« und Fotomodell zu sein – für mich, aber auch für die Leser sicher keine Selbstverständlichkeit! Außerdem möchte ich mich bei allen anderen Patientinnen und Patienten bedanken, die bereit waren, sich als Fotomodell zur Verfügung zu stellen. Auch ihr Beitrag war für das Gelingen des Buchs sehr wichtig.

Mit der anschließend an das Clinical Reasoning beschriebenen Therapie der betroffenen Patienten und Patientinnen werden viele unterschiedliche Therapiemöglichkeiten vorgestellt, so dass der Leser am Ende eine größere Anzahl von MS-spezifischen Übungen und Therapiemaßnahmen kennt und diese mithilfe des Stichwortverzeichnisses jederzeit nachschlagen kann.

Ich stehe nun am Ende einer sehr intensiven Zeit der Schreibarbeit und freue mich über das Endprodukt. Die Entstehung dieses Buchs wäre ohne die vielseitige Unterstützung und Hilfe nicht möglich gewesen. Einen großen Dank möchte ich in erster Linie meiner langjährigen Berufskollegin und Freundin Simone Albert aussprechen. Als erfahrene MS-Therapeutin und Bobath-Instruktorin hat sie durch kritische Durchsicht des Manuskripts viele Anregungen und Verbesserungsvorschläge eingebracht. Auch meinem Praxisteam möchte ich danken. Es war sicher nicht immer einfach, neben der Arbeit auch noch auf viele Fotoshootings Rücksicht zu nehmen! Zudem konnte ich auf ihre wertvollen Rückmeldungen zu den Fallbeispielen zählen.

Dem Springer Verlag, speziell Marga Botsch , danke ich für das Vertrauen, dieses Buch zu verlegen, und, zusammen mit Maria Schreier (Lektorin) und Heidemarie Wolter (Projektmanagerin), für die gute Unterstützung und Mithilfe während der Manuskriptbearbeitung.

Thomas Schaller danke ich für die professionellen Bilder, die das Buch illustrieren.

Während den Schreibarbeiten waren meine Gedanken oft bei meinen bereits verstorbenen Eltern. Sie hatten mich gelehrt, bei auftretenden Schwierigkeiten nicht sofort aufzugeben. Dies hat mir sicher geholfen.

Ein großer Dank gilt zuletzt meiner ganzen Familie, speziell meinem Ehemann. Ohne das Verständnis meiner Familie und die stete Unterstützung bei all meinen beruflichen Aktivitäten hätte ich das Buch nicht schreiben können.

Binningen, Mai 2011
Regula Steinlin Egli

Hinweis zur Lesbarkeit

Zugunsten einer besseren Lesbarkeit wird in diesem Buch auf die konsequente Nennung beider Geschlechterformen verzichtet. Selbstverständlich sind bei jeglicher Verwendung der Singularform immer beide Geschlechter gemeint

Inhaltsverzeichnis

Klinische Grundlagen der Multiplen Sklerose

Ö. Yaldizli, L. Kappos

1

Die Multiple Sklerose (MS) ist seit über 200 Jahren als eigenständiges Krankheitsbild bekannt. Die Ursache der Erkrankung ist bis heute ungeklärt. Es ist eine **autoimmun bedingte chronisch-entzündliche Erkrankung von Gehirn und Rückenmark** (zentrales Nervensystem, ZNS) und betrifft weltweit vermutlich ca. 2,5 Millionen Menschen. Die Diagnose trifft die Menschen meist im jungen Erwachsenenalter, mit Auswirkungen auf Familie und Beruf. Viele Patienten und Angehörige reagieren bei der Erstdiagnose schockiert, haben Angst, fühlen sich unsicher und hoffnungslos. Die **Physiotherapie** ist eine der wichtigsten Säulen in der Betreuung und Behandlung von MS-Patienten. Dieses Kapitel soll einen Überblick über die wichtigsten klinischen Grundlagen der MS liefern.

1.1   Epidemiologie

- **Vorkommen der Erkrankung: Alter/Geschlecht**

MS kann **in jedem Alter** auftreten, auch im Kindesalter. Manchmal findet man sogar in Obduktionen von an natürlichem Tod verstorbenen Menschen MS-bedingte Veränderungen im Gehirn, ohne dass der Mensch jemals neurologische Symptome beklagt hätte. Am häufigsten treten MS-Symptome zwischen dem **20.–40. Lebensjahr** auf. Die Diagnose trifft die Menschen häufig inmitten ihrer Ausbildung, ihres Studiums oder während der Familienplanung. Die MS kommt, ähnlich wie andere Autoimmunerkrankungen, häufiger bei **Frauen** vor. Das Alter der Frauen bei Erstdiagnose ist im Durchschnitt niedriger als das der Männer.

> **Wichtig**
>
> Am häufigsten treten MS-Symptome zwischen dem 20. –40. Lebensjahr auf.

- **Vorkommen der Erkrankung: Welt**

Die MS ist **global** ungleichmäßig verteilt:
- Die Erkrankung konzentriert sich vor allem auf die **westlichen Industrienationen.** In Europa sind im Durchschnitt etwa 100–120/100.000 Einwohner betroffen, mit steigender Neuerkrankungsrate.
- In **Äquatornähe** kommt die Erkrankung eher selten vor.
- Zu den **Erdpolen** hin steigt die Erkrankungswahrscheinlichkeit.

Migrationsstudien unterstützen die These, dass **Umwelteinflüsse** eine Rolle spielen könnten. Kinder, die vor der Pubertät mit ihren Eltern von Gebieten mit hoher in Gebiete mit niedriger Häufigkeit auswandern, haben ein ähnlich niedriges Erkrankungsrisiko wie im Zuwanderungsland, während die Eltern das hohe Risiko ihres Heimatlandes beibehalten.

> **Wichtig**
>
> Die MS ist global ungleichmäßig verteilt. Sie konzentriert sich vor allem auf die **westlichen Industrienationen.**

1.2   Pathogenese

- **Genetische Disposition**

Man glaubt heute, dass die MS bei Menschen auftritt, die eine gewisse **genetische Veranlagung** haben und bestimmten **Umwelteinflüssen** (möglicherweise Noxen oder Viren) ausgesetzt sind. Einige Gen-Orte, die mit einer erhöhten Erkrankungswahrscheinlichkeit einhergehen, sind bereits entdeckt, tragen aber einzeln sehr wenig zum Erkrankungsrisiko bei. Das Risiko, an MS zu erkranken, ist bei **Verwandten 1. Grades** 10- bis 20-mal höher als das durchschnittliche Risiko in der Normalbevölkerung.Bei **eineiigen Zwillingen** beträgt die Erkrankungswahrscheinlichkeit ca. 30%, bei **nicht eineiigen Zwillingen** und anderen Geschwistern etwa 2–5%. Interessant ist, dass bei Adoptivgeschwistern die Erkrankungswahrscheinlichkeit derjenigen der Allgemeinbevölkerung entspricht, was darauf hinweist, dass genetische Faktoren die Manifestation der MS stärker beeinflussen als individuelle Lebensgewohnheiten.

> **Wichtig**
>
> Das Risiko, an MS zu erkranken, ist bei **Verwandten 1. Grades** 10- bis 20-mal höher als das durchschnittliche Risiko in der Normalbevölkerung.

- **Histopathologie**

Plaques. Histopathologisch sind bei der MS sog. **Plaques** (Entmarkungsherde) im ZNS nachweisbar. Vor allem in der Anfangsphase der Krankheit sind diese durch **entzündliche Veränderungen** gekennzeichnet und enthalten daher
- demyelinisierte Fasern,
- Entzündungszellen,
- Bindegewebswucherungen (Gliose) und
- zerstörte Axone.

Lokalisiert sind die Plaques vor allem in
- Kleinhirnstiel,
- Sehnerven,

— weißer Substanz um die Ventrikel und
— Rückenmark;
theoretisch können sie überall im ZNS auftreten.

Unter der Lupe
Hypothese: Entstehung der MS-Plaques

Bis heute ist nicht endgültig geklärt, wie die MS-Plaques entstehen. Man nimmt an, dass bei genetisch prädisponierten Menschen durch einen bislang unbekannten Auslöser gegen den eigenen Körper gerichtete (**autoreaktive**) **Immunzellen** in Lymphknoten und Blut aktiviert werden. Interessant ist, dass solche autoreaktiven Immunzellen bei allen Menschen, auch gesunden, vorkommen. Sie werden durch unser Immunsystem in Schach gehalten. Bei MS-Patienten bricht diese Kontrollfunktion zusammen. Äußere Auslöser können dazu beitragen.

Die aktivierten Immunzellen sind gegen die körpereigenen Proteine in den Nervenmarkscheiden (Myelin) im ZNS gerichtet. Über den Blutweg gelangen sie ins Gehirn und passieren auch die Blut-Hirn-Schranke. Im Gehirn treffen sie auf Zellen, die Markscheidenproteinbestandteile auf ihrer Zelloberfläche präsentieren, sog. **antigen-präsentierende Zellen**. Die autoreaktiven Immunzellen reagieren auf diese Antigene nach dem Schlüssel-Schloss-Prinzip; sie stoßen mit der Ausschüttung von Zytokinen (z.B. Interleukine) eine inflammatorische Kaskade an. Die nachfolgende **Entzündungsreaktion** behindert die Reizweiterleitung in den betroffenen Axonen. Es kommt je nach Lokalisation zu spezifischen neurologischen Störungen wie z.B. Sensibilitäts- oder Sehstörungen.

Gleichzeitig beginnen **Reparaturvorgänge**: Oligodendrozyten, Zellen die im ZNS Myelin produzieren, proliferieren und versuchen, wieder neue Myelinscheide aufzubauen. Diese **Remyelinisierung** gelingt je nach Lokalisation und Stärke der Entzündung manchmal nur partiell, was dazu führt, dass sich die Symptome oder Störungen nicht komplett zurückbilden. Je älter der Patient, desto geringer die Fähigkeit zur Regeneration.

Wichtig

Aktivierte autoreaktive Immunzellen sind gegen Markscheidenbestandteile im ZNS gerichtet. Sie verteilen sich über den ganzen Körper und passieren auch die Blut-Hirn-Schranke. Diese Immunzellen stoßen mit der Ausschüttung von Zytokinen eine inflammatorische Kaskade an, welche die Reizweiterleitung im betroffenen Axon behindert.

Verlust von Axonen. Neben dieser entzündlichen Komponente ist die MS histopathologisch durch den Verlust von Axonen gekennzeichnet. Früher vermuteten die Forscher, dass der axonale Verlust Folge der Entzündung der Markscheide ist. Heute wissen wir, dass axonaler Schaden schon früh in der Erkrankungsphase auftreten kann und zumindest teilweise unabhängig von Entzündung und Schädigung der Myelinscheide entstehen kann.

Wichtig

Neben der entzündlichen Komponente ist die MS histopathologisch durch den **Verlust von Axonen** gekennzeichnet.

1.3 Klinisches Erscheinungsbild

▪ Symptombild

Die MS wird auch als »die Krankheit mit den 1000 Gesichtern« bezeichnet. Die Symptome können verschieden sein und hängen von der Lokalisation der MS-Plaques ab.

Beispiel

— Eine Patientin hatte jahrelang einen **imperativen** (plötzlich auftretenden, unkontrollierbaren) **Harndrang**. Sie wurde, nachdem Medikamente nicht geholfen hatten, an der Gebärmutter operiert, weil man glaubte, dass eine Senkblase die Beschwerden verursache. Erst als Jahre später Gefühlsstörungen an den Füßen auftraten, führten weitere neurologische Untersuchungen zur Diagnose MS.

— Eine andere Patientin wurde jahrelang wegen **in die Beine ausstrahlenden Rückenschmerzen** mit Analgetika und Physiotherapie behandelt. Die Beschwerden waren mit degenerativen Veränderungen an der Lendenwirbelsäule (Bandscheibenvorwölbungen, knöcherne foraminale Einengungen und Spondylarthrosen), die man im MRT der LWS nachweisen konnte, gut vereinbar. Erst als die Patientin eine Spastik in den Beinen entwickelte, wurden MRT-Aufnahmen des thorakalen Myelons angefertigt, wo man entzündliche Läsionen im Rahmen einer MS nachweisen konnte. Auf dem MRT der Lendenwirbelsäule war das Rückenmark nicht abgebildet.

Jeder Neurologe kennt solche oder ähnliche Patientengeschichten. Insgesamt sind solche Fehldiagnosen eher selten. Sie zeigen jedoch die Vielfalt neurologischer Erstsymptome bei MS auf.

1

> **Wichtig**
>
> Neben den neurologischen Symptomen gibt es noch weitere **klassische Symptombilder**:
> - Fatigue,
> - depressive Störungen und
> - kognitive Störungen.

In ◘ Tab. 1.1 sind die häufigsten Symptome bei MS zusammengefasst.

> **ⓘ Tipp**
>
> **Hinweise für die Diagnostik:**
> - Vor allem Patienten mit **Rückenmarksbeteiligung** können an starken einschießenden Schmerzen leiden. Manchmal berichten Patienten auch nur von einer Art Panzergefühl im Rumpfbereich.
> - Auch eine **Trigeminusneuralgie** ist relativ häufig und sollte bei jungen Menschen immer differenzialdiagnostisch an eine MS denken lassen.
> - **Parästhesien**, die bei Kopfbeugen in den Körper oder die Extremitäten einschießen (Lhermitte-Phänomen) sind relativ typisch für Läsionen im zervikalen Myelon.

Viele Patienten berichten über eine Verschlechterung von MS-Symptomen bei Anwendung von Wärme oder Hitze (**Uhthoff-Phänomen**).

> **❶ Cave**
>
> **Fangopackungen** oder **warme Bäder** sollten bei MS-Patienten, wenn überhaupt, nur mit Vorsicht angewendet werden.

■ **Erstsymptome**

Eine **Sehnervenentzündung** ist für die Frühdiagnostik der MS von besonderer Bedeutung. Die Patienten geben Schleier- oder Verschwommensehen wie durch ein Milchglas an. Manchmal haben sie einen Bulbusbewegungsschmerz und Farbsinnstörungen. Die Sehkraft kann dramatisch abfallen, wobei bleibende Erblindungen sehr selten sind. Der Augenarzt findet in der Regel keine Ursache, da die Entzündung hinter der Netzhaut liegt.

> **Wichtig**
>
> Bei ca. einem Drittel der MS-Patienten ist die **Optikusneuritis** Erstsymptom, aber nicht jede Optikusneuritis bedeutet zwangsläufig eine MS.

Studien haben gezeigt, dass das Risiko, nach einer Optikusneuritis eine MS zu entwickeln, anhand der **MRT-Befunde** besser abgeschätzt werden kann. Patienten mit klinisch stummen MS-typischen Läsionen im Schädel-MRT haben in den folgenden 20 Jahren eine MS-Erkrankungswahrscheinlichkeit von 82%, während Patienten ohne Läsionen eine Erkrankungswahrscheinlichkeit von 21% haben (Fisniku et al. 2008).

◘ **Tab. 1.1.** Häufigkeit neurologischer Symptome bei Erstmanifestation und im weiteren Verlauf der MS

Symptome	Häufigkeit des Auftretens bei Erstmanifestation (%)	Symptome	Häufigkeit des Auftretens im Krankheitsverlauf (%)
Sensibilitätsstörungen	33–41	Pyramidenbahnläsionen	80–99
Visusminderung oder Augenmobilitätsstörungen	30–37	Visusminderung oder Augenmobilitätsstörungen	80–90
Gangstörungen	18–32	Blasen-Mastdarm-Störungen	57–82
Paresen	16–44	Hirnstamm-und Kleinhirnstörungen	60–75
Schwindel	4–8	Dysarthrie	20–55
Spinkterstörungen	1–9	Gleichgewichtsstörungen	80
Feinmotorikstörungen	4	Sensibilitätsstörungen	80–33
Müdigkeit	1–2	Vibrations- und Lagesinn	60–71
Psychische Störungen	1–4	Parästhesien	66
Epileptische Anfälle	0,7	Nystagmus	42–70
		Gangataxie	18–55
		Kognitive Störungen	40–45

(nach Kesselring 2005)

1.4 Verlaufsformen

Es gibt verschiedene **Verlaufsformen der MS:**
- Am häufigsten ist ein **schubförmiger Verlauf**, der bei 85% der Patienten vorkommt. Diese Form ist durch Erkrankungsschübe mit vollständiger Remission oder verbleibenden Residuen gekennzeichnet, wobei zwischen den Schüben keine Progression der Erkrankung feststellbar ist.
- Beim **primär progredienten Verlauf** kommt es ohne Schübe zu einer langsam zunehmenden Verschlechterung von Krankheitsbeginn an, wobei gelegentlich Plateaus und geringfügige Verbesserungen möglich sind.
- Die **sekundär-chronisch progrediente MS** entwickelt sich bei den meisten Betroffenen innerhalb von im Durchschnitt 10–20 Jahren aus der schubförmigen Form und ist ebenfalls durch eine langsam zunehmende Verschlechterung gekennzeichnet, mit oder ohne Schübe.

> **Wichtig**
>
> Die häufigste Verlaufsform ist der **schubförmige Verlauf**, der bei 85% der Patienten vorkommt.

■ **Natürlicher Verlauf der unbehandelten MS**

Die **Häufigkeit von Schüben** ist altersabhängig und deutlich höher im jüngeren Lebensalter. Im Durchschnitt entwickelt ein MS-Patient ohne Therapie alle 1,5–2 Jahre einen Schub. Die meisten Schübe bilden sich binnen 1–2 Monaten zurück. Ein **neurologisches Defizit**, das länger als 6 Monate andauert, bleibt meistens bestehen. Schübe, die schwerste bleibende neurologische Defizite hinterlassen, sind eher die Ausnahme. Nach 15–18 Jahren benötigt die Hälfte aller MS-Patienten eine Gehhilfe.

> **Wichtig**
>
> Die Häufigkeit von Schüben ist altersabhängig und deutlich höher im jüngeren Lebensalter.
> Ein neurologisches Defizit, das länger als 6 Monate andauert, bleibt meistens bestehen.

■ **Quantifizierung der Behinderung**

> **Wichtig**
>
> Die Behinderung von MS-Patienten wird mit einer Skala, der **Expanded Disability Status Scale (EDSS)** quantifiziert.

Der EDSS beruht auf einer standardisierten neurologischen Untersuchung und bewertet 7 Funktionssysteme und das **Gehen** bzw. den Einsatz einer Gehhilfe (► Kap. 4.3.1):
- Der EDSS-Bereich **bis 3,5** kennzeichnet Patienten, die zumindest kurze Strecken uneingeschränkt gehen können.
- Patienten mit einem EDSS von **≥4,0** haben meistens eine Einschränkung des Gehvermögens.
- Patienten mit EDSS **≥6,0** sind auf eine Gehhilfe angewiesen, bei höheren Graden wird zunehmend Hilfe im Alltag benötigt.

■ **Prognose**

Die prognostische Abschätzung des individuellen Krankheitsverlaufs ist essenziell in der medizinischen Betreuung von MS-Patienten. Klinische Studien zeigen, dass folgende Faktoren mit einem **günstigeren Verlauf** assoziiert sind:
- junges Alter,
- weibliches Geschlecht,
- wenige Läsionen im MRT,
- sensible Symptome,
- Optikusneuritis und
- niedrige Schubrate in den ersten Krankheitsjahren.

Dagegen sind **prognostisch eher ungünstige Faktoren:**
- hohes Erstmanifestationsalter,
- männliches Geschlecht,
- hohe Schubrate,
- mangelnde Remission nach einem Schub,
- hohe Läsionslast im kraniellen MRT,
- spinale Manifestation und
- spastische Beinparese.

1.5 Diagnostik

Die **Säulen der MS-Diagnostik** sind:
- Anamnese,
- klinischer Befund,
- Magnetresonanztomographie (MRT),
- evozierte Potenziale und
- Liquor cerebrospinalis.

> **Wichtig**
>
> Die Diagnostik stützt sich auf den **Nachweis** von
> - mindestens zwei räumlich getrennten Herden innerhalb des ZNS und
> - mindestens zwei zeitlich voneinander getrennten Ereignissen (Schübe).

Dabei muss ein sorgfältiger Ausschluss anderer möglicher Differenzialdiagnosen durch den Spezialisten erfolgen.

Während früher eine MS erst nach zwei klinischen Ereignissen (Schüben) diagnostiziert werden konnte, kann heute nach definierten Kriterien (**McDonald-Kriterien**, revidierte Fassung von 2005) bereits vor dem zweiten klinischen Schub die Diagnose mittels MRT und/oder Liquor gestellt werden. Der **Liquor** ist vor allem für die Diagnosestellung von Bedeutung. Er ist wichtig, weil andere Erkrankungen wie z.B. angeborene Stoffwechselstörungen oder Infektionen eine MS imitieren können, sowohl klinisch als auch im MRT. Selten kann sich ein Tumor der Optikusscheide so präsentieren wie eine Sehnervenentzündung. Umgekehrt können sich Rückenmarkstumoren zur Überraschung des Chirurgen in der histopathologischen Untersuchung postoperativ als entzündliche MS-Läsion erweisen.

> **Wichtig**
>
> Die **MRT** (Magnetresonanztomographie) ist heute die wichtigste Zusatzdiagnostik und unverzichtbarer Baustein in der Betreuung von MS-Patienten. Auch in Zulassungsstudien für neue Medikamente sind MRT-Parameter wichtige ergänzende Zielvariablen.

■ **Klinisch isoliertes Syndrom**

Die frühe Diagnosestellung einer MS bereits nach dem ersten Schub hat zu einer neuen Krankheitsentität geführt, dem sog. **klinisch isolierten Syndrom** (Clinically Isolated Syndrome, CIS). CIS-Patienten haben den ersten Schub einer möglichen MS, erfüllen aber die MS-Diagnosekriterien formal nicht oder besser gesagt, noch nicht. Heute ist eine prophylaktische Behandlung der MS bereits in diesem frühen Stadium der möglichen MS möglich.

> **Wichtig**
>
> **CIS** steht für **Clinically Isolated Syndrome**. Eine prophylaktische Behandlung der möglichen MS ist in diesem frühen Stadium bereits möglich.

1.6 Aktuelle Therapiemöglichkeiten

> **Wichtig**
>
> In der **MS-Therapie** unterscheidet man
> ■ die Schubbehandlung und
> ■ die prophylaktische, den Krankheitsverlauf günstig beeinflussende Therapie.
> ■ Darüber hinaus gibt es symptomatische medikamentöse Therapieoptionen.

1.6.1 Schubtherapie

Standardtherapie bei einem MS-Schub ist die Gabe von Kortikosteroiden intravenös über 3–5 Tage in einer Dosierung von 500–1000 mg/d. Orale Kortisontherapie ist nicht wirksam. Meistens wird dann noch für ca. 2 Wochen ein orales Kortison verabreicht (siehe auch ▶ Kap. 2.1.15).

> **Wichtig**
>
> Standardtherapie bei einem MS-Schub ist die **Gabe von Kortikosteroiden intravenös** über 3–5 Tage in einer Dosierung von 500–1000 mg/d.

1.6.2 Krankheitsmodifizierende prophylaktische Behandlung

> **Wichtig**
>
> Bei der **prophylaktischen Therapie** unterscheidet man
> ■ die sog. Basisbehandlung und
> ■ die Eskalationstherapie.
> In der Regel wird heute **so früh wie möglich** mit einem Basistherapeutikum behandelt. Selten muss man bereits bei Diagnosestellung mit einem Therapeutikum der Eskalationstherapie beginnen.

■ **Basistherapeutika**

> **Wichtig**
>
> Basistherapeutika sind **Immunmodulatoren**. Sie hemmen Entzündungsvorgänge, ohne Immunzellen zu zerstören.

Nachteil der Basistherapeutika ist, dass sie nur eine Verminderung der Schubhäufigkeit (um ca. 30%) bewirken, aber bei den meisten Betroffenen Schübe nicht verhindern. Viele Patienten haben trotz Behandlung weiterhin Schübe oder zeigen eine andere Form der Krankheitsprogression. Auf der anderen Seite sind diese Medikamente relativ sicher. Sie werden seit 1993 eingesetzt. ☐ Tab. 1.2 gibt eine Übersicht über die derzeit zugelassenen MS-Basistherapeutika mit Anwendungsmodus und Nebenwirkungsprofil.

■ **Eskalationstherapie**

Entwickelt ein Patient unter der Basistherapie weiterhin Schübe oder zeigt klinisch oder MR-tomographisch Krankheitsprogression kann eine **Indikation** für eine Eskalationstherapie bestehen. Diese Indikation ist unter Evaluation des Nutzen-Risiko-Verhältnisses sorgfältig abzuwägen.

◻ Tab. 1.2. Zugelassene Basistherapien

Handelsname	Avonex	Betaferon	Rebif	Copaxone
Wirkstoff	Interferon-Beta 1a	Interferon-Beta 1b	Interferon-Beta 1a	Glatirameracetat
Wirkungsweise	Immunmodulator			
Häufigkeit der Injektionen	1-mal/Woche	Jeden 2. Tag	3-mal/Woche	Täglich
Art der Injektion	Intramuskulär	Subkutan		
Klinisch relevanteste Nebenwirkung	– Grippe-ähnliche Nebenwirkungen, – Reaktionen an Injektionsstelle, – Leberwerterhöhungen			Reaktionen an Injektionsstelle

Stand 9/2010

◻ Tab. 1.3. Zugelassene Eskalationstherapien

Handelsname	Tysabri	Novantron
Wirkstoff	Natalizumab	Mitoxantron
Häufigkeit	Monatlich	Variabel; meistens alle 3 Monate
Art der Applikation	IV	IV
Klinisch relevanteste Nebenwirkungen	Allergische Reaktion; PML	– Leukämie – Herzinsuffizienz – Erhöhte Infektanfälligkeit

Stand 9/2010

> **Wichtig**
>
> Die beiden derzeit **zugelassenen Wirkstoffe** in der Eskalationstherapie,
> - Natalizumab und
> - Mitoxantron,
>
> sind zwar stärker wirksam, haben aber auch ein deutlich ungünstigeres Risikoprofil.

Die beiden Wirkstoffe **wirken** völlig unterschiedlich:
- **Natalizumab** ist ein gentechnisch hergestelltes Eiweißpräparat. Es hemmt die Einwanderung von autoreaktiven Immunzellen in das ZNS an der Blut-Hirn-Schranke, und
- **Mitoxantron** hemmt als Zytostatikum die Vermehrung von Immunzellen und unterdrückt so die Entzündung.

❶ Cave

Mögliche Komplikation bei **Natalizumab** ist die sehr seltene (ca 1–2/1000 Behandlungsfälle), aber auch sehr gefährliche progressive multifokale Leukenzephalopathie (PML; eine fortschreitende virale Hirninfektion, die meist zu schwerer Behinderung oder Tod führt).
Mitoxantron birgt ein erhöhtes Risiko für Leukämie, Herzinsuffizienz und vermehrte Infekte.

◻ Tab. 1.3 gibt die derzeit zugelassenen MS-Eskalationstherapeutika mit Anwendungsmodus und Nebenwirkungsprofil verkürzt wieder.

- **Ausblick und innovative orale MS-Therapie**

> **Wichtig**
>
> Neben lokalen Reaktionen und Problemen in der praktischen Anwendung beeinträchtigt eine **Injektionstherapie** auch Lebensqualität, Compliance und Adhärenz (Bereitschaft des Patienten zur Mit- und Zusammenarbeit in der Therapie).

Alle derzeit verfügbaren krankheitsmodifizierenden Basistherapeutika werden parenteral angewendet. Die möglichen **Nachteile einer langjährigen Injektionstherapie** liegen auf der Hand: Neben lokalen Reaktionen und Problemen in der praktischen Anwendung beeinträchtigt eine Injektionstherapie auch Lebensqualität, Compliance und Adhärenz. Die Abbruchraten für die derzeitigen Basistherapien liegen im Bereich von bis zu 20% pro Jahr, eine hohe Zahl davon wegen Nebenwirkungen (Frühphase), später vor allem wegen »Injektionsmüdigkeit«.

> **Wichtig**
>
> Im Jahr 2011 werden voraussichtlich auch in Europa die **ersten oralen Medikamente** zur MS-Therapie zugelassen; **Fingolimod** ist bereits in den USA zugelassen. In der Pipeline befinden sich **weitere Substanzen** wie
> - Laquinimod,
> - Teriflunomide und
> - Fumarsäure.

1

◻ Tab. 1.4. Eine Auswahl von neuen oralen MS-Therapeutika

Substanz	Eigenschaft	Angenommener wichtigster Wirkmechanismus	Bereits zugelassen gegen
Fumarsäure-Ester	Dicarbonsäure	Immunmodulator, ggf. neuroprotektiv	Psoriasis
Laquinimod	Nachfolger von Linomid	Immunmodulator, ggf. neuroprotektiv	–
Teriflunomid	Dihydroorotatde-hydrogenasehemmer	Antiproliferativ wirkendes Immunsuppressivum	Rheumatoide Arthritis[2]
Cladribin	Adenosin-Analogon	Zytostatisch wirkendes Immunsuppressivum	Haarzellleukämie
Fingolimod[1]	Sphingosin-1-Phosphat-Rezeptor-Modulator	Hemmt Immunzellen an der Auswanderung aus Lymphknoten, ggf direkte Wirkung auf ZNS-Zellen	–

[1] In den USA für die Behandlung der schubförmigen MS zugelassen. [2] Ähnliche Substanz (Leflunomid) wie Arava®, gegen rheumatoide Arthritis zugelassen

◻ Tab. 1.4 gibt die wichtigsten neuen MS-Medikamente mit angenommenem Wirkmechanismus wieder. Diese Medikamente wirken auf unterschiedliche Weise. Die Therapie der MS wird in den kommenden Jahren deutlich komplexer. Sicherheitsbedenken werden zunehmen: Eine sorgfältige Überwachung des MS-Patienten sowohl durch Ärzte als auch Physiotherapeuten wird im Zeitalter der neuen MS-Therapeutika immer mehr an Bedeutung gewinnen.

1.6.3 Symptomatische MS-Therapie

Das **Therapieziel** der symptomatischen MS-Therapie ist das Erreichen der unter den gegebenen Umständen bestmöglichen Lebensqualität. Dieses Ziel kann nur in einem **multidisziplinären Netzwerk** erreicht werden, bestehend aus
- Neurologie,
- Krankenpflege,
- Physiotherapie,
- Ergotherapie,
- Logopädie,
- Hilfsmittelversorgung,
- Beratung,
- Sozio- und Psychotherapie.

Symptomorientiert treten häufig andere Spezialisten in dieses Netzwerk ein, z.B. Urologen, Gynäkologen oder Orthopäden.

Wichtig

Das Therapieziel der symptomatischen MS-Therapie ist das Erreichen der unter den gegebenen Umständen **bestmöglichen Lebensqualität**. Dieses Ziel kann nur in einem multidisziplinären Netzwerk erreicht werden.

◻ Tab. 1.5. Beispiele symptomatischer MS-Therapien

Beschwerden	Symptomatische Therapieoption
Fatigue	– Antriebssteigende Antidepressiva, – Amantadin, – Modafinil
Dysästhesien	– Antikonvulsiva, – Schmerzdistanzierende Antidepressiva
Trigeminus-neuralgie	– Antikonvulsiva, – Baclofen
Spastik	– Baclofen, – Sirdalud, – Botulinumtoxin, – Tetrazepam, – Baclofen intrathekal, – Kortison intrathekal, – Antikonvulsiva
Blasenentleerungs-störungen	– Alpha-Rezeptoren-Blocker, – Cholinergika, – Botulinumtoxin
Harnwegsinfekt	– Antibiotika, – Methionin

Heute stehen zur symptomatischen Behandlung bei MS je nach Beschwerden eine Vielzahl von Medikamenten zur Verfügung. Die am häufigsten eingesetzten **Wirkstoffgruppen** nach Indikation sind in ◻ Tab. 1.5 aufgelistet.

1.7 Zusammenfassung

Die MS ist die häufigste nicht traumatische Ursache
für eine Behinderung bei jungen Menschen. Sie ist eine
chronische, das Leben begleitende Erkrankung. Trotz
der Fortschritte in der medikamentösen pathophysiologisch orientierten Therapie bleiben symptomatische
Behandlungsformen wie Physiotherapie, Logopädie und
Ergotherapie bedeutsam. MS-Betroffene profitieren am
meisten von einer interdisziplinären Betreuung.

Physiotherapeutische Interventionsmöglichkeiten

Mit Beiträgen von Urs Gamper und Rixt Althof

Als wegweisend für die Therapie bei MS können **für die einzelnen Symptombilder allgemeingültige Therapieziele** genannt werden. Diese müssen jedoch den individuellen Anforderungen und Schwierigkeiten des Patienten entsprechend angepasst werden. So unterschiedlich sich die Symptomatik bei MS-Betroffenen zeigt, so unterschiedlich müssen auch die physiotherapeutischen Behandlungen sein. Es ist **Aufgabe der Therapeuten**, abzuklären, welche physiotherapeutischen Interventionsmöglichkeiten bei den Betroffenen sinnvoll sind. Dabei müssen auch Behandlungsmöglichkeiten wie beispielsweise die **Hippotherapie** oder die **Wassertherapie** berücksichtigt werden, die vielleicht nicht im Angebot der behandelnden Therapeuten sind, aber von spezialisierten Therapeuten zusätzlich angeboten werden.

Im Folgenden wird eine evidenzbasierte Übersicht über wichtige therapeutische Interventionsmöglichkeiten gegeben. Konkrete therapeutische Übungen und Therapiemaßnahmen werden in ▶ Kap. 5 bei den Fallbeispielen ausführlich beschrieben. (Diese Übungen sind im ▶ Stichwortregister unter »Therapeutische Übungen« bzw. den entsprechenden Therapiezielen und/oder Übungsnamen aufgelistet.)

2.1   Funktions- oder Kompensationstraining

Der meist progrediente Verlauf der MS und der Befall unterschiedlicher Funktionen des zentralen Nervensystems führen meist unweigerlich – manchmal schon frühzeitig – zu deutlichen **motorischen Einschränkungen**. Mit gezielten Bewegungsübungen können motorische Funktionen jedoch verbessert werden bzw. erhalten bleiben (Solari et al. 1999; Wiles at al. 2001; Khan et al. 2008; Snook at al. 2009).

Abhängig vom Schweregrad der Behinderung bzw. der Ausprägung einzelner Symptombilder unterscheiden sich die **Therapieziele** und damit die Auswahl der therapeutischen Übungen:

- Bei noch **diskreter Symptomatik** ist es möglich, mittels einer vorbereitenden Bewegungstherapie auf Strukturebene daran zu arbeiten, einen funktionellen Bewegungsablauf auf Aktivitätsebene zu kontrollieren und zu erhalten. Wir sprechen von **Funktionstraining**. Kompensationen wie z.B. das Nutzen von pathologischem Tonus oder Muskelsynergien werden noch nicht toleriert.
- Bei zunehmend **schwerer Behinderung** kann keine Kontrolle des Normbewegungsverhaltens mehr angestrebt werden. Das Erhalten der noch vorhandenen, eingeschränkten Selbständigkeit steht im Vordergrund. Kompensationen müssen toleriert, ja

sogar gesucht und gefördert werden. Wir sprechen von **Kompensationstraining**. Die Beratung und Auswahl geeigneter Hilfsmittel ist ein zentrales Therapieziel.

> **Wichtig**
>
> **Kompensationstraining:** Das Erhalten der noch vorhandenen Selbständigkeit steht im Vordergrund. Kompensationen müssen toleriert, ja sogar gesucht und gefördert werden.
> **Funktionstraining:** Bei noch diskreter Symptomatik wird auf Strukturebene vorbereitend an Kontrolle und Erhalten eines funktionellen Bewegungsablaufs auf Aktivitätsebene gearbeitet.

2.1.1   Kontrolle der Spastik und ihrer negativen Auswirkungen

Spastizität als Ausdruck einer **Läsion des oberen Motoneurons** und damit Teil eines oberen Motoneuron-Syndroms zeigt sich klinisch häufig in einem erhöhten muskulären Widerstand und infolge **Kontrollverlust über das Bewegungsverhalten**.

> **Definition**
>
> Das **obere Motoneuron-Syndrom** (UMN-Syndrom, engl.: Upper-motor-neuron syndrome) ist ein Sammelbegriff für motorische Verhaltensweisen, die bei Patienten auftreten, die aus unterschiedlichen Gründen Läsionen des absteigenden kortikospinalen Systems erlitten haben (Mayer u. Esquenazi 2003).

Bei einer Schädigung ist dank der Plastizität von Gehirn, Rückenmark und neuromuskulärem System durch Adaptation des Nervensystems eine gewisse Regeneration und Reorganisation möglich. In der Therapie kann dies über eine bewusste **Spastikkontrolle** im Sinne tonusnormalisierender Maßnahmen unterstützt werden.

> **Definition**
>
> Unter **Spastikkontrolle** werden tonusnormalisierende Maßnahmen verstanden, die dazu beitragen, pathologisch erhöhten Tonus zu verhindern bzw. zu reduzieren und selektive Bewegung zu fördern.

Spastikkontrollierende Lagerungen

Hummelsheim et al. (1994) konnten beweisen, dass eine tonische Dauerdehnung transkraniell evozierte Antwortpotenziale in spastischen Muskelgruppen reduzierte. Diese

Spastizitätsinhibition durch tonische Dehnung führt also zu einer verminderten Erregbarkeit der α-Motoneurone des gedehnten Muskels und damit zu einer Tonusnormalisierung.

Werden bei einer Lagerung die Gelenkstellungen der Extremitäten so angeordnet, dass die spastische Muskulatur durch entgegengesetzte Gelenkstellungen eine milde Dehnung erfährt und dadurch gleichzeitig eine bestehende dominierende Muskelsynergie unterbrochen wird, so kann dies tonusnormalisierend wirken.

 Tipp

Bei einer **spastikkontrollierenden Lagerung** muss auf eine der spastischen Muskulatur entgegengesetzte Gelenkstellung geachtet werden.

Beispiel

Bei deutlich erhöhtem pathologischen **Extensionstonus der unteren Extremität** bedeutet eine deutliche Flexionsstellung in Knie- und Hüftgelenk eine Tonusminderung (Abb. 2.1).

Cave

Wichtig für eine erfolgreiche Tonuskontrolle ist die **Schmerzfreiheit** der Lagerung.
Schmerzhafte Dehnstellungen oder **Druckstellen** provozieren ihrerseits pathologische Tonuserhöhung!

Ist der Patient mental kooperativ, kann er die Kriterien der **Eigenkontrolle** erlernen. Beginnende Tonuszunahme zeigt sich durch zunehmenden Druck der Extremität auf die Unterlage; der Patient lernt, diesen selbst bewusst wahrzunehmen.

Rhythmisches dissoziiertes Bewegen

Nach einer Läsion des oberen Motoneurons kommt es zu sekundären Umbauvorgängen im Muskel-, Sehnen- und Bindegewebe, die zu einer **verminderten Dehnbarkeit** der Muskulatur führen, und im Weiteren zu Kontrakturen sowie Einschränkungen der aktiven und passiven Bewegung (Dietz et al. 1981; Berger et al. 1984, zitiert nach Hummelsheim 1998).

> **Wichtig**
>
> Regelmäßiges **rhythmisches Bewegen** soll die biomechanischen Voraussetzungen für einen intakten Bewegungsapparat möglichst lange erhalten und dadurch tonusnormalisierend wirken.

Da bei spinalen Läsionen häufig **spastische Automatismen** beider Beine auftreten, soll das Bewegen **dissoziiert** (gegensinnig) von zwei Personen durchgeführt werden.

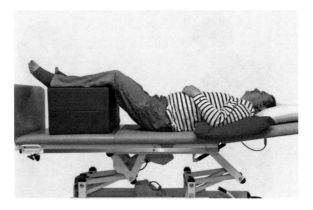

Abb. 2.1. Spastikkontrollierende Lagerung durch deutliche Flexionsstellung in Knie- und Hüftgelenken bei pathologisch erhöhtem Extensionstonus

Pflegende und Angehörige können dafür gut angelernt werden (Abb. 2.2).

Verstärkte Fersen- bzw. Handballenbelastung

Durch **verstärkten Druck auf Ferse** bzw. **Handballen** können die im Bereich von Aponeurosenendigungen gehäuften Golgirezeptoren stimuliert werden. 1b-Afferenzen aus den Rezeptoren projizieren zu inhibitorischen Interneuronen, welche ihrerseits hemmend auf die homologen α-Motoneurone der Extensoren einwirken und damit eine Tonusnormalisierung unterstützen (Bruggencate 1996).

Tipp

Als **tonuskontrollierende Maßnahme** soll immer wieder bewusst **Gewicht** übertragen werden,
— zum einen im Stehen auf die Fersen,
— zum anderen über einen Handstütz.

Die notwendige **Stimulation im Fersenbereich** kann erreicht werden:
— im Sitz über ein »Fersenstampfen« (Abb. 2.3) oder
— bei korrekt platziertem Fuß (Ferse steht unterhalb des Kniegelenks) über einen Stauchungsimpuls am Knie (Abb. 2.4).

> **Wichtig**
>
> Eine **betonte Gewichtsübertragung** auf die Fersen bzw. ein Handstütz wirken über die Stimulation der Golgirezeptoren tonusregulierend.

Reziproke Innervation der Antagonisten

Sherrington (1947) konnte aufzeigen, dass reziproke Innervation mit einer Inhibition der Antagonisten einhergeht. Heute geht man aber eher von einer **aufgaben-**

2

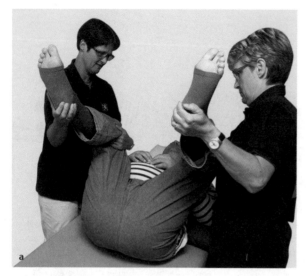

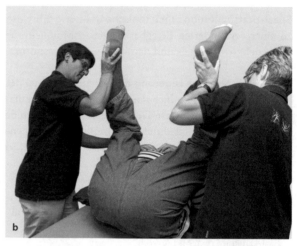

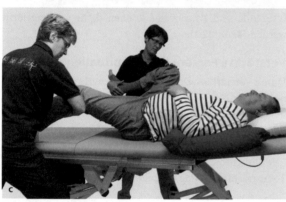

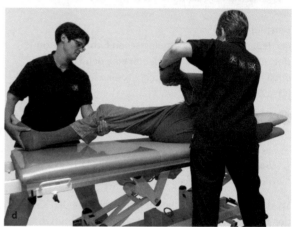

◘ Abb. 2.2 a–d. Passives Bewegen bei deutlich erhöhtem pathologischen Extensionstonus. **a** Zu Beginn wird eine maximale Flexionsstellung der Hüftgelenke angestrebt. **b** Eine erwünschte weiterlaufende LWS-Flexion wird über eine gleichzeitige passive Extensionsbewegung in den Kniegelenken (»Ischiokruralbremse«) verbessert. **c, d** Dissoziiertes passives Bewegen beider Beine: Der Bewegungsablauf erfolgt rhythmisch und kontrolliert

spezifischen Organisation der reziproken Inhibition aus (Pearson u. Gordon 2000, zitiert nach Horst 2005).

Wichtig		
Das Ziel bestimmt, wie reziproke Innervation sein muss: inhibitorisch oder ko-aktiv, im Sinne von exzentrischer Kontrolle oder statischer Haltearbeit.		

Beispiel
Wird die **Hand beim Essen zum Mund** gebracht (einfache konzentrische Zielbewegung), kontrahiert der M. biceps brachii konzentrisch, während der M. triceps brachii die Bewegung zulassen muss (reziproke Inhibition).

Beim **Auffangen eines Balls** aber (reaktiv stabilisierende Halteaktivität) kontrahieren beide Muskeln, und zwar einmal,

bevor der Ball aufgefangen wird und wieder danach. Diese **Ko-Aktivierung** von M. biceps und M. triceps ist bedingt durch
- die visuelle Information (Feedforward),
- die propriozeptive Information im Sinne der Dehnung des M. biceps (Feedback) sowie
- die Antizipation der Destabilisation (Horst 2005).

■ **Tonusnormalisierung durch reziproke Innervation**
Für die gewünschte Inhibition der spastischen Muskulatur durch reziproke Innervation der Antagonisten muss deshalb **primär konzentrische Aktivität** im Sinne einer Zielbewegung abgerufen werden. Da die antagonistische Muskulatur aber oft geschwächt ist, und der Patient diese Defizite kennt, ist eine **reaktive Aktivierung** der gewünschten Muskelgruppe optimal.

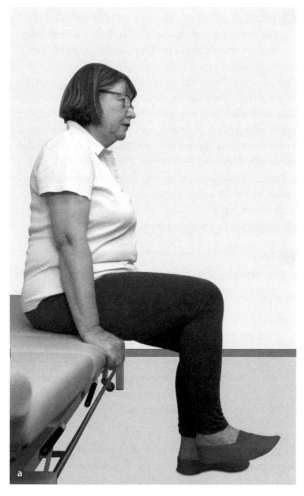

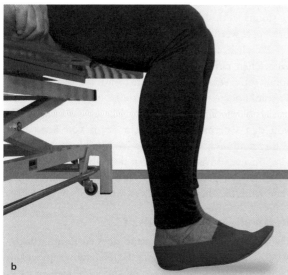

Abb. 2.3 a, b. Spastikkontrolle durch »Fersenstampfen«: Die Patientin wird aufgefordert, mit der Ferse des betroffenen Beins bewusst und mit betontem Druck wiederholt unterhalb des Kniegelenks auf den Boden zu stampfen

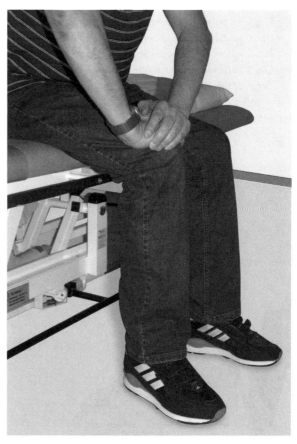

Abb. 2.4. Spastikkontrolle durch vermehrte Fersenbelastung über einen Stauchungsimpuls am Knie

Beispiel
Übung »Bodenmagnet«
Für die Inhibition der spastischen Plantarflexoren sollen die Dorsalextensoren reziprok innerviert werden. Der Auftrag erfolgt nun aber nicht über die Instruktion, den Fuß hochzuziehen, sondern der Patient soll sich einen Magnet auf dem Boden vorstellen, der die Ferse anzieht. Diese Vorstellung aktiviert reaktiv die Dorsalextensoren (**Abb. 2.5**).

2.1.2 Funktionelles Stehtraining

Die Stehfähigkeit der Betroffenen bestimmt in einem wesentlichen Ausmaß die Selbständigkeit der Patienten. **Stehen** heißt, Gewicht auf den Beinen tragen zu können:
- Soll die **Belastung der Wirbelsäule** beim Stehen möglichst gering gehalten werden, müssen Becken, Brustkorb und Kopf über die Unterstützungsfläche in einer in sich stabilisierenden Körperlängsachse eingeordnet werden.

- Um eine **optimale Gewichtsübertragung auf die Beine** zu gewährleisten, sollen in Hüft- und Kniegelenken negative Schubbelastungen vermieden werden.
- Die **Stützfunktion** der Beine ist durch das Gewinde der rotatorischen Stabilisation gesichert:
  - außenrotatorische Aktivität im Hüftgelenk,
  - pronatorische Verschraubung im Vorfuß.

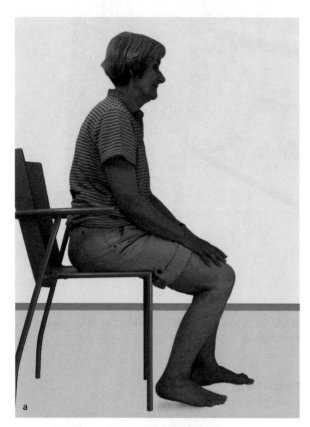

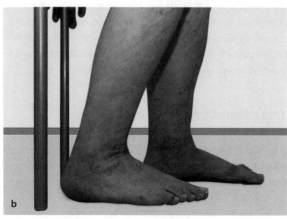

Abb. 2.5 a, b. Übung »Bodenmagnet. **a** Ausgangsstellung. **b** Wie von einem Magnet angezogen, wird die Ferse über selektive dorsalextensorische Aktivität im oberen Sprunggelenk zum Boden gebracht

> **ⓘ Tipp**
>
> Durch das Erhalten der Stehfähigkeit können **Selbständigkeit** oder **Mithilfe bei Transfers** erhalten bleiben.

Für MS-Betroffene mit deutlicher Behinderung und Verlust der Gehfähigkeit ist das Erhalten der Stehfähigkeit von zentraler Bedeutung, da nur dadurch die Selbständigkeit oder Mithilfe bei Transfers noch erhalten werden kann. **Gewichtsübernahme auf die Füße** bedeutet Dehnung der Flexoren und damit Förderung des Extensorentonus (Hummelsheim 1998). Damit kann durch die Gewichtsübertragung v.a. bei spinaler Spastik der Ausbildung eines pathologischen invalidisierenden **Flexionstonus** wirksam entgegengearbeitet werden.

> **ⓘ Tipp**
>
> Bei **spinaler Spastik** kann der Ausbildung eines pathologischen Flexionstonus durch Gewichtsübernahme auf die Füße wirksam entgegengearbeitet werden.

- **Pathologisch erhöhter Flexionstonus**

> **Definition**
>
> Ein **pathologisch erhöhter Flexionstonus** ist charakterisiert durch ein reflexartiges Wegziehen der Extremitäten von ihren Kontaktstellen mit der Unterlage.

Liegt in den unteren Extremitäten **beidseits** ein pathologisch erhöhter Flexionstonus vor, werden das Stehen und bei zunehmender Ausprägung auch der freie Sitz unmöglich. Ein nicht kontrollierter pathologischer Flexionstonus ist deshalb invalidisierend und muss unbedingt bekämpft werden.

Plötzlich auftretende **Zuckungen der Beine** könnten Anzeichen eines beginnenden pathologischen Flexionstonus sein. Verantwortlich dafür sind häufig abdominale Erkrankungen (Harnwegsinfekte!) oder weitere Infektionsherde wie Zahninfekte, Nagelabszesse u.a.m., welche von den Patienten oft nicht in Form von Schmerzen wahrgenommen werden. Zur Verhinderung einer folgenschweren Invalidisierung ist deshalb bei Verdacht auf beginnenden pathologischen Flexionstonus eine weitere medizinische Abklärung äußerst wichtig!

Vertikalisierung: Stehtisch

Der Stehtisch bietet eine **große dorsale Kontaktfläche**, wodurch der Patient eine gute Unterstützung findet und Gewicht abgeben kann. Dies entspricht jedoch nicht einem funktionellen Stehtraining, bei dem Becken, Brustkorb und Kopf freistehend über der Unterstützungfläche (gebildet durch den Kontakt der Füße mit dem Boden) gegen die Schwerkraft ausbalanciert werden müssen.

Wichtig

Der **Stand auf dem Stehtisch** ist ein Vertikalisieren und darf nicht als funktionelles Stehen betrachtet werden.

- **Fixation mit Bandagen**

Mit zunehmender Neigung des Tischs entsteht eine **Rutschtendenz** nach unten, welche ohne Fixation durch fallverhindernde Aktivitäten der Bein- und Rumpfmuskulatur kontrolliert werden muss. Mittels Fixationsgurten kann diese muskuläre Kontrolle reduziert oder gar aufgehoben werden. Die Auswahl der notwendigen Fixationsgurte wird vom Ausmaß der bestehenden Schwächen/Paresen bestimmt:

— Eine **Unterschenkelbandage** fixiert unterhalb der Kniegelenke und verhindert im Stehen eine vermehrte Flexion in den Kniegelenken (Zusammensinken der Beine bei fehlender Muskelkraft) (❑ Abb. 2.6 a).

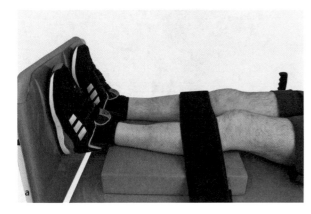

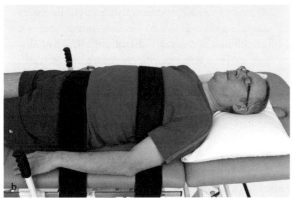

❑ **Abb. 2.6 a, b.** Fixationshilfen im Stehtisch. **a** Die Unterschenkelbandage fixiert unterhalb der Kniegelenke und verhindert beim Stehen ein Nach-vorne-Sinken der Beine. **b** Die Beckenbandage fixiert auf Höhe der Spinae und verhindert beim Stehen eine Vorneigung des Beckens. Eine Thoraxbandage unterhalb der Axillae fixiert den Brustkorb und verhindert im Stehen ein Nach-vorne-Fallen des Oberkörpers

— Eine **Beckenbandage** fixiert das Becken und verhindert im Stehen (bei fehlender Muskelkraft) eine Vorneigung (Flexion) des Beckens in den Hüftgelenken (❑ Abb. 2.6 b).

— Eine **Thoraxbandage** unterhalb der Axillae (nur nötig bei ausgeprägter Rumpfinstabilität) fixiert den Brustkorb und verhindert im Stehen ein Nach-vorne-Fallen des Oberkörpers.

🛈 **Tipp**

Eine sichere und gute Vertikalisierung kann nur erreicht werden, wenn die **Fersen keinen dorsalen Kontakt** mit der Behandlungsliege haben. Deshalb müssen die Unterschenkel zu Beginn unterlagert werden. Bei dorsalem Kontakt der Ferse erfährt der Patient im vertikalen Stand eine deutliche **Falltendenz** nach vorne/unten. Der Stand wird unangenehm und Angst machend (❑ Abb. 2.7).

Durch den dorsalen Kontakt von Brustkorb und Becken mit der Behandlungsliege kann Gewicht abgegeben werden. Der Rumpf muss nicht – wie beim funktionellen Stand – über der Unterstützungsfläche der Füße ausbalanciert werden. Somit kommt der »Stand« auf dem Stehtisch einer Vertikalisierung und folglich **Aktivierung des Extensorentonus** gleich. Dieses Stehen darf nicht als funktionelles Stehen betrachtet werden.

- **Variationsmöglichkeiten**

— Durch angepasste Neigung (<90°) kann bei Teilbelastung der Beine auch ein **Rumpftraining** aufgebaut werden. Der Patient soll den dorsalen Kontakt mit dem Stehtisch abbauen und Brustkorb und Becken in eine vertikale Ausgangsstellung bringen (❑ Abb. 2.8).

— Die Vertikalisierung erfordert **konzentrische Aktivität** der ventralen Rumpf- und Hüftgelenkmuskulatur. Je geringer die Neigung des Tischs, desto größer die geforderte Aktivität gegen die Schwerkraft.

— In vertikaler Ausgangsstellung des Oberkörpers kann über zusätzliche am Stehtisch montierte Armstützen ein **Training der Stützaktivität der Arme** aufgebaut werden (❑ Abb. 2.9).

— Die **Rückneigung des Oberkörpers** bis zur dorsalen Gewichtsabgabe bedeutet exzentrische Aktivität der ventralen Rumpf- und Hüftgelenkmuskulatur gegen die Schwerkraft (❑ Abb. 2.10).

— Die **Vorneigung des Oberkörpers** aus der vertikalen Ausgangsstellung bedeutet exzentrische Aktivität gegen die Schwerkraft der dorsalen Rumpf- und Hüftgelenkmuskulatur (❑ Abb. 2.11).

— Der **Extensorentonus** kann durch zusätzliche Widerstände in Richtung Extension an den Extremitäten und/oder am Rumpf verstärkt angesprochen werden.

2

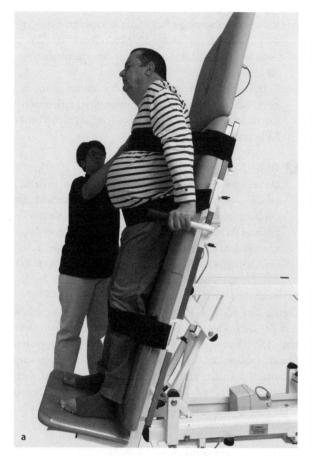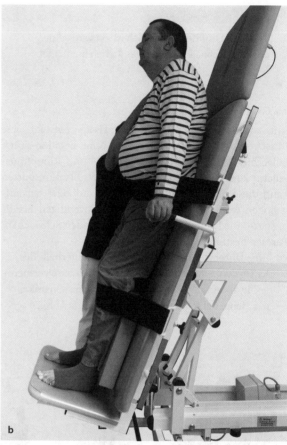

a   b

◨ **Abb. 2.7 a, b.** Vertikalisierung auf dem Stehtisch. **a** Nicht so! Die Fersen stehen zu weit hinten. Der Patient erfährt dadurch eine Falltendenz nach vorne. **b** Durch die Korrektur der Fußstellung entfällt die Falltendenz, und der Brustkorb kann nun auch ohne Fixationsgurte vertikal gehalten werden

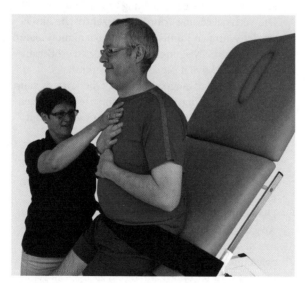

◨ **Abb. 2.8.** Training der Rumpfstabilisation: Der Patient wird aufgefordert, mit Becken und Brustkorb die vertikale Stellung zu halten

Bei schwerstbehinderten Patienten kann dadurch, im Sinne eines Kompensationstrainings, die Extensorendominanz gefördert werden, und der durch die Immobilität bedingten Entwicklung eines pathologischen Flexionstonus entgegengearbeitet werden (◨ Abb. 2.12).

Funktionelles Stehtraining: Standing

Im Unterschied zum Stehtisch wird beim Standing (◨ Abb. 2.13) immer aus einer **vertikalen Ausgangsstellung** heraus gearbeitet. Der Oberkörper steht frei und muss über der Unterstützungsfläche (gebildet durch den Kontakt der Füße mit dem Boden) gegen die Schwerkraft ausbalanciert werden. Dies entspricht dem funktionellen Stehen.

Bedingung dafür ist eine ausreichende **Stabilisationsfähigkeit der BWS**, um die vertikale Ausrichtung des Brustkorbs beizubehalten. Bei Schwierigkeiten, die BWS zu stabilisieren, kann über das Abstützen der Arme (auf einem am Standing ventral angebrachten Tisch) Teilge-

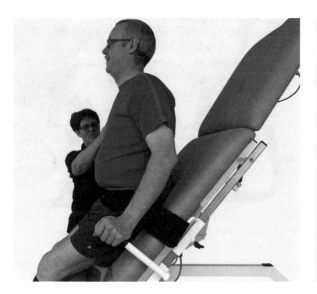

Abb. 2.9. Über zusätzliche Armstützen kann ein Stütztraining der Arme aufgebaut werden

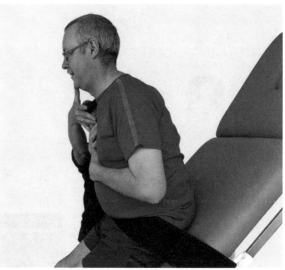

Abb. 2.11. Eine kontrollierte stabilisierte Vorneigung des Oberkörpers fordert exzentrische Aktivität der dorsalen Hüft- und Rumpfmuskulatur

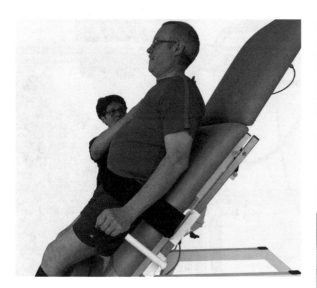

Abb. 2.10. Eine kontrollierte stabilisierte Rückneigung des Oberkörpers fordert exzentrische Aktivität der ventralen Hüft- und Rumpfmuskulatur

wicht des Brustkorbs abgegeben werden und die BWS-Stabilisation dadurch erleichtert werden.

Wichtig

Beim Standing steht der Oberkörper frei und muss über der Unterstützungsfläche gegen die Schwerkraft ausbalanciert werden. Dies entspricht dem funktionellen Stehen.

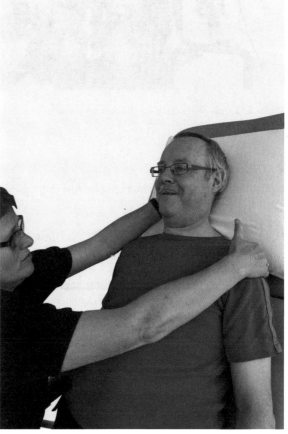

Abb. 2.12. Über Widerstände an Rumpf und/oder Extremitäten kann der Extensorentonus bewusst verstärkt angesprochen werden, um die Entwicklung eines pathologischen Flexionstonus zu vermeiden

2

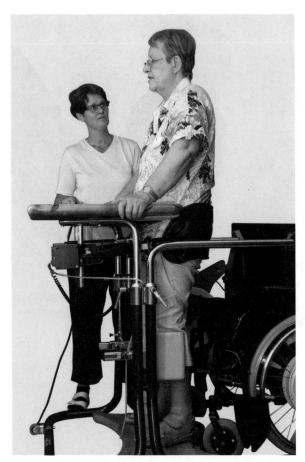

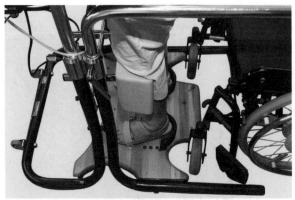

◙ **Abb. 2.14.** Fixationshilfe für die korrekte Ausgangsstellung der Füße im Standing

◙ **Abb. 2.13.** Heim-Stehtraining mit elektrischem Standing

■ **Fixationshilfen**

Bedingung für ein gutes Stehtraining ist eine individuelle Einstellung der Fixationshilfen.

Niveau Fuß. Die Füße stehen unterhalb der Hüftgelenke, die Beinlängsachsen sind vertikal. Der Druck unter den Fersen ist etwas größer als der Druck unter dem Vorfuß. Dorsal der Fersen kann eine **Fixierung** angebracht werden, welche ein unerwünschtes Zurückziehen der Füße, v.a. beim Hochkommen verhindert. Die Vorfüße können über dem Fußrücken mit Velcrobändern ebenfalls fixiert werden (◙ Abb. 2.14).

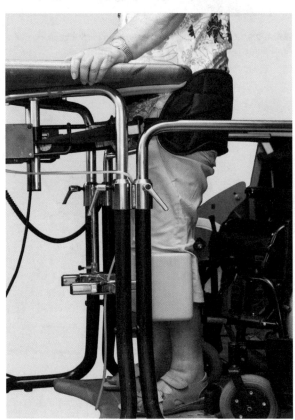

◙ **Abb. 2.15.** Fixationshilfen im Standing unterhalb der Kniegelenke, um ein Nach-vorne-Einsinken der Beine zu verhindern

Niveau Knie. Die **Unterschenkelpolster** müssen unterhalb der Kniegelenke und nicht über den Kniegelenken fixieren.

🛇 **Cave**
Eine **Fixation über der Patella** wäre für die Betroffenen unangenehm und auch schmerzhaft!

Die Unterschenkelfixation verhindert ein unerwünschtes Nach-vorne-Einsinken der Beine. Wird im Stand eine Spastikkontrolle angestrebt, so wird der Abstand der Polster zu den Unterschenkeln so eingestellt, dass im Kniegelenk eine leichte Flexionsstellung (Deblockierung der Kniegelenke) möglich ist (◙ Abb. 2.15).

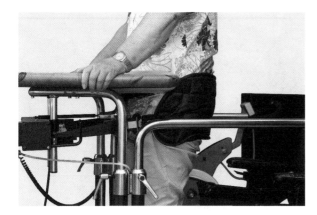

Abb. 2.16. Fixationshilfe im Standing auf Höhe der Hüftgelenke. Der Zug der Gurte bewirkt eine Extension in den Hüftgelenken

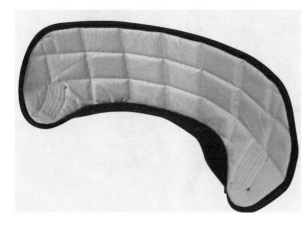

Abb. 2.17. Gesäßbandage mit nach vorne breiter auslaufendem Abschluss

Niveau Hüftgelenk. Mithilfe einer **Gesäßbandage** werden die Hüftgelenke in Extensionsstellung und folgend das Becken in eine vertikale Stellung gebracht. Die Bandage muss dem Gesäß gut anliegen und darf weder nach oben noch nach unten rutschen. Ist das Hochkommen aus dem Rollstuhl primär passiv, so muss eine Bandage mit nach vorne breiter auslaufendem Abschluss benutzt werden (**Abb. 2.16**), um den sicheren Halt am Gesäß zu unterstützen. Der Zug der Gurte nach vorne bewirkt durch Drehpunktverschiebung eine Extension im Hüftgelenk (**Abb. 2.17**).

Niveau Rumpf. Der Oberkörper ist frei. Die Gewichte müssen somit über der Unterstützungsfläche ausbalanciert werden. Dies entspricht einem funktionellen Stehen. Reicht die Stabilisationsfähigkeit im Rumpf nicht aus, die Vertikalstellung zu halten, kann diese über ein Abstützen der Arme auf dem Tisch erleichtert werden.

■ **Heim-Stehtraining**

ℹ **Tipp**

MS-Betroffene, die nicht mehr aus eigener Kraft mindestens **10 min** aufrecht stehen können, sollten zu Hause die Möglichkeit eines täglichen Stehtrainings haben.

Da die im Handel erhältlichen Stehapparate sehr groß, platzfordernd und teuer sind (die Kassen übernehmen die Kosten i.d.R. nicht), empfiehlt es sich, zu Hause ein **Wandstanding** anzufertigen (evt. in Zusammenarbeit mit einer Schlosserei und Polsterei) (**Abb. 2.18**).

Drei gepolsterte Stangen werden an einer Wand fixiert. An der mittleren Stange ist ein Gesäßgurt befestigt. Bei Nichtgebrauch können die Stangen mit einfachem Handgriff entfernt werden. Derart erfordert das Standing keinen unnötigen Platz! Die **Montage** sollte durch einen Fachmann erfolgen. Der Physiotherapeut sollte beim Aufbau des Standings mit anwesend sein, um die Höhe der Stangen richtig zu bestimmen.

■ **Ziele des Stehtrainings**

Die Ziele des Stehtrainings sind in ▸ Übersicht 2.1 zusammenfassend aufgelistet.

> ◨ **Übersicht 2.1. Ziele des Stehtrainings**
> ▬ Vermeiden eines zunehmenden Kraftverlusts in den Beinen und im Rumpf
> ▬ Tonusnormalisierung durch Fersenbelastung (▸ Kap. 2.1.1.3)
> ▬ Vermeiden von Beweglichkeits- und Stabilitätsverlust in den Gelenken, v.a. der Beine und der Wirbelsäule
> ▬ Vermeiden eines Verlusts der Lageempfindung und der Balance auch in anderen Ausgangsstellungen
> ▬ Vermeiden einer flachen Atmung und dadurch einer schlechten Belüftung der Lunge und mangelnden Sauerstoffversorgung des gesamten Organismus
> ▬ Fördern von Durchblutung und Rückfluss in die Venen und dadurch Vermeiden von Ödemen
> ▬ Vermeiden von Verdauungsproblemen
> ▬ Verbessern des Stoffwechsels

2.1.3 Verbesserung und Unterstützung der selektiven Kraft

Selektives Krafttraining

Zentrale Paresen prägen wesentlich den Grad der Behinderung bei MS und damit die noch vorhandene Selbständigkeit. Bei noch **diskreter Symptomatik** kann fehlende Kraft über kortikale Plastizität kompensiert werden; was

2

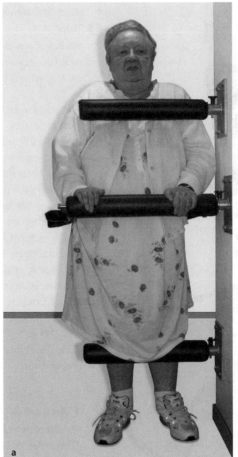

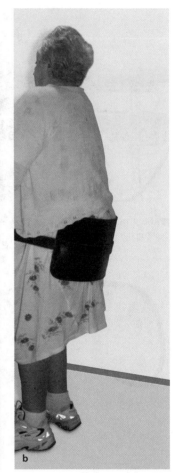

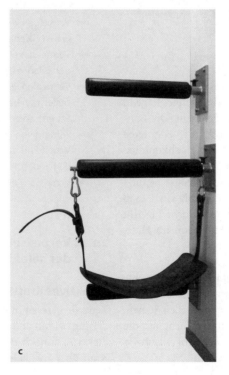

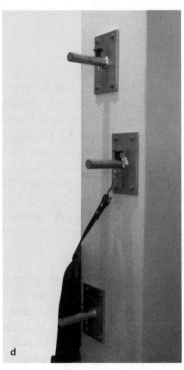

🔲 **Abb. 2.18 a-d.** Stehtraining zu Hause.
a, b Mit Wandstanding ist ein tägliches
Stehtraining möglich.**c** Drei gepolsterte
Stangen werden an einer Wand fixiert.
Der Gesäßgurt ist an der mittleren
Stange befestigt. **d** Bei Nichtgebrauch
können die Stangen mit einfachem
Handgriff entfernt werden.

allerdings eine erhöhte Ermüdbarkeit fördert (Tickbroom at al. 2008). Ein sehr **wichtiges Therapieziel** ist daher das Erhalten der noch vorhandenen selektiven Kraft und damit das Vorbeugen einer zunehmenden Ermüdbarkeit. Neuere Studien belegen heute, dass Kraft und funktionelle Leistungsfähigkeit der Patienten durch ein **moderates Krafttraining** verbessert werden können (Dalgas et al. 2009; De Souza et al. 2009).

Definition

Ein **moderates Krafttraining** ermöglicht Selektivität, vermeidet aber eine zu starke Ermüdung der Patienten, welche sich kontraproduktiv auswirken würde.

■ **Pathologischer Tonus**

Zentrale Paresen und Spastizität beeinflussen sich gegenseitig: Jeder **Kraftverlust** erschwert die selektive Kontrolle einer Bewegung. Nutzt der Patient bei Kraftverlust kompensatorisch **pathologischen Tonus**, so wird die antagonistische Muskulatur reziprok inhibiert. Es kommt zu einem weiteren potenziellen Kraftverlust und damit zur erhöhten Gefahr des Nutzens von pathologischem Tonus. Es entsteht ein Teufelskreis.

Doch nicht nur das Nutzen von pathologischem Tonus, sondern auch das Nutzen von kompensatorischen Muskelsynergien verhindert die Möglichkeit selektiver Bewegung und führt dadurch zu einem potenziellen Kraftverlust. Für ein **funktionelles Krafttraining** ist deshalb das Erhalten und Fördern der Selektivität maßgebend.

Wichtig

Wichtigstes Kriterium eines Krafttrainings im Sinne eines Funktionstrainings ist die **Selektivität** und damit das Verhindern einer unerwünschten Kompensation mithilfe von pathologischem Tonus und/oder kompensatorischen Muskelsynergien (■ Abb. 2.19).

Wichtig

Ein **moderates selektives Krafttraining** kann Kraft und funktionelle Leistungsfähigkeit der Patienten verbessern. Kompensationen mithilfe von pathologischem Tonus müssen dabei verhindert werden.

Medizinische Trainingstherapie

Kraft und Ausdauer können mithilfe medizinischer Trainingsgeräte (■ Abb. 2.20) sehr gut unterstützt werden. Vor allem im frühen Stadium der MS, bei noch **leichter Behinderung** sollte diese Option abgeklärt werden. Bendetti et al. (2009) konnten beispielsweise nachweisen, dass ein **Laufbandtraining** bei noch diskret betroffenen MS-Patienten Gleichgewichts- und Gehfähigkeit verbesserte.

Das Training mit Geräten hat für viele MS-Betroffene einen **stark motivierenden Faktor**. Macht das Training an Geräten Spaß, spornen messbare Werte wie Gewichtslimits, Anzahl, Serien und Zeit an:

═ Geräte und Trainingsdurchführung werden nach einer **definierten Zielvorgabe** ausgewählt.

═ Angepasst an die **individuelle Leistungsgrenze** werden Widerstand (Gewichte) und Anzahl der Repetitionen bzw. Übungseinheiten bestimmt.

═ Das **Einhalten von Pausen** ist wichtig und muss gut instruiert werden.

Trainiert der MS-Betroffene anschließend selbstständig, ist eine **Kontrolle durch eine Fachperson** in regelmäßigen Abständen zu empfehlen.

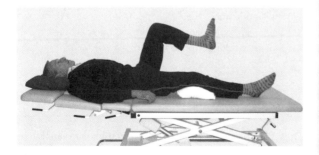

■ **Abb. 2.19.** Das linke Bein wird über eine Flexionssynergie (erkennbar durch die deutliche Dorsalflexion im OSG) hochgebracht. Das rechte Bein hilft zusätzlich kompensatorisch mit unkontrolliertem Extensionstonus, erkennbar an der deutlichen Druckzunahme unter dem Knie und einer aktiven Plantarflexion im OSG rechts

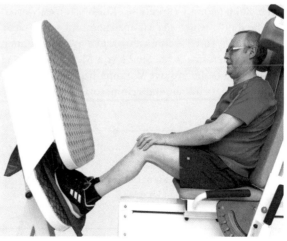

■ **Abb. 2.20.** Kontrolliertes Training mithilfe der Legpress. Bei pathologisch erhöhtem Extensionstonus muss auf einen guten Abdruck der Ferse geachtet werden

> **Wichtig**
>
> Wichtig für den Erfolg der medizinischen Trainingstherapie ist die **Regelmäßigkeit**. Auch ein regelmäßiges einmaliges wöchentliches Training zeigt bereits positive Auswirkungen. Auf keinen Fall darf die Trainingsfrequenz den Betroffenen in zeitlichen Stress bringen.

ⓘ Tipp

Dalgas et al. (2010) definieren für ein **Krafttraining** bei schubförmig verlaufender MS folgende **Kriterien**, die beachtet werden sollten:

- Immer unter Supervision eines erfahrenen Therapeuten trainieren.
- Aus Sicherheitsgründen mit Trainingsgeräten anstatt mit freien Gewichten arbeiten.
- Maximal sollten 8–15 Wiederholungen gemacht werden.
- Ruhepausen zwischen den Übungseinheiten sollten 2–4 Minuten betragen.

Kühlende Bäder und Kühlkleider

Das **Uhthoff-Phänomen** beschreibt einen temperaturabhängigen Leitungsblock bei MS-Patienten. Durch eine Erhöhung der Körpertemperatur kann es zu einer Verstärkung bestehender oder auch zur Ausbildung neuer klinischer Symptome kommen. **Wärmesensitive MS-Patienten** klagen deshalb z.B. über ausgeprägten Kraftverlust während Hitzetagen. Frühere Studien konnten bereits nachweisen, dass diese Patienten von einem kühlenden Bad (16°) vor dem Training (Beenakker et al. 2001) bzw. Kälteanzügen mit aktiver Kühlung (White et al. 2000) profitieren können. In Zusammenarbeit mit der EMPA hat die Firma Unico swiss tex GMBH neue **Kühlkleidung** (Kühlhose, Kühlweste) entworfen, welche die Patienten täglich anziehen und somit passive Kühlung durch Verdunstungskälte nutzen können. Eine 2007 veröffentlichte Studie von Meyer-Heim et al. (2007) konnte die positive Wirkung bzgl. Verbesserung beim Gehen, Beinkraft und Feinmotorik ebenfalls nachweisen.

> **Definition**
>
> Das **Uhthoff-Phänomen** beschreibt einen temperaturabhängigen Leitungsblock bei MS-Patienten. Durch Erhöhung der Körpertemperatur kann es zur Verstärkung bestehender oder zur Ausbildung neuer klinischer Symptome kommen.

Ausdauertraining

Das Problem der **zunehmenden Behinderung** bei MS führt meist zu einer zunehmenden Immobilisation und infolge zu einer zunehmenden Dekonditionierung. Je größer die Dekonditionierung, desto größer ist aber auch die aufzubringende Energie, um das gewünschte Training durchführen zu können. Folge davon sind oft Trainingseinbußen und damit eine noch größere Dekonditionierung. Der Teufelskreis ist geschlossen.

> **Wichtig**
>
> Um eine drohende Dekonditionierung und die damit einhergehende erhöhte Ermüdbarkeit zu vermeiden, muss die **Ausdauerkraft** eines MS-Betroffenen möglichst erhalten, im Idealfall sogar verbessert werden.

Unter der Lupe

Studien: Wirksamkeit eines Ausdauertrainings
Das durchschnittliche Leistungsniveau eines MS-Patienten an der **aeroben Schwelle** ist um ca. 60% vermindert (Mostert u. Kesselring 2005).

Studien belegen, dass ein **regelmäßiges aerobes Training** diese körperliche Leistungsfähigkeit verbessert, und zudem die Müdigkeitssymptome reduziert werden (Stroud et al. 2009; Petajan et al. 1996; Mostert u. Kesselring 2002).

Eine weitere Studie zum Ausdauertraining bei **MS-Patienten mit Fatigue** (Dettmers et al. 2009) zeigte ebenfalls eine deutliche Verlängerung der Gehstrecke, also eine Verbesserung der körperlichen Leistungsfähigkeit. Allerdings konnten danach keine messbaren Veränderungen in Bezug auf Fatigue und/oder Depression nachgewiesen werden.

In der **Therapie** lässt sich ein Ausdauertraining sehr gut mit dem **Fahrradergometer** durchführen. Cakt et al. (2010) konnten nachweisen, dass das Ergometertraining

- Gleichgewicht,
- Fatigue und
- Depression

bei MS-Patienten positiv beeinflusst, und dass die Sturzangst der Betroffenen reduziert werden kann.

2.1.4 Atemtherapie

Die Atmung wird durch das vegetative Nervensystem gesteuert. Eine **primäre Störung des vegetativen Nervensystems** ist bei MS eher selten, so dass Atemprobleme als direkte Folge der MS selten auftreten. Sekundär aber wirkt sich die MS, v.a. bei zunehmender Behinderung oft deutlich auf die Atmung aus.

Als Folge einer Abschwächung der Atemmuskulatur kann es zu einem **restriktiven Syndrom mit Verlust der Lungenvolumina** kommen. Eine beginnende Abschwächung der Atemmuskulatur zu erkennen, ist deshalb auch prophylaktisch von Bedeutung. Smeltzer et al. (1992) konnten in ihrer Studie **Indikatoren** für eine zentral bedingte Atemmuskelschwäche mit Auswirkung auf die Atmung nachweisen (▸ Übersicht 2.2).

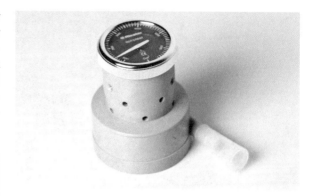

■ **Abb. 2.21.** Handspirometer

◘ Übersicht 2.2. Indikatoren für eine zentral bedingte Atemmuskelschwäche

- ▬ Vorhandensein einer Schwäche der Arme
- ▬ Erniedrigter Atemgrenzwert
- ▬ Klinischer Score mit
    - – Selbstbeurteilung der Fähigkeit, Lungensekret abhusten zu können
    - – Selbstbeurteilung der Kraft des Hustenstoßes
    - – Fremdbeurteilung des Hustenstoßes
    - – Ausdauer eines Atemzugs (Wie weit kann der Patient mit einem Atemzug zählen?)

Wichtig

Eine **Abschwächung der Atemmuskulatur** führt zu einem restriktiven Syndrom mit Verlust der Lungenvolumina. Eine beginnende Abschwächung zu erkennen ist auch prohylaktisch von Bedeutung.

- **Vitalkapazität**

Moxham (1996) wiederum kommt in seiner Studie zu dem Schluss, dass bei einer **in Rückenlage** gemessenen **Vitalkapazität der Norm** mit großer Wahrscheinlichkeit keine Muskelschwäche der Atemmuslulatur vorhanden ist.

Definition

Die **Vitalkapazität** ist die Luftmenge, welche die Lunge maximal aufnehmen kann.

Die **Messung der Vitalkapazität** erfolgt in der Regel durch den Arzt. Mit einem Handspirometer (◘ Abb. 2.21) ist die Messung einfach durchzuführen. Zur Abklärung auffälliger Atemmuskelschwächen sollte die Messung bei Bedarf in die physiotherapeutische Untersuchung aufgenommen werden.

Bei vorhandenem **restriktivem Syndrom**, bedingt durch eine Schwäche der Atemmuskulatur, geht die Fähigkeit der guten Ventilation (Belüftung der Alveolen) sowie der Expansion von Thorax und Lungen verloren. Die Lungenvolumina und die Compliance (Dehnbarkeit) der

Lungen und/oder der Thoraxwand sind eingeschränkt; infolge kommt es zu

- ▬ Beweglichkeitsverlust von Brustwirbelsäule und Rippengelenken,
- ▬ Muskelverkürzungen und Muskeldysbalancen sowie
- ▬ insuffizientem Hustenmechanismus.

Schleichend entwickelt sich zudem eine **Dekonditionierung**, da die Patienten durch die Atmungsschwierigkeiten zunehmend Anstrengungen vermeiden (Merz 2010).

- **Ausdauertraining zur Verhinderung der drohenden Dekonditionierung**

Ein angepasstes Ausdauertraining (▸ Kap. 2.1.3.4) ist auch aus Sicht der Atmung wichtig. Dabei können MS-Patienten bei noch diskreter Behinderung auch **sportliche Aktivitäten** wie Walking, Radfahren u.a.m. empfohlen werden (▸ Kap. 2.1.13).

- **Thoraxmobilisation und Atemvertiefung**

Um die Compliance (Dehnbarkeit) der Lungen und/oder der Thoraxwand sowie die Lungenvolumina zu vergrößern, nimmt die **BWS-Mobilisation** einen wichtigen Stellenwert in der Therapie ein. Diese kann mittels Mobilisationsübungen, aber auch mittels manuellen Mobilisationstechniken durchgeführt werden. Über spezifische Ausgangsstellungen (◘ Abb. 2.22) soll zudem die **Zwerchfellaktivierung** unterstützt und gefördert werden. Die eingeübten Ausgangsstellungen sollten jedoch nicht nur einmal wöchentlich in der Therapie, sondern täglich in einem **Eigentraining** auch zu Hause vom Patienten eingenommen werden.

ⓘ Tipp

Thoraxmobilisation und spezifische Ausgangsstellungen zur Atemvertiefung helfen, die Compliance der Lungen/Thoraxwand und die Lungenvolumina zu vergrößern.

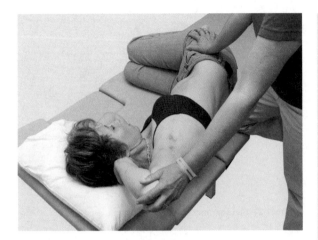

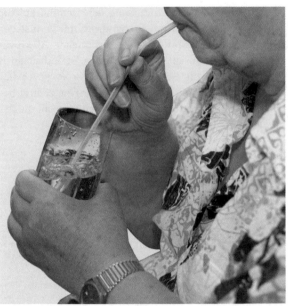

Abb. 2.22. Durch die Stellung des oberen Arms und die Drehung des Brustkorbs ist die kostale Atmung ausgeschöpft. Das Zwerchfell wird so mehr beansprucht. Zu beachten ist die korrekte Widerlagerung der LWS durch eine 90°-Flexionsstellung in den Hüftgelenken

Abb. 2.23. Training der Ausatemmuskulatur: Die Patientin bläst möglichst kontinuierlich durch einen Trinkhalm und erzeugt dabei kleine Wasserblasen

■ **Infektprophylaxe bei schwerer Behinderung**

Zunehmende Behinderung und Immobilisation bergen die Gefahr von **pulmonalen Infekten**, welche unter Umständen auch lebensbedrohlich sein können. Bei schwer behinderten Patienten muss deshalb auf einen häufigen **Lagerungswechsel** (nicht nur Mobilisation im Liegen, auch im Rollstuhl!) geachtet werden. Zudem sollten auch bei **pflegebedürftigen Patienten** angepasste Ausgangsstellungen zur Zwerchfellaktivierung gesucht werden. Mit zusätzlichen **Atemreizgriffen** kann die Atemvertiefung noch unterstützt werden.

Kommt es trotzdem zu einem Infekt, so kann mithilfe eines **Vibrationsgeräts** versucht werden, das Sekret zu lösen. Ein aktives Aushusten ist aufgrund der fortschreitenden Schwäche der Ausatemmuskulatur oft nicht mehr möglich. Zusammen mit den zuständigen Pflegefachpersonen, dem Arzt und dem Betroffenen selbst muss dann die Notwendigkeit des Absaugens nach der Sekretlösung diskutiert werden.

> **Wichtig**
>
> Ein **aktives Aushusten** von Sekret ist bei fortschreitenden Schwächen der Ausatemmuskulatur oft nicht mehr möglich.

ⓘ **Tipp**

Zur **Vermeidung von pulmonalen Infekten** sind bei schwer behinderten Patienten zu beachten:
  – häufiger Lagerungswechsel im Liegen und
  – häufige Mobilisation im Rollstuhl.

■ **Spezifisches Training der Ausatemmuskulatur**

Studien konnten aufzeigen, dass bei MS die Ausatemmuskulatur stärker von Schwächen betroffen ist als die Einatemmuskulatur (Foglio et al. 1994; Gosselink et al. 1999). Eine Kräftigung der Ausatemmuskulatur und damit eine Verbesserung des Spitzenflusses (PEP) sind über ein **gezieltes Training** möglich (Smeltzer et al. 1996; Sapienza u. Wheeler 2006), u.a. mit
  – einfachen Atemtherapiegeräten (z.B. »Ba-Tube«) mit individuell einstellbarem Widerstand und
  – Ausatmungswiderständen wie bewusste Lippenbremse, Ballonaufblasen, Trinkhalmblasen (■ Abb. 2.23) u.a.m.

> **Wichtig**
>
> Bei MS ist die **Ausatemmuskulatur** stärker betroffen als die Einatemmuskulatur.

Für die Ausatmung ist aber neben der eigentlichen Atemmuskulatur auch das **Zusammenspiel der Atemhilfsmuskulatur** (Bauchmuskulatur, M. intercostalis internus, M. intercostalis externus, M. subcostalis, M. transversus thoracis, M. latissimus dorsi) wichtig. Dieses Zusammenspiel soll mit gezielten Bewegungsübungen (■ Abb. 2.24) und/oder durch den Einsatz von medizinischen Trainingsgeräten gezielt trainiert und unterstützt werden.

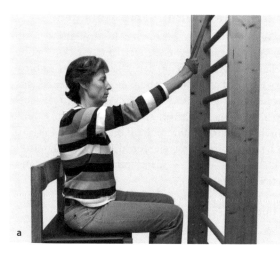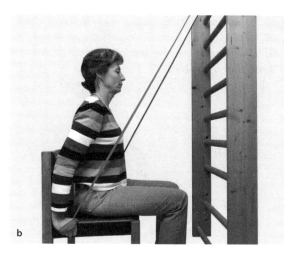

◻ Abb. 2.24 a, b. Gezielte Kräftigung der Ausatemmuskulatur, kombiniert mit vertiefter Atmung. **a** Ausgangsstellung. **b** Gegen den Widerstand des Therabands wird eine beidseitige Armbewegung nach hinten/unten (Extension im Glenohumeralgelenk, Retraktion und Depression des Schultergürtels) bei gleichzeitiger Ausatmung, evt. mit zusätzlichem Ausatmungswiderstand (Lippenbremse, Röhrchen) gefordert. Der aufrechte Sitz soll dabei gehalten werden

ⓘ Tipp

Die Ausatemmuskulatur kann mit **Ausatmungswider-stände** und gezielten Bewegungsübungen zur guten **Koordination** für die Atemhilfsmuskulatur trainiert und verbessert werden.

■ Training der Armmuskulatur

Unter der Lupe

Studien: Krafttraining der Arme und Atem-funktion

In der bereits erwähnten Studie von Smeltzer (1992) wurden Zusammenhänge zwischen reduzierter Atem-funktion und Schwächen der oberen Extremität be-reits beschrieben. Eine **neuere Studie** von Mutluay et al. (2007) konnte zeigen, dass sich ein Krafttraining der Arme **positiv** auf die Atemfunktion bei MS-Patienten auswirkt. Die untersuchten Patienten hatten nach einem Training der Armmuskulatur über 6 Wochen eine deutliche Verbesserung des maximalen exspira-torischen Drucks sowie eine geringe Verbesserung des inspiratorischen Drucks. Gleichzeitig konnte eine Ver-besserung des 6-min-Gehtests nachgewiesen werden.

Wichtig

Reduzierte Atemfunktion und Schwächen der oberen Extremität stehen in **direktem Zusammenhang**. Ein gutes **Schultergürtel-Setting** kann die Atemfunk-tion zu verbessern.

Gerade im Zusammenhang mit dem Training der Aus-atemmuskulatur empfiehlt sich zur Verbesserung und Erhaltung der Atemfunktionen ein Training der oberen Extremitäten im Sinne eines umfassenden Schultergürtel-Settings, welches **Brustkorb-** und **Schulterblattstabilisati-on** beinhaltet.

2.1.5 Schulung und Unterstützung des Gleichgewichts

Gleichgewichtsprobleme können primär (zerebelläre Ata-xie)) oder sekundär (spinale Ataxie) verursacht werden. Das Kleinhirn ist ein Koordinationszentrum. Es bein-haltet viele Regelkreise und Rückkoppelungsmechanis-men, die für die **Aufrechterhaltung des Gleichgewichts** erforderlich sind (Mayer 2010). Massion und Woollacott (1996) definieren diese Aufgabe als **posturale Kontrolle**.

Es ist die Fähigkeit, bei allem was wir tun, unsere Kör-perposition gegen die Schwerkraft zu kontrollieren, der bewusste Umgang also mit unseren eigenen Gewichten.

Definition

Posturale Kontrolle ist die Fähigkeit, unsere Körper-position gegen die Schwerkraft zu kontrollieren (Mas-sion u. Woollacott 1996).

In der Beurteilung des Bewegungsverhaltens von Pati-enten mit zerebellärer Symptomatik lassen sich **typische Veränderungen** beobachten, die zeigen, dass die postura-le Kontrolle erschwert bzw. nicht möglich ist:

2

- fehlendes/vermindertes Nutzen von Gegengewichten (◘ Abb. 2.25),
- fehlende/verminderte Begrenzungen weiterlaufender Bewegungen (◘ Abb. 2.26),
- keine adäquaten Druckverteilungen (◘ Abb. 2.28).

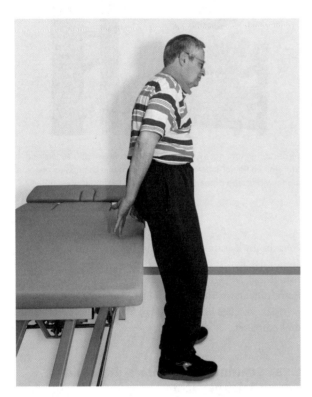

◘ **Abb. 2.25.** Bei der Aufforderung zu vermehrter Fersenbelastung (bei aufrechtem Oberkörper) setzt der Patient mit zerebellärer Symptomatik, trotz großer Unsicherheit, die Arme nicht als Gegengewicht ein

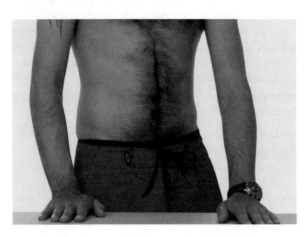

◘ **Abb. 2.26.** Bei einer Beckendrehung kann die weiterlaufende Bewegung nicht begrenzt werden. Der Brustkorb dreht in dieselbe Richtung mit

Kontrollierte Gewichtsverschiebungen

Die Verbesserung der posturalen Kontrolle und damit eine Verbesserung der Gleichgewichtssituation bei zerebellärer Ataxie kann in der Therapie über kontrollierte Gewichtsverschiebungen in verschiedenen Ausgangsstellungen gegen die Schwerkraft (z.B. Gewichtsverschiebungen im Stand) erarbeitet werden. Dadurch kann das posturale Alignment, d.h. der innere Entwurf, welche Bewegungsstrategie für die Haltungskontrolle effektiv ist, verbessert werden (Shumway-Cook u. Woolacott 1995).

> **ⓘ Tipp**
>
> Die **Verbesserung der Gleichgewichtssituation** bei zerebellärer Ataxie kann in der Therapie über kontrollierte Gewichtsverschiebungen in verschiedenen Ausgangsstellungen gegen die Schwerkraft sowie durch den bewussten Einsatz von Gegengewichten erfolgen.

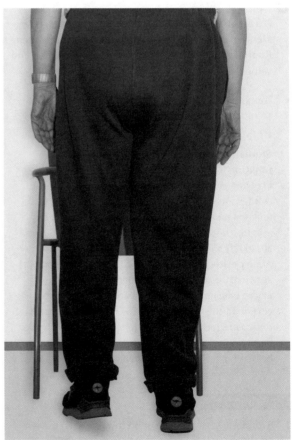

◘ **Abb. 2.27.** Bei der Aufforderung, das rechte Bein vermehrt zu belasten, drückt sich der Patient mit dem linken Fuß zur Seite. Dadurch kann das linke Bein nicht korrekt entlastet werden

Dabei spielt die bewusste Druckwahrnehmung eine zentrale Rolle. Der Patient muss lernen, Druckzu-/abnahme bewusst wahrzunehmen bzw. adäquat zuzulassen.

- Nutzen von sensorischen Inputs

Eine gleichzeitige visuelle Hilfestellung wird eine geforderte Haltungskontrolle erleichtern. Cattaneo und Jonsdottir (2009) konnten nachweisen, dass mehrere sensorische Inputs von Vorteil sind, um das Gleichgewicht im Stand zu erhalten. Dies zu berücksichtigen, ist ein weiterer wichtiger Aspekt bei der Gleichgewichtsschulung. Auch Prosperini et al. (2010) konnten zeigen, dass ein visuo-propriozeptives Training (Feedback über einen Computerbildschirm) die Sturzgefahr im Einbeinstand signifikant reduzieren konnte, und dass die Gehgeschwindigkeit verbessert werden konnte.

Einsatz von Gegengewichten

Ebenfalls zur Verbesserung der posturalen Kontrolle soll das bewusste Einsetzen von Gegengewichten, im Sinne einer posturalen Anpassung, in der Therapie geübt werden (◘ Abb. 2.28).

2.1.6 Automatisierung durch Dual/Multiple Tasking

Dual/Multiple Tasking fördert zusätzlich durch kognitive Aufmerksamkeit die Automatisierung der posturalen Kontrolle. Dieses Training kann bei MS-bedingten kognitiven Schwierigkeiten allerdings nur begrenzt eingesetzt werden. Hamilton et al. (2009) wiesen z.B. deutliche Schwierigkeiten für MS-Patienten beim Gehen und gleichzeitigen Sprechen nach.

2.1.7 Einsatz von Vibrationsplatten

Kontrovers diskutiert wird der Einsatz einer Vibrationsplatte zur Verbesserung der posturalen Kontrolle. Während Schuhfried et al. (2005) eine Verbesserung nachweisen konnten, beschreiben Schyns et al. (2009) den Benefit für MS-Patienten als eher umstritten. Zukünftige Studien werden sicher noch weitere Aufschlüsse geben müssen.

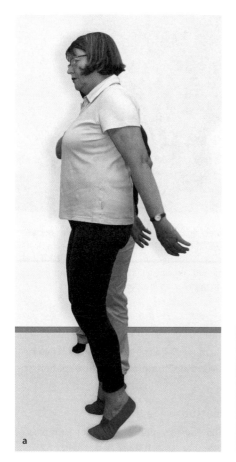
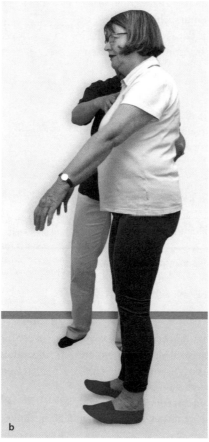

◘ **Abb. 2.28 a, b.** Übung »Fußschaukel«: Alternierender Wechsel vom Vorfuß- zum Fersenstand mit gegenläufigem Armpendel zur Verbesserung der posturalen Kontrolle über das bewusste Einsetzen von Gegengewichten

a

b

2

> **Wichtig**
>
> Da eine spinale Ataxie sekundäre Gleichgewichts-
> probleme hervorruft, kann das Gleichgewicht nicht
> über ein propriozeptives Training verbessert werden.
> Das Therapieziel ist in dem Fall die Verbesserung der
> Sensibilität (Sensibilitätsschulung), und darauf aufbau-
> end die Verbesserung der Gleichgewichtssituation.

2.1.8 Unterstützung der Koordination und Feinmotorik

Bei einer zerebellären Symptomatik treten neben Gleich-
gewichtsstörungen auch Störungen der Koordination
und Feinmotorik auf. Im Bewegungsverhalten der Patienten zeigen sich folgende Schwierigkeiten (Kesselring
2005):

– Unvermögen, spontan das für eine Bewegung notwendige Zeit- und Raummaß zu finden (Dysmetrie),
– Störungen im harmonischen Bewegungsablauf wegen
fehlender Koordination verschiedener Muskelgruppen (Dyssynergie),
– Störungen des flüssigen Wechsels von Agonisten-
und Antagonistenbewegungen (Dysdiadochokinese),
– Auftreten eines Intensionstremors, charakterisiert
durch eine Bewegungsunruhe der Extremitäten, die
sich v.a. bei Zielannäherung in Amplitude und Intensität deutlich verstärkt.

Kompensationshilfen

Kompensatorisch sucht der Patient muskuläre Hyperak-
tivitäten. Es kommt zu inadäquatem Krafteinsatz und
sekundär zu muskulären Fixierungen.

> **Wichtig**
>
> Wichtige Therapieziele, um die Koordination best-
> möglich zu erhalten, sind
> – das Üben eines adäquaten Krafteinsatzes
>   (◘ Abb. 2.29 a),
> – das Lösen unerwünschter Fixierungen
>   (◘ Abb. 2.29 b) und
> – das Training der Rumpfstabilisation (◘ Abb. 2.31).

Eine weitere wichtige Kompensationshilfe bei Koordinationsstörungen ist das Nutzen von Muskelsynergien,
eine gleichzeitige Aktivierung von zusammengehörigen
Muskelgruppen. Im Bewegungsverhalten beobachten wir
zwei unterschiedliche Fixationsmuster im Rumpf: Fixation über vermehrte Aktivierung ventraler oder dorsaler
Muskelketten (◘ Abb. 2.30).

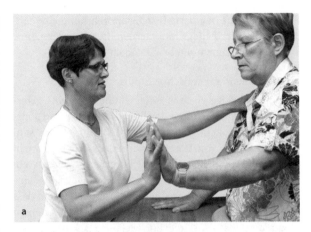

a

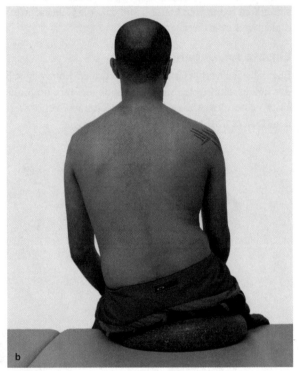

b

◘ **Abb. 2.29 a, b.** Unterstützung der Koordination. **a** Üben eines adäquaten Krafteinsatzes: Die Patientin soll mit möglichst wenig Druck
der von der Therapeutin geführten Armbewegung folgen. **b** Kontrolliertes seitliches Schaukeln auf einem Luftkissen, um die muskulären
Fixierungen zwischen Becken und Brustkorb zu lösen

> 🛈 **Tipp**
>
> In der Therapie muss die (nicht in der Fixation aktivierte!)
> dorsale oder ventrale Rumpfstabilisation speziell trai-
> niert werden.

Rumpfstabilisation

Nach funktionellen Gesichtspunkten hat der Rumpf eine
Reihe von Bedingungen zu erfüllen.

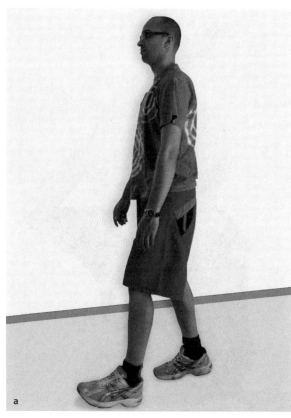

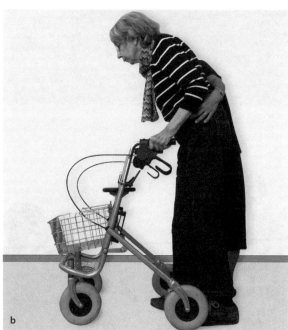

■ **Abb. 2.30 a, b.** Kompensationsstrategien im Gehen bei zerebellärer Symptomatik. **a** Die Gangunsicherheit wird durch deutliche Extensionssynergien kompensiert. Die ventrale Muskulatur ist abgeschwächt. **b** Durch das Nutzen der Flexionssynergien beim Gehen neigt sich die Patientin immer mehr nach vorne. Der extensorische Haltetonus ist deutlich abgeschwächt

- Stabilisation der BWS in Nullstellung gegen die Schwerkraft

Durch die physiologische Krümmung der Wirbelsäule und konsekutiv das Überwiegen von ventralen Gewichten vor der Flexions-Extensions-Achse der BWS muss die BWS in der Vertikalen konstant **fallverhindernd extensorisch in Nullstellung stabilisiert** werden (■ Abb. 2.31).

> **Wichtig**
>
> Die korrekte Einordnung und Beibehaltung des freien Sitzes kann als **Rumpfstabilisationsübung** gewertet werden.

- Aktive Widerlagerung der BWS bei ökonomischer Atmung

> **Definition**
>
> **Aktive Widerlagerung** bedeutet Begrenzung einer weiterlaufenden Bewegung durch Gegenaktivität.

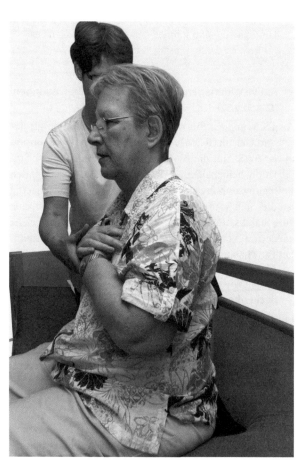

■ **Abb. 2.31.** Korrekte Einordnung der Körperabschnitte im freien Sitz

2

Extensionsbewegungen der BWS bewirken posterior eine Senkung der Rippenhälse, anterior ein Anheben der Rippenhälse. Umgekehrt bewirkt eine **Inspiration** durch das Anheben der Rippen anterior weiterlaufend eine Extension der BWS, eine **Exspiration** eine Flexion der BWS. Werden diese weiterlaufenden Bewegungstendenzen bei der Atmung nicht durch antagonistische Muskelaktivitäten begrenzt, verliert die BWS ihre Stabilisationsfähigkeit, und das Brustkorbgewicht hängt sich inspiratorisch an die Mm. scaleni.

> **Wichtig**
>
> Eine **ökonomische Atmung** fordert bei der Inspiration eine flexorische, bei der Exspiration eine extensorische Widerlagerung innerhalb der BWS:
> - **Inspiratorisches** Heben der Rippen in den kostovertebralen Gelenken mit simultaner Zwerchfellsenkung muss in der BWS flexorisch widerlagert werden.
> - **Exspiratorisches** Senken der Rippen in den kostovertebralen Gelenken mit simultaner Entspannung des Zwerchfells muss in der BWS extensorisch widerlagert werden.
>
> Demzufolge kann eine **bewusste Atemvertiefung** im kontrollierten und stabilisierten aufrechten freien Sitz als Training der Rumpfstabilisation dienen.

- **Aktive Widerlagerung der BWS bei Armbewegungen** (◘ Abb. 2.32)

Armbewegungen führen gegen Ende der Bewegungstoleranz im Gelenk (ROM) zu **weiterlaufenden Bewegungen in der BWS**. Soll die BWS ihre zentrale Aufgabe der Stabilisation beibehalten, so müssen diese weiterlaufenden Bewegungsimpulse aktiv widerlagert werden. Gleichzeitig ist die Stabilisation der BWS ausschlaggebend für eine gute Stabilisation der Skapula auf dem Brustkorb, welche wiederum Voraussetzung für kontrollierte Armaktivitäten ist (◘ Abb. 2.32).

- **Aktive Widerlagerung der BWS bei gangtypischen Beckenbewegungen**

Für die gangtypische Rotation des Beckens ist primär die schräge Bauchmuskulatur verantwortlich. Bei **destabilisierter BWS** kommt es zur Annäherung von Ursprung und Ansatz der Bauchmuskulatur, welche dadurch ihre Effizienz verliert. Eine gute extensorische Stabilsation der BWS ist deshalb für die gangtypischen Rotationsbewegungen des Beckens wichtig. Doch auch für weitere selektive Bewegungsausschläge des Beckens (sagittal und frontal) ist eine gute Stabilisation der BWS, als proximaler Fixpunkt für die bewegungsausführende Rumpfmuskulatur, notwendig (◘ Abb. 2.33).

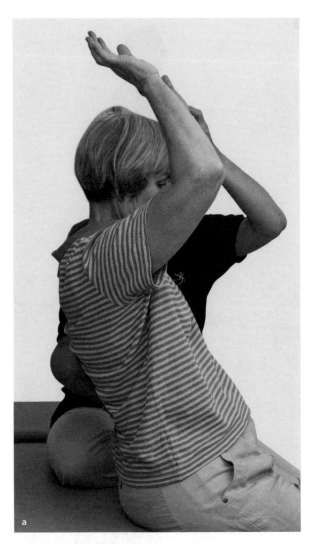

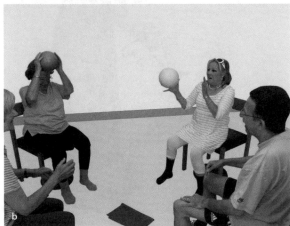

◘ **Abb. 2.32 a, b.** Aktive Widerlagerung der BWS bei Armbewegungen. **a** Die Elevationsbewegung beider Hände muss bei stabilisierter Körperlängsachse in der BWS flexorisch widerlagert werden. **b** Das Prellen des Balls im eingeordneten aufrechten Sitz fordert eine extensorische Stabilisation der BWS

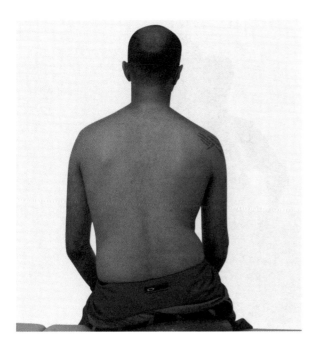

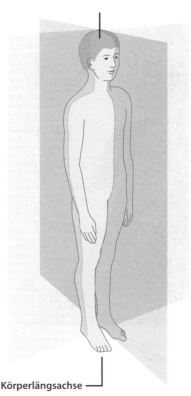

Körperlängsachse

■ **Abb. 2.33.** Ein seitliches Schaukeln auf dem Luftkissen und die Aufforderung, dabei keine Mitbewegung des Brustkorbs zuzulassen (Brustkorbdurchmesser muss horizontal stehen), fordert lateralflexorische Widerlagerung in der BWS

■ **Abb. 2.34.** Körperlängsachse (KLA): Schnittlinie zwischen Symmetrieebene und mittlerer Frontalebene (nach Klein-Vogelbach)

■ Stabilisation der Körperlängsachse außerhalb der vertikalen Ausgangsstellung

Die Körperlängsachse ist eine virtuelle Achse, welche in enger Beziehung zur Wirbelsäule verläuft (■ Abb. 2.34). Bei **zunehmender Neigung** müssen nicht nur die BWS, sondern auch die lumbalen und zervikalen Wirbelsäulenabschnitte gegen die Einwirkung der Schwerkraft fallverhindernd stabilisiert werden (■ Abb. 2.35).

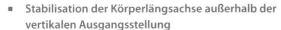

> **Wichtig**
>
> **Vorneigung des Rumpfes** bedeutet extensorische Stabilisation. Die kurzen tiefen Rückenmuskeln, aber auch die dorsalen Hüftgelenkmuskeln müssen diese Stabilisation übernehmen.
> **Rückneigung des Rumpfes** bedeutet flexorische Stabilisation. Für die Stabilisation sind die tiefen ventralen Rumpfmuskeln (M. transversus abdomis!), aber auch die ventralen Hüftgelenkmuskeln verantwortlich.

Unterstützung der Extremitätenbewegungen

Die Ausführung einer Willkürbewegung der Extremitäten hängt primär von der entsprechenden posturalen Stabilisation ab (Widerlagerung von Extremitätenbewegungen). Bei **Koordinationsstörungen der Extremitäten**

hat deshalb das Erhalten oder Verbessern der posturalen Kontrolle (funktionelle Rumpfstabilisation) eine zentrale Bedeutung. Dafür müssen die Patienten sinngemäß auch posturale Anforderungen erfüllen. Eine **Steigerung** der Anforderungen sind

— zusätzliche Armbewegungen (■ Abb. 2.36) oder
— Einsatz von labilen Unterstützungsflächen (■ Abb. 2.37, ■ Abb. 2.38).

 Tipp
Um beim Training der posturalen Kontrolle eine Stabilisation gegen die Schwerkraft zu fördern, muss eine **vertikale Ausgangsstellung** eingenommen werden.

Gezielter Einsatz von Gewichten als Kompensationstraining

Eine weitere Möglichkeit der Hilfestellung bei **Koordinationsstörungen** ist der Einsatz von Gewichten (Gibson-Horn 2008). Die Erfahrung zeigt aber, dass Patienten sich sehr schnell an ein Gewicht adaptieren und das Gewicht sukzessive erhöht werden müsste. Bei zusätzlichen **zentralen Paresen** kommt der Patient dadurch rasch an sein Belastungslimit. Zeitlich limitiert kann aber z.B. beim Essen ein Besteck mit verdickten, erschwerten Griffen

2

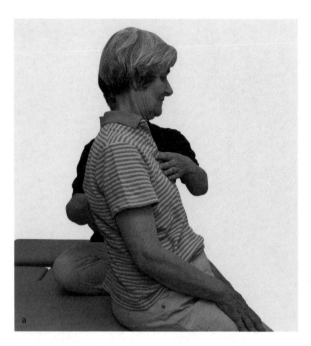

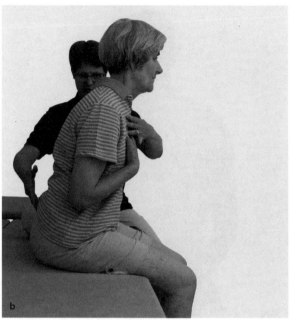

◨ **Abb. 2.35 a, b.** Rück- und Vorneigung im Sitz bei stabilisierter Körperlängsachse. **a** Eine Rückneigung im Sitz bei stabilisierter Körperlängsachse fordert flexorische Stabilisation der tiefen ventralen Rumpf- und der ventralen Hüftgelenkmuskulatur. **b** Eine Vorneigung im Sitz bei stabilisierter Körperlängsachse fordert extensorische Stabilisation der kurzen tiefen Rücken- und der dorsalen Hüftgelenkmuskulatur

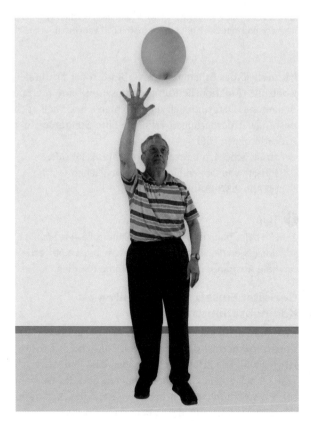

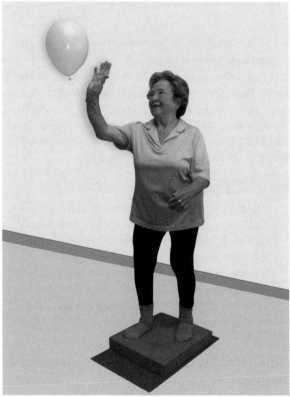

◨ **Abb. 2.36.** Training der posturalen Kontrolle im Stand: Ballonspiel

◨ **Abb. 2.37.** Gleichgewichtsschulung: Ballonspiel im Stand auf einer labilen Unterstützungsfläche (Airex-Pad)

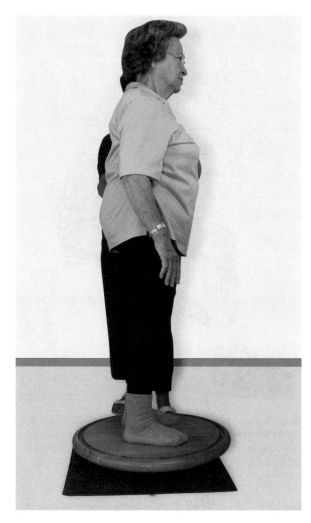

 Abb. 2.38. Hohe Anforderung an das Gleichgewicht: Ausbalancierter Stand auf einem Kreisel

sinnvoll eingesetzt werden, um die Selbständigkeit des Patienten möglichst gut zu unterstützen.

> ℹ️ **Tipp**
>
> In der Therapie sollten Gewichte nur gezielt und zeitlich limitiert eingesetzt werden.

Mögliche Beeinflussung des Tremors

Die wohl größte Herausforderung bei Koordinationsproblemen ist die Behandlung des Tremors. Feys at al. (2005) konnten in einer publizierten Studie nachweisen, dass die Anwendung von Kühlkompressen am betroffenen Arm über eine Zeitspanne von 15 Minuten den Tremor (Amplitude und Frequenz) verringern konnte. Die Verbesserung hielt jeweils für ca. 30 Minuten an. Bei einer erwünschten, durch den Tremor aber deutlich erschwerten Armaktivität kann versucht werden, mit einer

vorbereitenden Kühlbehandlung eine Verbesserung der gewünschten Alltagsaktivität (z.B. selbständiges Essen oder Selbstkatheterisierung) zu erreichen.

Eine weitere Studie von Feys. et al. (2008) konnte zudem nachweisen, dass der Intensionstremor bei einer zielgerichteten Bewegung kleiner ist, wenn die Handbewegung zum Ziel mit visueller Kontrolle ausgeführt wird – im Unterschied zu einer ungünstigeren dauerhaften visuellen Fixation des Ziels. Bei Vorliegen eines Intensionstremors sollte eine entsprechende Instruktion der Patienten erfolgen.

> ℹ️ **Tipp**
>
> Eine gute proximale Stabilität kann einen Tremor günstig beeinflussen. Patienten mit deutlichem Tremor sollten daher immer unterstützt gelagert werden.

2.1.9 Mobilisations- und Dehntechniken

Passives Bewegen

Im Zusammenhang mit den sekundären Umbauvorgängen in Muskel-, Sehnen- und Bindegewebe aufgrund einer Läsion des oberen Motoneurons und der nachfolgenden verminderten Dehnbarkeit der Muskulatur wurde bereits auf die Notwendigkeit des regelmäßigen rhythmischen passiven Bewegens hingewiesen. Ziel ist es, die biomechanischen Voraussetzungen für einen intakten Bewegungsapparat möglichst lange zu erhalten.

Neben der Durchführung durch die Therapeutin kann passives Bewegen mithilfe eines motorbetriebenen Bewegungstrainers (Abb. 2.39) unterstützt werden. Man kann sowohl ein Bein- als auch ein Armtraining durchführen.

Manuelle Mobilisationen und Dehnungen

Zur Beweglichkeitsverbesserung und -erhaltung kann im Weiteren die große Palette der manuellen mobilisierenden Techniken angewendet werden. Dazu gehören selbstverständlich auch manuelle Dehnungen sowie Nervenmobilisationen. Um keine pathologische Tonuserhöhung auszulösen, müssen bei allen Mobilisations- und Dehntechniken grundsätzlich folgende Punkte berücksichtigt werden:

- weiche Grifffassung,
- langsame Mobilisation und Dehnung, mit bestimmtem Druck in Richtung der Endstellung,
- Vermeiden von ruckartigen und schnellen Bewegungen.

> ❗ **Cave**
>
> Mobilisierende Techniken dürfen keine pathologische Tonuserhöhung auslösen!

2

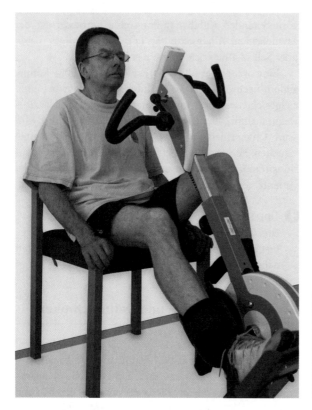

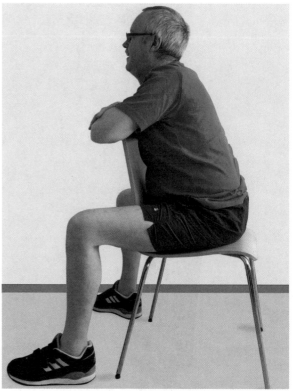

◧ **Abb. 2.39.** Rhythmisches dissoziiertes Bewegen beim motorunter-
stützten Velofahren

◧ **Abb. 2.40.** Der Reitsitz als therapeutische Dehnstellung der Hüftgelenkadduktoren. Es darf kein schmerzhafter Druck an den medialen
Oberschenkelseiten entstehen. Beide Fersen müssen Bodenkontakt
behalten

Dehnstellungen

Auch das regelmäßige Einnehmen von Dehnstellungen
(◧ Abb. 2.40) ist ein wichtiger Bestandteil der Therapie.
Hummelsheim et al. (1994) konnten aufzeigen, dass **tonische Dauerdehnung** von mindestes 10–15 min bei spastischen Muskelgruppen eine verminderte Erregbarkeit
der α-Motoneurone bewirkt. Dadurch können Dehnstellungen also zur Tonusreduktion und infolge zur Beweglichkeitsverbesserung in den betroffenen Gelenken
beitragen. Für den Patienten ist es wichtig, dass er spezifische Dehnstellungen kennt, und dass er diese an thera-
piefreien Tagen zu Hause durchführt. Dabei muss – wie
bei allen Heimprogrammübungen – auf gute **Instruktion**,
v.a. auf folgende Punkte geachtet werden:

- Keine frei hängenden Körpergewichte.
- Kein Tolerieren von gelenkschädigenden Schubbelas-
  tungen.
- Kein Tolerieren von Schmerzen oder Zuckungen.
  Der Patient soll das Dehnen als Wohlweh empfinden.
- Individuelle Zeitdauer.

Bei ausgeprägten Kontrakturen kann eine längerfristige
Dehnung mithilfe von **seriellen Gipsredressionen** erfolgen (Pohl et al. 2002). Dies erfordert einen stationären
Aufenthalt der Patienten in einer spezialisierten Klinik,
ist aber oft Erfolg versprechend.

2.1.10 Schulung von Sensibilität und Wahrnehmung

Sensorische Reizverarbeitung

Sensibilität und Gleichgewicht stehen in engem Zusammenhang. Sensibilitätsstörungen und mangelnde Verarbei-
tung von sensorischen Inputs führen zu Gleichgewichtsproblemen (sensible Ataxie) und damit zu einem erhöhten
Sturzrisiko. In der Therapie kann die **Oberflächensensibilität** mit vielfältigen Reizen (Bürstungen, Betasten oder Be-
gehen unterschiedlicher Materialien, Warm-/Kaltreize etc.)
stimuliert werden. Unmittelbar danach soll die **sensorische
Reizverarbeitung** und damit die **Druckwahrnehmung** mit
aktiven Übungen (z.B. Gewichtsverschiebungen im Stand
oder Erkennen von Gegenständen durch Betasten für die
obere Extremität) angesprochen werden. Missaoui at al.
(2009) konnten z.B. nachweisen, dass bei Patienten mit

sensibler Ataxie sensorische Stimulation kombiniert mit aktiven Balanceübungen zur Verbesserung des Gleichgewichts beitragen konnte.

> **Wichtig**
>
> Unmittelbar nach der Stimulation der Oberflächen-sensibilität soll mit aktiven Übungen die sensorische Reizverarbeitung angesprochen werden.

Wahrnehmungsschulung durch Bewegung

Mithilfe eines fMRT (Darstellung der Hirnfunktion mit funktioneller Magnetresonanztomografie) kann gezeigt werden, dass passives Bewegen eines Körperteils über sensorische Afferenzen kortikale Aktivierungen hervorruft. Ciccarelli et al. (2006) konnten nachweisen, dass passives Bewegen des Fußgelenks bei MS-Patienten eine verstärkte Aktivierung derjenigen Regionen hervorruft, die mit sensomotorischer Integration partizipieren. Konzentriert sich der Patient bei der Durchführung gedanklich voll auf die Bewegung und wird nicht anderweitig abgelenkt (keine Unterhaltung mit dem Patienten!), wird passives Bewegen zur Wahrnehmungsschulung und kann zu einer Verbesserung der motorischen Leistungsfähigkeit beitragen. Aktiv-assistives Bewegen wird die motorische Leistungsfähigkeit über die zusätzliche kortikale Aktivierung in Regionen der motorischen Kontrolle noch weiter verbessern.

> **Wichtig**
>
> Bewusstes passives Bewegen ist Wahrnehmungs-schulung und kann zur Verbesserung motorischer Leistungsfähigkeit beitragen.

Transkutane elektrische Nervenstimulation

In einer neueren Studie von Cuypers et al. (2010) konnte eine Verbesserung der taktilen Wahrnehmung nach transkutaner elektrischer Nervenstimulation (TENS) aufgezeigt werden. Eine tägliche TENS-Therapie von 60-minütiger Behandlungsdauer im Versorgungsgebiet des Medianus der Hand führte zu einer deutlichen Verbesserung der taktilen Wahrnehmung aller Finger der betroffenen Hand. Weitere Erfahrungen mit dieser Behandlungsmethode müssen jedoch sicher noch gemacht werden.

2.1.11 Schmerzbehandlung und Entspannung

Ätiologisch werden Schmerzen unterschieden als
— direkte Folge von MS-Symptomen (nozizeptive und neuropathische Schmerzen),
— als indirekte Folgen von MS-Symptomen (auf Grund einseitiger Fehlbelastungen),
— Schmerzen unter medikamentöser Therapie und
— MS-unabhängige Schmerzen (Schayck 2010).

Für die Auswahl der geeigneten Therapie muss die Ursache der Schmerzen in der Anamnese und/oder Untersuchung erkannt werden.

Ein kürzlich erstelltes Rewiew (Olsen 2009) über Komplementär- und Alternativmedizin (CAM) bei Patienten mit MS zeigte, dass Schmerz, Fatigue und Stress Hauptsymptome sind, welche mithilfe der CAM behandelt werden. Dabei wurden neben anderen Behandlungsansätzen auch Relaxationstechniken und Massage genannt. Lockerung und Entspannung sind also sicher oft ein wichtiges Therapieziel, um Schmerzen positiv zu beeinflussen.

Relaxationstechniken

Die Wahl einer individuell passenden Entspannungstherapie ist jedem Patienten freigestellt: Autogenes Training (Sutherland et al. 2005), Feldenkrais-Training, Progressive Muskelentspannung, Qigong und Yoga (Oken et al. 2004) sind bei vielen MS-Betroffenen beliebt.

> **Wichtig**
>
> Gute Instruktion und kontrollierte Durchführung sind entscheidend für Erfolg oder Misserfolg von Entspannungstechniken.

Massagetechniken und Wärmepackungen

Bedingt durch oft anstrengende Kompensationsmechanismen leiden viele MS-Patienten an sekundären muskulären Verspannungen. Diese können mit klassischen Massagetechniken und Wärmepackungen günstig beeinflusst werden. Es muss aber betont werden, dass es sich dabei nur um begleitende Therapiemaßnahmen handeln sollte. Die Notwendigkeit einer primär aktiven Therapie, auch im Zusammenhang mit der positiven Beeinflussung der Fatigue, ist längst unbestritten (▶ Kap. 2.1.3.4).

Instruktion von Entlastungsstellungen

Je größer die Behinderung, desto größer auch die Anstrengungen im Bewegungsverhalten für den Betroffenen. Dies führt, zusätzlich zu einer oft bestehenden Fatigue, zu einer erhöhten Ermüdbarkeit. Der Patient sollte deshalb möglichst viele unterschiedliche Entlastungsstellungen im Liegen und Sitzen (◘ Abb. 2.41, ◘ Abb. 2.42) kennen, in denen eine gute Gewichtsabgabe bei optimaler Spastikkontrolle (▶ Kap. 2.1.1) und Entlastung der überbeanspruchten passiven Strukturen möglich ist.

2

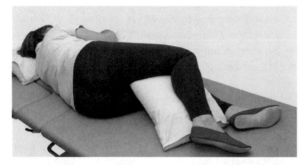

■ **Abb. 2.41.** Entlastungsstellung im Liegen: Ein kleines, festes Kissen zwischen den Beinen verhindert eine unerwünschte Adduktionsstellung im rechten Hüftgelenk. Ein großes, festes Kissen vor dem Bauch stützt den Brustkorb, der leicht nach vorne gedreht ist. Der Rücken wird dadurch entlastet. Zusätzlich unterpolstert das Kissen den rechten Arm. Auch der Kopf wird durch ein kleines Kissen unterstützt, das eine unerwünschte Seitneigung der HWS verhindert

Erlernen eines optimalen Pausen- und Energiemanagements

Das Erarbeiten eines guten Pausen- und Energiesparmanagements gehört primär zu den Aufgaben der Ergotherapeuten bzw. der neuropsychologischen Therapie. Doch auch innerhalb der Physiotherapie kann darauf eingegangen werden. Zum **Pausenmanagement** gehören konkrete, individuell abgeklärte Empfehlungen zur

— Gestaltung notwendiger Pausen und
— richtigen Auswahl des Zeitpunkts für eine Pause.

Oft sind **kurze, häufige Pausen** sinnvoll.

Beim Erlernen eines **Energiesparmanagements** soll der Patient seine eigenen »Energiekiller« bzw. seine eigenen Ressourcen kennenlernen. Das Führen eines **Fatigue-Energie-Kalenders** (Kesselring 2005) kann eine gute Hilfe sein. Dabei handelt es sich um ein Tagebuch, in welchem der Patient für mindestens eine Woche seine Tätigkeiten (auch Pausen) stündlich notiert und gleichzeitig auf einer Wertskala von 1–10 seine zu diesem Zeitpunkt subjektiv empfundene körperliche und/oder mentale Müdigkeit und seine Zufriedenheit vermerkt. Mithilfe dieses Tagebuchs soll dann zusammen mit dem Betroffenen eine optimierte Verteilung der persönlichen Kräfte über den Tag erarbeitet werden. Der anhaltende Effekt einer guten Coping-Strategie konnte in den Studien von Sauter et al. (2008) bzw. Mathiowetz et al. (2007) nachgewiesen werden.

Transkutane elektrische Nervenstimulation (TENS)

Transkutane Nervenstimulation ist eine nebenwirkungsfreie Methode, die auch bei MS angewendet werden kann. Bekannt und wissenschaftlich nachgewiesen ist v.a. die positive Wirkung einer TENS-Behandlung bei

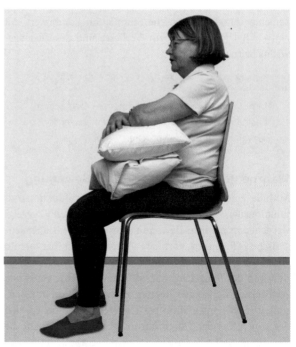

■ **Abb. 2.42.** Bei fehlenden Armlehnen wird die Schultergürtel- und Nackenmuskulatur entlastet, indem die Arme auf festen Kissen gelagert werden

bestehenden **Schmerzen** und/oder **Missempfindungen** (Chitsaz et al. 2009). Vorzugsweise soll mit hoher Impulsfrequenz (50–150 Hz) gearbeitet werden, wobei die Elektroden im Schmerzgebiet platziert sind.

> **Wichtig**
>
> Da jeder Patient individuell auf **TENS-Stimulation** reagiert, sind Variationen selbstverständlich möglich.

Die **spastikreduzierende Wirkung** und Entspannung durch eine TENS-Behandlung wird in der Literatur kontrovers diskutiert. Armutlu et al. (2003) konnten zwar eine Reduktion der Spastizität gemessen auf der Ashworth-Skala, nicht aber in der Funktion nachweisen. Auch Miller et al. (2007) fanden keine signifikanten Veränderungen auf der Global Spasticity Score, allerdings konnten sie nach einer 8-stündigen TENS-Behandlung (mit 100 Hz) eine signifikante Reduktion von Muskeltonus und Schmerz festhalten. Dies rechtfertigt bei schmerzhaften Spasmen sicher zumindest den Versuch einer täglichen, länger andauernden TENS-Behandlung. Mit modulierter Stromzufuhr soll dabei eine unerwünschte Gewöhnung der Nervenstimulation vermieden werden. (Auf eine Verbesserung der taktilen Wahrnehmung mit TENS wurde in ▶ Kap. 2.1.9 hingewiesen.)

2.1.12 Therapieintensität

Die Therapieintensität muss variabel und flexibel gehandhabt werden. Zur erleichterten Handhabung hat der wissenschaftliche Beirat der Schweizerischen MS-Gesellschaft **Empfehlungen zur Indikation bzw. Intensität ambulanter Therapien** ausgearbeitet (Beer et al. 2008):

- Zu **Beginn einer ersten Therapieserie** ist ein regelmäßiger wöchentlicher Rhythmus meist sinnvoll. Diskreter betroffene Patienten können ein individuelles Eigentraining erlernen. Dies ermöglicht es, die nachfolgende Therapie evt. in größeren Intervallen (nur jede 2. Woche oder auch monatlich) durchzuführen.
- Nach einer anfänglichen Einzeltherapie, in welcher gezielt auf die individuellen Probleme der Patienten eingegangen werden kann, ist abzuwägen, ob eine Weiterführung in einer kostengünstigeren **Gruppentherapie** (■ Abb. 2.43, ■ Abb. 2.44) sinnvoll sein könnte. In der Gruppentherapie profitiert der Patient zusätzlich von der Motivation der Gruppenmitglieder.
- Eine sinnvolle Ergänzung kann auch ein selbstständiges oder in der Gruppe durchgeführtes **Training an medizinischen Trainingsgeräten** sein (■ Abb. 2.45). Doch auch hier gilt: Es muss auf jeden Fall eine individuelle Auswahl und gute Instruktion der einzelnen Geräte erfolgen, und das Training sollte in regelmäßigen Abständen kontrolliert und bei Veränderungen angepasst werden.
- Die **Weiterführung einer 1- bis 2-maligen wöchentlichen Therapie** ist bei einer deutlicher Behinderung (EDSS 6–7.5) und/oder einer deutlichen Progredienz der Krankheit sinnvoll (Beer et al. 2008).

> **Wichtig**
>
> Eine Kontrolle des Eigentrainings in regelmäßigen Abständen ist wichtig, um sich anbahnende Verschlechterungen oder einschleichende unerwünschte Bewegungsmuster frühzeitig zu erkennen.

2.1.13 MS-spezifisches Eigentraining

In der MS-Therapie spielt die **Eigenverantwortung** (Selfmanagement) der Betroffenen eine wesentliche Rolle (Ghahari et al. 2009; Barlow et al. 2009; Shevil u. Finlayson 2009; Stockl et al. 2010).

> **Wichtig**
>
> Jeder Patient muss lernen, mit seinen individuellen Schwierigkeiten bestmöglich umzugehen.

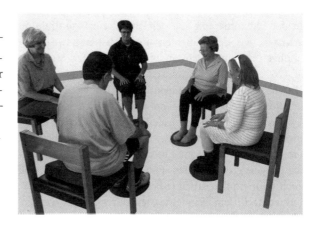

■ **Abb. 2.43.** In der Gruppe können Heimübungen, z.B. Übungen auf dem Luftkissen, zur Mobilisation und Koordination der Füße repetiert werden

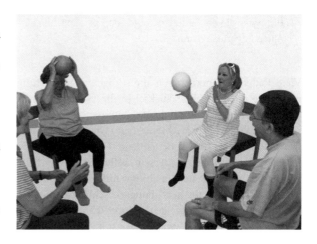

■ **Abb. 2.44.** Beim Ballprellen über Kreuz wird neben Geschicklichkeit auch erhöhte Aufmerksamkeit gefordert

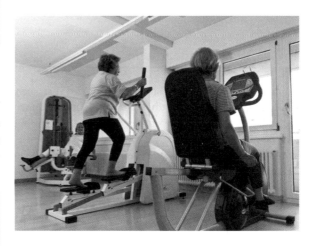

■ **Abb. 2.45.** Oft spornt das Training in der Gruppe an

2

In der Physiotherapie soll der Patient ein **Eigentraining** erlernen, das den Patienten mit gezielten Bewegungsübungen in seiner Selbständigkeit unterstützt. Stroud et al. (2009) konnten nachweisen, dass die **Motivation** zur Durchführung von therapeutischen Übungen wesentlich von der eigen wahrgenommenen Wirksamkeit einer Übung abhängt. Eine zentrale Rolle spielen daher sicher die individuelle Übungsauswahl und die Möglichkeit, die einzelnen Übungen gut in den persönlichen Alltag integrieren zu können. Eine ausgewählte Übung soll auch während der Arbeit (z.B. am Schreibtisch) oder z.B. immer nach dem Händewaschen durchgeführt werden. Heimprogramme, bei denen der Patient die Übungen wie in einem Turnprogramm absolviert, sollten längst der Vergangenheit angehören!

> **Wichtig**
>
> Ein **Eigentraining** beinhaltet individuell ausgewählte Übungen, die der Betroffene gut in den persönlichen Alltag integrieren kann.

Viele Patienten übernehmen diese Eigenverantwortung gerne. Sie möchten ihr Schicksal in die Hände nehmen und gehen oft selbständig auf Übungssuche. Es stellt sich deshalb auch die wichtige Frage, wie eine **Übungsbroschüre** für Patienten, denen kein Therapeut zur Seite steht, sinnvoll aufgebaut sein sollte. Herkömmliche Übungsbücher sind sich in ihrem Aufbau immer sehr ähnlich. Die Einteilung der Übungsvorschläge erfolgt auf Strukturebene: Kraftübungen, Koordinationsübungen, Dehnungsübungen etc. Woher aber soll der Betroffene, dem kein Therapeut zur Seite steht, wissen, ob für ihn Kraft- oder Koordinationsübungen notwendig sind? Er kann es nicht wissen! Und die Gefahr, dass ein gut gemeintes Übungsprogramm sogar kontraproduktiv wirkt, ist damit leider gegeben.

2.1.14 Domizilbehandlung

Patienten mit **stark eingeschränkter Mobilität**, aber auch Patienten mit **großer Ermüdbarkeit** profitieren von einer Behandlung zuhause. Der oft ermüdende Therapieweg und die Transportorganisation entfallen, und Schwierigkeiten bei Alltagsaktivitäten können an Ort und Stelle besprochen werden.

Für Therapeuten sind Domizilbehandlungen eine spezielle Herausforderung. Es ist nicht immer einfach, in privaten Räumlichkeiten gute Therapiesituationen zu schaffen. Häufig muss improvisiert werden, Kreativität und Phantasie sind gefragt. Das **Training von Alltagsakti**vitäten wie z.B. Transfermöglichkeiten lässt sich unter den individuellen häuslichen Gegebenheiten gut umsetzen.

Da oft auch der **Partner** oder weitere **Betreuungspersonen** eng in den Alltag des Patienten miteingebunden sind, ist es wichtig, auch diese Personen über die Therapieziele und Zielvereinbarungen zu informieren. Oft sind es die eng vertrauten Betreuungspersonen, welche die Patienten motivieren, tagtäglich unterstützen und so wesentlich zum Erfolg der Therapie beitragen. Es ist deshalb sinnvoll, abzuklären, ob gewisse Therapiemaßnahmen zusätzlich von betreuenden Drittpersonen (ohne Überforderung der oft schon sehr stark beanspruchten Familienmitglieder!) übernommen werden könnten, z.B. das regelmäßige passive Bewegen der Beine oder eine kleine Massage, integriert in die tägliche Körperpflege. Unabdingbar sind auch in dem Fall eine sehr gute Instruktion der Drittpersonen und eine regelmäßige Kontrolle der Durchführung (Finlayson u. Cho 2008).

Domizilbehandlungen können auch **temporär**, d.h. mit einer beschränkten Anzahl von Sitzungen im Wechsel mit einer ambulanten Physiotherapie sinnvoll sein. Viele ältere MS-Betroffene leiden unter der Angst vor zunehmender Behinderung und einem Umzug ins Pflegeheim (Finlayson 2004). Gute Hilfsmittelabklärung und -beratung am Wohnort oder das Umsetzen eines konkreten Therapieziels wie z.B. Transfertraining können diese Angst lindern und helfen wesentlich mit, die bestmögliche Selbständigkeit zu erhalten.

 Tipp

Domizilbehandlungen können auch temporär zur **Hilfsmittelabklärung** und **Hilfsmittelberatung** sinnvoll sein.

2.1.15 Behandlung im akuten Schub

Für die richtige Einschätzung, ob ein MS-Schub vorliegt, ist die folgende Definition wichtig.

> **Definition**
>
> Ein **MS-Schub** besteht aus neuen oder reaktivierten klinischen Ausfällen und Symptomen, die subjektiv berichtet oder durch die neurologische Untersuchung objektiviert werden können und
> - mindestens 24 Stunden anhalten,
> - mit einem Zeitintervall von mindestens 30 Tagen zum Beginn vorausgegangener Schübe auftreten und
> - nicht durch Veränderungen der Körpertemperatur (sog. Uhthoff-Phänomen) oder im Rahmen von Infektionen erklärbar sind« (Sommer 2010).

Bei **Verdacht auf einen erneuten Schub** sollte der Patient unbedingt seinen behandelnden Arzt aufsuchen (siehe auch ► Kap. 1.6.1). Es stellt sich dann meist die Frage, ob eine hoch dosierte Steroidbehandlung durchgeführt werden sollte. Mehrere kontrollierte Studien haben gezeigt, dass eine Behandlung mit Steroiden die Besserung von MS-Schüben beschleunigt. Sie haben aber vermutlich keinen Einfluss auf die Langzeitprognose der Erkrankung (Kesselring 2005).

Physiotherapeutisch sollte während des Schubes – wenn überhaupt – nur entlastend gearbeitet werden. **Passive Maßnahmen** wie Massagen oder weitere Entspannungstechniken dürfen Schwerpunkt der Therapie sein. Es gilt: Was gut tut, ist gut. So kann auch eine Therapiepause durchaus sinnvoll sein. Therapeutische Zielsetzungen zu funktionellen Verbesserungen bzw. ein Aufbautraining müssen auf die Zeit der Remission verschoben werden.

2.2 Sport als Therapie

Viele MS-Betroffene sind in ihrer Mobilität eingeschränkt, körperliche Aktivitäten im Alltag werden zunehmend reduziert. Dies steht im direkten Zusammenhang mit allgemeinen, aber auch spezifischen klinischen MS-Symptomen (Motl et al. 2008). **Zwangsläufig** kommt es zu
- inaktivitätsbedingter Schwächung der neuromuskulären Funktionen,
- Kontrakturen,
- peripheren Durchblutungsstörungen,
- Osteoporose, bis hin zu
- isolationsbedingter Verarmung psychischer Funktionen (Kesselring 2005).

Diesen unerwünschten Folgeerscheinungen der MS, aber auch der zunehmenden Ermüdbarkeit kann durch sinnvoll dosierte sportliche Betätigung im Sinne eines Kraft- und/oder Ausdauertrainings entgegengewirkt werden (Dettmers et al. 2009; Rampello et al. 2007; Oken et al. 2004).

2.2.1 Allgemeine Kriterien

> **Wichtig**
>
> Folgende Kriterien müssen bei jeder **sportlichen Betätigung** beachtet werden:
> - Fordern, aber nicht überfordern.
> - Wärmestau vermeiden.
> - Auf häufige und rechtzeitige Pausen achten.

- **Fordern, aber nicht überfordern**

Studien haben belegt, dass regelmäßiges körperliches Training positive Auswirkungen auf die MS-Symptome wie Fatigue und/oder Depression, und damit verbunden auf die Lebensqualität der Betroffenen hat.

> ❗ **Cave**
>
> Wichtig zu beachten ist, dass eine **absolute Erschöpfung** auf jeden Fall vermieden werden muss.

> **Unter der Lupe**
>
> **Studie: Fatigue**
>
> Vucic et al. (2010) kamen in ihrer Studie zu dem Schluss, dass Fatigue bei MS eine **Schutzstrategie des Organismus** sein könnte, um eine sekundäre axonale Degeneration und damit verbundene Funktionsverluste zu verhindern. Wird bei einem Training nun über die Ermüdbarkeitsgrenze bis hin zur Erschöpfung gearbeitet, könnte dies zu einer Begünstigung der axonalen Degeneration führen. Mit diesem Verständnis ist es nur eine logische Konsequenz, mit MS-Betroffenen dosiert und angepasst an ihren individuellen Leistungsgrenzen zu arbeiten. Diese kann sich bei einem regelmäßigen Training durchaus nach oben verschieben.

> **Wichtig**
>
> Um die Begünstigung einer axonalen Degeneration zu vermeiden, müssen MS-Betroffene dosiert und angepasst an ihren **individuellen Leistungsgrenzen** trainieren.

> ℹ **Tipp**
>
> Nach dem Training darf der Betroffene eine positive Müdigkeit spüren, er muss sich aber in einer angemessenen Pause wieder erholen können.

- **Wärmestau vermeiden**

Das Uhthoff-Phänomen beschreibt bei Erhöhung der Körpertemperatur eine für die MS sehr charakteristische Verstärkung der Symptome (Kesselring 2005). Beim **Sport** muss deshalb ein Wärmestau vermieden werden. Vorbeugend können Wärme abgebende Trainingskleider sowie kühle Getränke und eine längere kühle Dusche nach dem Sport helfen.

- **Häufige und rechtzeitige Pausen**

Vor allem MS-Betroffene mit Fatigue müssen im Rahmen ihres Energiesparmanagements (► Kap. 2.1.4) auf genügend Pausen achten.

2

> **Wichtig**
>
> Kurze, aber häufige Pausen ermöglichen eine längere Trainingszeit ohne Übermüdung.

- **Trainieren in Gruppen**

Das Trainieren in Gruppen motiviert zusätzlich. Man ist ins Gruppengeschehen eingebunden und pflegt wertvolle soziale Kontakte. In ihrer Studie konnte Somers (2002) zudem nachweisen, dass eine Gruppentherapie bei MS-Patienten die Compliance und Motivation zur Durchführung von gezielten Heimübungen steigert.

> **ℹ Tipp**
>
> Auch in der Gruppe muss die individuelle Leistungsgrenze berücksichtigt werden. **Mannschaftssportarten** mit sportlichen Ambitionen sind deshalb eher ungeeignet.

2.2.2 Auswahl von Sportmöglichkeiten

MS-Betroffene sollten eine Sportart wählen, bei der sie gerne trainieren. Das Training darf kein Muss sein!

> **Wichtig**
>
> Nicht die Intensität, sondern die **Regelmäßigkeit** eines Trainings ist wichtig für den Erfolg.

Radfahren

Beim Fahrradfahren werden **Beweglichkeit, Ausdauer und Koordination** verbessert. Neben der Freude an der Natur kann zudem die Geselligkeit in der Gruppe erlebt werden. Bei der Planung der Route müssen Gelände (Steigungen, allgemeine Strassenfrequentierung) und individuell machbare Distanz mitberücksichtigt werden.

Für MS-Betroffene sind Fahrräder mit einem **tiefen Durchstieg** und **mehreren Gängen** sehr zu empfehlen. Auch ein **E-Bike** (mit einer Unterstützung bis max. 25 km/h) kann durch seine Anschubkraft eine gute Hilfe sein. Allerdings muss dabei abgeklärt werden, ob der Patient, v.a. für das beschleunigte Anfahren, genügend Reaktionsfähigkeit hat. Zudem sollte auf allen Fahrrädern auf feste Schuhe mit gutem Halt geachtet werden.

> **❗ Cave**
>
> Schwierigkeiten mit der Balance können beim Fahrradfahren zu einem **Sturzrisiko** führen. Bei Unsicherheit sollte deshalb ein Dreirad oder das Training auf einem Hometrainer vorgezogen werden.

Beim Training auf einem **Hometrainer** haben sich bei beeinträchtigter Rumpfkraft vor allem die Sitz- oder Liegevelos (◻ Abb. 2.46) bewährt. Die Rückenlehne bietet einen sicheren Halt und lässt daher ein längeres, weniger anstrengendes Training zu.

> **Wichtig**
>
> Beim **Fahrradfahren** werden Beweglichkeit, Ausdauer und Koordination verbessert. Fahrräder mit einem tiefen Durchstieg und mehreren Gängen sind speziell zu empfehlen.

Nordic Walking

Nordic Walking kann vielerorts und ohne großen Aufwand ausgeübt werden. Der Einsatz der Stöcke erlaubt eine gewisse Entlastung der Beine, was vor allem für Betroffene mit **diskretem Kräfteverlust in den Beinen** hilfreich ist. Gleichzeitig kann eine diskrete Parese der Hüftflexoren, die die Schwungphase des Beins erschwert, durch den aktiven Stockeinsatz unterstützt werden. Der **Stockeinsatz** erfordert aber eine noch gute Koordinationsfähigkeit, was für Patienten mit Koordinationsschwierigkeiten v.a. in den Armen erschwerend sein kann.

> **Wichtig**
>
> Beim Nordic Walking müssen **Schrittlänge** und **Tempo** zwingend den individuellen Ressourcen der Betroffenen angepasst werden.

Häufig empfehlen sich Anpassungen der klassischen Kriterien des Nordic Walkings. Diese sollten zusammen mit einer geschulten therapeutischen Fachperson besprochen werden.

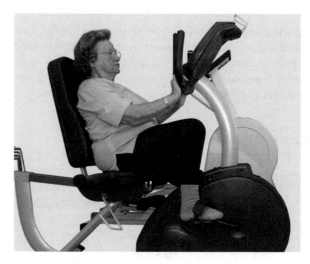

◻ **Abb. 2.46.** Auf dem Liegevelo bietet die Rückenlehne einen sicheren Halt

ⓘ **Tipp**

Beim **Nordic Walking** gilt: Auf feste, möglichst atmunsgaktive Schuhe, wärmeregulierende Kleidung und eine Kopfbedeckung bei Sonnenschein achten.

Schwimmen und Wassertherapie

Schwimmen ist eine ideale Sportart für **gelenkschonendes Bewegen** und ein ausgewogenes **Herz-Kreislauf-Training**. Zudem bereitet die Schwerelosigkeit im Wasser oft ein sinnliches Vergnügen.

ⓘ **Tipp**

Für MS-Betroffene liegt die **ideale Wassertemperatur** zwischen 28–32° (Kesselring 2005).

Sind aktive Schwimmbewegungen nicht mehr möglich, können MS-Betroffene von einer speziellen **Wassertherapie** profitieren. Die Verringerung des Körpergewichts im Wasser, der eventuelle Einsatz von Schwimmhilfen und der Widerstand des Wassers ermöglichen es, gezielte aktive und passive Bewegungsübungen durchzuführen (▶ Kap. 2.4).

Reiten

»Das Glück der Erde liegt auf dem Rücken der Pferde«, lautet eine bekannte Redewendung. Mit Reiten kann die **muskuläre Stabilisation im Lendenbereich** effektvoll unterstützt werden. MS-Betroffene, die schon vor Ausbruch der Krankheit geritten sind, die Sportart gut beherrschen und erst eine diskrete Symptomatik zeigen, können auch weiterhin von diesem Training profitieren. Betroffenen, die keine Reiterfahrung mitbringen, ist vom Reiten eher abzuraten.

❗ **Cave**

Reiterliches Können fordert auch von Gesunden sehr viel Körperkontrolle und kann den MS-Betroffenen leicht überfordern.

Nicht zu unterschätzen ist zudem das erhöhte **Unfallrisiko** beim Reiten. Um einen Sturz vom Pferd zu vermeiden, muss der Reiter auf unerwartete Reaktionen des Pferdes (Stolpern, plötzliches Scheuen u.a.m.) jederzeit adäquat reagieren können. Eine auch nur leicht verzögerte Reaktion kann schnell gravierende Folgen haben.

Wichtig

Der **Reitsport** darf nicht mit Hippotherapie-K, einer spezifischen Physiotherapie verwechselt werden. (▶ Kap. 2.1).

Die individuell richtige Sportart wählen

Mit den beschriebenen Sportarten für MS-Betroffene besteht selbstverständlich kein Anspruch auf Vollstän-digkeit. Bei der Auswahl der geeigneten Sportart müssen persönliche Vorlieben und Fähigkeiten unbedingt berücksichtigt werden. Welche Sportart auch immer gewählt wird, sie soll Spaß bereiten, denn dadurch fällt auch ein regelmäßiges Training leichter.

Wichtig

Nicht zu vergessen: Sport steigert das Selbstvertrauen und damit die **Lebensqualität** jedes Einzelnen.

2.3 Hippotherapie-K: Physiotherapie auf dem Pferderücken

■ **Stellenwert in der MS-Behandlung**

»Hippotherapie-K® (HTK) ist Physiotherapie mit Hilfe des Kleinpferdes, bei der die Übertragung der Bewegung vom Pferd im Schritt auf den Patienten genutzt wird« (Künzle 2000). Hippotherapie wird abgeleitet von Hippos (gr. Pferd) und -K steht für Ursula Künzle, die Begründerin dieser speziellen Therapieform (◘ Abb. 2.47).

Wichtig

Die mobile Sitzunterlage **Pferderücken** bietet ein gangtypisches Rumpftraining.

Während das Pferd (geführt von einer Hilfsperson) im Schritt geht, wird das Becken des Patienten in selektiven mehrdimensionalen Bewegungen mitgenommen. Der Brustkorb soll von der weiterlaufenden Bewegung nicht erfasst werden und stabilisiert bleiben. Dies entspricht **reaktiven gangtypischen Haltereaktionen** im Sinne ei-

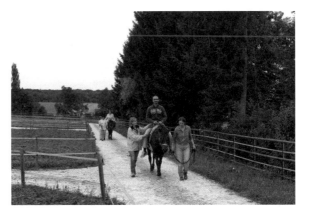

◘ **Abb. 2.47.** Durchführung der Hippotherapie-K an einem geschützten Ort in der freien Natur. Pferd, Führerin und Therapeutin bilden ein Team

nes posturalen Alignments (Silkwood-Sherer et al. 2007) (▶ Kap. 2.1.5).

Der Sitz auf dem Pferd bietet zusätzlich die Möglichkeit, die Stützfunktion der Beine aufzuheben und damit evt. nicht kontrollierte Druckbelastungen der Füße, welche ihrerseits eine gute posturale Kontrolle verhindern, zu vermeiden. Dieses **reaktive Rumpftraining unter Ausschaltung störender, nicht adäquater Druckveränderungen** macht den hohen Stellenwert der HTK in der MS-Behandlung deutlich. Ein systematisches Review aus Neuseeland (Bronson et al. 2010) konnte den Nachweis erbringen, dass Hippotherapie zu einer Verbesserung des Gleichgewichts bei MS-Patienten beitragen kann.

Hippotherapie wird in vielen Ländern durchgeführt. Allerdings werden darunter weltweit sehr unterschiedliche Aktivitäten und Therapien mit dem Pferd verstanden. Für die Anerkennung durch die Kostenträger in der Schweiz war ein klar definierter und abgegrenzter Anwendungsbereich wichtig. Dies führte zur Differenzierung des Begriffs Hippotherapie, d.h. zur Bezeichung »Hippotherapie-K«. Nach einer umfassenden Studie (Kuenzle 2000), welche die Wirksamkeit der HTK nachweisen konnte, wurde 1994 die HTK in der Schweiz als **kassenpflichtige Maßnahme** für MS-Patienten (und auch für Kinder mit zerebralen Bewegungsstörungen) offiziell anerkannt. (Die Ausbildung in Hippotherapie-K wird von der Schweizer Gruppe für Hippotherapie (SGH-K) organisiert und durchgeführt. Sie schließt mit einer schriftlichen Abschlussprüfung ab.)

■ **Spezifische Ziele**

Die HTK unterscheidet zwischen einem Globalziel und Lokalzielen. Das Globalziel der HTK ist die **Sitzbalance**, welche gezielt angesprochen wird.

Lokalziele
- Normalisierung des Muskeltonus bei pathologisch erhöhtem Muskeltonus im Sinne der Spastizität und/oder muskulärer Dysbalance bei lumbalen Überlastungssyndromen, bedingt durch Gleichgewichts- bzw. Gehschwierigkeiten;
- selektive Muskelkräftigung der autochthonen Muskulatur und/oder der Hüftgelenkmuskulatur,
- Verbesserung der passiven Beweglichkeit der LWS und/oder der Hüftgelenke.

■ **Indikationen/Kontraindikationen**

Die Indikationen der HTK wurden bewusst symptombezogen definiert. Das **Indikationsgebiet** der HTK umfasst
- zentrale Bewegungsstörungen bei Erwachsenen mit posttraumatischer, postentzündlicher oder degenerativer neurologischer Symptomatik,

- frühkindliche Hirnschäden bei Kindern mit posttraumatischer oder postentzündlicher Symptomatik, oder mit spinal angeborenen Läsionen,
- gelenkmechanische bzw. muskulär bedingte Bewegungsstörungen in Wirbelsäule und Hüftgelenken bei neurologisch unauffälligem Status.

> **Wichtig**
>
> Um die Therapie erfolgreich durchführen zu können, müssen **spezifische Anforderungen** an die Patienten gestellt werden. Therapeuten mit Zusatzausbildung in Hippotherapie-K klären vorab in einer spezifischen Untersuchung, ob der Patient diesen Anforderungen gerecht werden kann. Dabei spielt das vorgegebene Therapieziel eine maßgebende Rolle.

❶ **Cave**
Absolute Kontraindikationen der HTK (Küenzle 2000) sind:
- akuter neurologischer Prozess,
- Infekte und Allergien,
- akute Wirbelsäulen- und Hüftgelenkschmerzen bzw. -entzündungen,
- Spinalkatheter,
- unüberwindbare Angst.

■ **Voraussetzungen zur Durchführung der HTK bei MS**
- Ausreichende Bewegungstoleranz in LWS und Hüftgelenk für den Spreizsitz auf dem Pferd bzw. optimale Bewegungsübertragung,
- angepasste Muskelkraft in Hüftgelenk und Rumpf, um die geforderte Sitzbalance halten zu können,
- erhaltene Oberflächensensibilität an Gesäß und Oberschenkeln, um eine reaktive Gleichgewichtsschulung zu erzielen.

Wird mit den Patienten nur ein **einzelnes Lokalziel** angestrebt, so müssen dafür nicht immer alle Voraussetzungen erfüllt sein. So kann beispielsweise das Therapieziel »Normalisierung des Muskeltonus« auch mit verminderter oder fehlender Sensibilität angestrebt werden. Eine Verbesserung der Sitzbalance jedoch darf bei fehlender Sensibilität im Gesäß- und Oberschenkelbereich nicht als Therapieziel definiert werden.

■ **Praktische Durchführung**

Nicht jedes Pferd eignet sich für die Hippotherapie-K. Für die Übertragung des Pferdeimpulses spielt die Größe der Schrittbewegung und damit die Pferdegröße eine zentrale Rolle. **Kleinpferde** erfüllen optimale Bedingungen. Gleichzeitig bietet das Kleinpferd Therapeuten eine optimale Arbeitshöhe für Hilfegebungen.

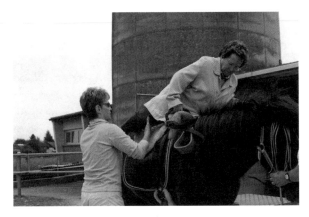

■ **Abb. 2.48.** Beim Absteigen übernimmt die Therapeutin das Gewicht des rechten Beins. Gleichzeitig kann dadurch das Standbein links trainiert werden

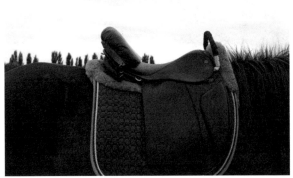

■ **Abb. 2.50.** Ein Aufsatz auf dem Sattel macht aus einem flachen einen tieferen Sattel. Dies erleichtert dem Patienten die aufrechte Sitzposition

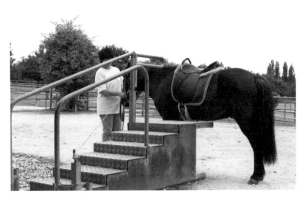

■ **Abb. 2.49.** Das Pferd wird an die Aufstiegsrampe geführt

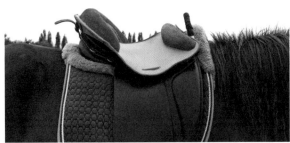

■ **Abb. 2.51.** Auch mit dem Übersattel kann ein tieferer Sitz erreicht und dem Patienten eine gute Führung angeboten werden

ⓘ **Tipp**

In der Praxis hat sich das Islandpferd, nicht zuletzt auch durch seine Charakterstärke und als guter Gewichtsträger sehr bewährt.

Während der Therapie wird das Pferd, welches für die Therapie speziell geschult werden muss (ruhiges Warten an der Rampe, Gewöhnung an unbekannte fremde Geräusche etc.), von einem geschulten Helfer geführt. Der **Pferdeführer** verfügt über Erfahrung im Umgang mit dem Pferd. Er hilft bei den für die Schulung des Therapiepferdes notwendigen Bodenarbeiten, reitet das Pferd zum Trainingsausgleich aus und bereitet es für den hippotherapeutischen Einsatz vor. Die **Therapeutin** hilft dem Patienten beim Auf- bzw. Absteigen (■ Abb. 2.48), und sie unterstützt und optimiert die Bewegungsübertragung bzw. die gewünschte Rumpfstabilisation, während das Pferd für die Therapie im Schritt geht.

■ **Hilfsmittel**

Es stehen **verschiedene Hilfen** zur Auswahl:

— Über eine geeignete **Aufstiegstreppe mit Handlauf** (■ Abb. 2.49) und mit Hilfe der Therapeutin können auch schwer gehbehinderte Patienten ohne großen Kraftaufwand auf- bzw. absteigen.

— Ein **Sattel** betont eindeutig die Bewegung des Pferdrückens und fordert dadurch mehr Sitzbalance des Patienten als das Sitzen ohne Sattel auf einem Fell. Zudem können mit der Satteltiefe, der Satteloberfläche sowie aufgesetzten zusätzlichen Stützhilfen (■ Abb. 2.50, ■ Abb. 2.51) je nach Therapieziel weitere Hilfen gegeben werden.

— Durch den Einsatz von **Bügeln**, welche im Gegensatz zum Reiten weiter vorne angebracht werden, kann das Gewicht der Beine abgenommen und Stellung und Lage der Beine optimiert werden (■ Abb. 2.52). Dadurch kann der Rücken maßge-

2

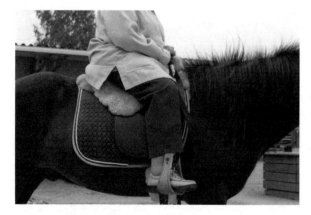

◘ **Abb. 2.52.** Durch den Einsatz von Bügeln, welche im Gegensatz zum Reiten weiter vorne angebracht werden, kann das Gewicht der Beine abgenommen und die Stellung der Beine optimiert werden

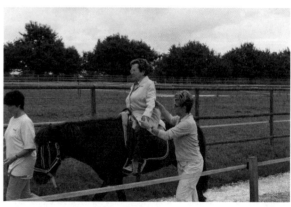

◘ **Abb. 2.54.** Die Therapeutin unterstützt den aktiven Armpendel als zusätzlichen Anreiz für die Rumpfstabilisation

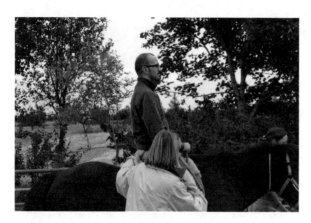

◘ **Abb. 2.53.** Mit manipulativer Hilfe am Bein unterstützt die Therapeutin die frontale Bewegungsübertragung

> **Wichtig**
>
> Die **Dauer der HTK-Behandlung** richtet sich nach dem Behandlungsziel und nach der Belastbarkeit des Patienten. Die effektive Zeit auf dem Pferd beträgt ca. 20–35 Minuten. Das Auf- und Absteigen ist Teil der Therapie, da Standbeinaktivitäten therapeutisch genutzt werden können.

Für die Patienten ist auch der Kontakt mit Mensch und Tier in der freien Natur ein beglückendes Erlebnis und die zusätzliche psychologische Wirkung der Hippotherapie ist deshalb unumstritten.

2.4 Wassertherapie

U.N. Gamper

■ **Stellenwert in der MS-Behandlung**

Die **Nutzung von Wasser zu Heilzwecken** wurde schon 2400 Jahre v.Chr. beschrieben. Hippokrates verwendete warmes und kaltes Wasser bei Gelenkschmerzen und Muskelverkrampfungen. Die Römer, aber auch andere Kulturen, pflegten die verschiedensten Rituale zur Linderung oder Behandlung von Krankheiten. Ob im Altertum oder Mittelalter Bäder auch zu Heilzwecken bei Patienten mit Multipler Sklerose angewendet wurden, können wir nicht mit Bestimmtheit sagen; zumindest gibt es keine Überlieferungen, welche eine solche Annahme beweisen würden. Einzig im **ersten Bäderbuch der Schweiz** »Vonn dem Bad Pfeffers in Oberschwytz gelegen Tugenden, Krefften und Würckung, Ursprung und Herkommen, Regiment und Ordinantz«, welches 1535 von Paracelsus,

bend entlastet werden. Allerdings darf der Fuß-Bügelkontakt keine pathologische Tonuserhöhung auslösen.

— Mit **manipulativen Hilfen** (◘ Abb. 2.53) kann die Therapeutin die gewünschte Bewegungsübertragung kontrollieren und optimieren. Dabei helfen ihr ein den Fähigkeiten des Patienten angepasstes Schritttempo sowie die Auswahl der Therapiestrecke. Ein leicht aufsteigender Therapieweg erleichtert die Aufnahme der Pferdebewegung.

— **Verbale Hilfen** unterstützen die Wahrnehmungsschulung, v.a. im Sinne der Brustkorbstabilisation.

— Zur Unterstützung des Gleichgewichts bzw. zur Stimulation der Stabilisationsaufgabe der BWS werden spezifische Armstellungen und/oder ein **aktiver Armpendel** genutzt (◘ Abb. 2.54).

Philippus Theophrastus, veröffentlicht wurde, findet man Hinweise, dass Badeanwendungen auch für Patienten mit neurologischen Behinderungsbildern indiziert waren.

Die Indikation von Wassertherapie bei Patienten mit Multipler Sklerose wird auch in neueren Publikationen immer wieder erwähnt, ohne dass genauere Angaben bezüglich der anzuwendenden Methoden bestehen (Winter 2010; Heesen 2010). Heesen fordert, dass die physiologischen Vorteile, die das Wasser in der Behandlung MS-Betroffener bietet, systematischer erfasst werden sollten. Die Wassertherapie wird in der Regel nie als Monotherapie, sondern immer im Rahmen von rehabilitativen Maßnahmen eingesetzt. Auch für die Wassertherapie gelten dieselben Behandlungsprinzipien wie bei der Therapie an Land:

- Tonusregulierung,
- Mobilisation,
- Kräftigung,
- Aktivitätsverbesserung,
- Verbesserung der kardiovaskulären Ausdauer,
- Gleichgewichtsschulung und
- Schmerzmodulation.

> **Wichtig**
>
> Die Wassertherapie wird in der Regel nie als Monotherapie, sondern immer im Rahmen von rehabilitativen Maßnahmen eingesetzt.

■ **Grundsätzliche Überlegungen zur Wassertherapie**

Das Wasser als Therapiemedium bietet gegenüber der Landtherapie einige Vorteile, welche hauptsächlich in den physikalischen Eigenschaften des Wassers gründen. Ein Therapeut, welcher im Wasser arbeitet, muss die maßgeblichen physikalischen Kräfte des Wassers kennen und fähig sein, deren Auswirkungen auf die Patienten zu erkennen und richtig zu interpretieren. Wasser ist ein beliebtes Medium, um Entspannung zu erreichen. Es haben sich eine Vielzahl von Methoden entwickelt, welche sich mit passiver Entspannung im Wasser beschäftigen. Der Rehabilitationsgedanke verlangt, dass die Patienten zu größtmöglicher Funktionsfähigkeit gebracht werden; sie sollen einen Funktionszugewinn durch die Therapie erreichen. Dies ist bei den rein auf Entspannung setzenden Methoden wie z.B. WATSU, Aqua Dance und Jahara nicht möglich. Es kann durchaus Sinn machen, solche Methoden im Sinne eines besseren Zugangs zum Training einzusetzen, dann jedoch nur kurz. Die Patienten erleben diese passiven Entspannungsmethoden als sehr angenehm, und es besteht die Gefahr, dass sie immer wieder danach verlangen. Der Effekt entspricht jedoch mehr dem Wellness-Gedanken als dem der Rehabilitation, und

es ist jedem im Wasser arbeitenden Therapeuten geraten, vorsichtig und kritisch damit umzugehen.

> **Wichtig**
>
> Das Wasser als Therapiemedium bietet gegenüber der Landtherapie einige Vorteile, welche hauptsächlich in den physikalischen Eigenschaften des Wassers gründen.

2.4.1 Einfluss der Wasserimmersion auf den Körper

Auftrieb

Ein in Wasser eingetauchter Körper verliert durch die Auftriebskraft scheinbar an Gewicht. Dieser Effekt erfolgt durch eine Kraft, welche der Schwerkraft entgegengerichtet ist, der Auftriebskraft. Diese entspricht dem Gewicht der verdrängten Flüssigkeit. Als Regel kann man annehmen:

- Bei einer Eintauchtiefe bis zum Bauchnabel ist das Körpergewicht eines Menschen um 50% reduziert,
- bis zur Mamilla sind es 60% und
- bis zum Hals 90% (Harrisson 1992).

Durch den Gewichtsverlust wird es Menschen mit Lähmungen möglich, Aktivitäten im Wasser selbständig auszuführen, welche unter Schwerkraftbedingungen nicht möglich sind. Dies betrifft vor allem das Gehen, Stehen, Abliegen, Aufstehen, aber auch Funktionen wie das Bewegen bestimmter Körperteile profitieren von der Auftriebskraft. Die Auftriebskraft kann eine Bewegung bremsen oder unterstützen.

Hydrostatischer Druck

Abhängig von der Wassertiefe nimmt der Druck im Wasser infolge des Eigengewichts zu. Ist ein Mensch vertikal 120 cm tief ins Wasser eingetaucht, so beträgt der hydrostatische Druck an den Füßen 88,9 mmHg (Becker 2004). Durch den Wasserdruck wird vermehrt Blutvolumen von der Peripherie in Richtung Brustraum verschoben. Bei einem bis zum Hals eingetauchten Menschen steigt das zentrale Blutvolumen um bis zu 60% an, das Herzvolumen nimmt um 27–30% zu. Diese Volumenzunahme im Herz-Kreislauf-System muss vom Herzen bewältigt werden; ein gesundes Herz reagiert mit einem gesteigerten Auswurfvolumen. Dieses nimmt um 35% zu (Becker 2004). Diese Zunahme erfolgt hauptsächlich, wenn die Immersion vom Bauchnabel bis zum Xyphoid ansteigt. Gleichzeitig sinkt jedoch die Herzfrequenz. Diese Reaktion ist temperaturabhängig und beträgt in 25° C warmem

2

Wasser minus 12–15 Schläge/min, in thermoneutralem Milieu beträgt die Reduktion weniger als 15% (Westen 1987).

> **Wichtig**
>
> Für ein **Training im Wasser** muss berücksichtigt werden, dass bei gleicher Sauerstoffaufnahme wie an Land, die Herzfrequenz um 10 Schläge/min reduziert ist.

Bei einem ruhenden erwachsenen Menschen beträgt das Herzminutenvolumen etwa 5 l/min. Bei einer **Immersion bis zum Nacken** steigt das Schlagvolumen auf etwa 100 ml an, was einem **Herzminutenvolumen** von 8,8 l/min entspricht. Das bedeutet für einen mehrheitlich sitzenden Menschen bereits ein **kardiovaskuläres Training** im unteren Wirkungsbereich.

Turbulenzen

Bewegungen im Wasser führen immer zu Wirbelbildungen. Im Bereich der Wirbel herrscht, bezogen auf deren Umgebung, ein negativer Druck. Dadurch fließt Wasser in Richtung des Wirbels, der Körper wird somit in den Wirbel gezogen. Möchte man dies vermeiden, muss eine Gegenkraft aufgewendet werden, die als **Widerstand** empfunden wird. Je schneller die Bewegungen geschehen, desto stärker werden die Wirbel respektive der Widerstand. Durch Veränderung der Anströmfläche kann der Widerstand ebenfalls verändert werden. Turbulenzen werden in der Wassertherapie nicht nur als Widerstände benutzt, sondern auch als **Fazilitatoren**. Wirbel, welche in der Wassertherapie benutzt werden, entstehen nicht nur durch von den Patienten initiierten Bewegungen, sondern werden auch von den Therapeuten selber erzeugt, um definierte Muskelgruppen präzise zu aktivieren oder Bewegungsimpulse zu verstärken.

> **Wichtig**
>
> Bewegungen im Wasser führen immer zu **Wirbelbildungen**. Sie werden als Widerstand empfunden. Turbulenzen werden in der Wassertherapie nicht nur als Widerstände benutzt, sondern auch als **Fazilitatoren**, um definierte Muskelgruppen präzise zu aktivieren oder Bewegungsimpulse zu verstärken

Der **Wasserwiderstand** entsteht durch die Summe weiterer physikalischer Eigenschaften:
- Viskosität,
- Kohäsions- und Adhäsionskräfte sowie
- Oberflächenspannung.

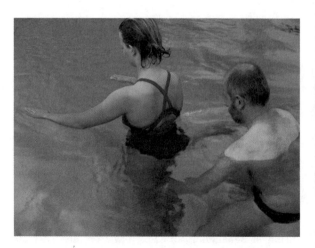

◘ Abb. 2.55. Während der Schwungphase rechts erzeugt der Therapeut mit seiner rechten Hand auf der rechten Seite der Patientin Turbulenzen. Damit zieht er die Patientin vom linken Standbein weg. Sie ist nun gezwungen, sich mehr auf das linke Bein zu verlagern und übt damit Standbeinfunktion links

Diese Eigenschaften können durch die Therapie nicht beeinflusst werden und werden daher auch nicht detailliert besprochen (◘ Abb. 2.55).

Wellen

Bei Bewegungen im Wasser wird Energie an dieses abgegeben, ein Teil davon in Form von Wellen. Diese **Wellenenergie** breitet sich im Sinne einer Transmission im Wasser aus; mit der Zeit verebbt sie. In einem eng umschriebenen Becken wird die Transmissionsenergie vom Beckenrand zurückgeworfen und trifft mit zeitlicher Verzögerung den verursachenden Körper in umgekehrter Richtung. In der Wassertherapie werden diese Wellen besonders bei **Stop and Go-Aktivitäten** eingesetzt: Die Patienten müssen ihre Beschleunigung zuerst bremsen, um eine Stellung zu halten; kurze Zeit später wird ihr Gleichgewicht in die Gegenrichtung gestört, worauf sie zu reagieren haben. Diese **reaktive Form der Störung der Gleichgewichtslage** ist therapeutisch sehr effizient.

Metazentrische Effekte

Jeder im Wasser eingetauchte Körper unterliegt zwei **Kräften**,
- dem Auftrieb und
- der Schwerkraft.

Solange beide Kräfte senkrecht aufeinander wirken, befindet sich der Körper im Gleichgewicht. Wird eine Gleichgewichtslage gestört, so entsteht ein **Kräftepaar mit einem Vektor**. Dieses Prinzip wird in der Wasser-

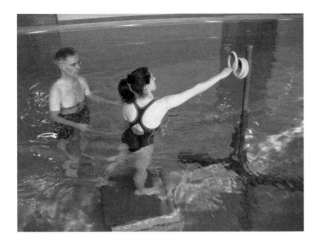

Abb. 2.56. Die Patientin hat die Aufgabe, Ringe auf einen Haken zu hängen. Gleichzeitig steht sie auf einer labilen Unterstützungsfläche. Der gehobene Arm wirkt als metazentrischer Effekt. Als reaktive Antwort auf den metazentrischen Effekt wird das linke Bein in Extension gebracht und die dorsale Muskelkette aktiviert

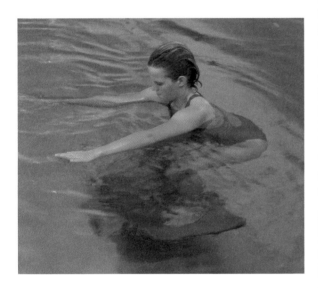

Abb. 2.57. Die Patientin steht auf zwei Schwimmbrettern. Diese wirken im Sinne eines metazentrischen Effekts. Um das Gleichgewicht zu halten, muss sie andauernd reagieren und sich an die neuen Gleichgewichtssituationen anpassen. Dazu nutzt sie erneut metazentrische Effekte, indem sie je nach Situation die Arme aus dem Wasser hebt

therapie benutzt, indem bewusst Körperteile aus dem Wasser gehoben oder ins Wasser eingetaucht werden. Dadurch werden die Auftriebsverhältnisse geändert, und es entstehen Drehmomente. Diese können zur Kräftigung, Mobilisation oder als reaktive Aktivierung definierter Muskelgruppen eingesetzt werden (◻ Abb. 2.56, ◻ Abb. 2.57).

> **Wichtig**
>
> Werden Körperteile aus dem Wasser gehoben oder ins Wasser eingetaucht, verändern sich die Auftriebsverhältnisse, und es entstehen Drehmomente, die therapeutisch eingesetzt werden zur
> - Kräftigung,
> - Mobilisation oder
> - reaktiven Aktivierung von Muskelgruppen.

2.4.2 Therapeutischer Nutzen hydromechanischer Eigenschaften

Die hydromechanischen Eigenschaften werden therapeutisch im Sinne von Fazilitatoren oder Erschwernissen genutzt. Ob man im Sinne einer Erleichterung oder mit Erschwernissen arbeitet, hängt von den Fähigkeiten und den Auftriebsverhältnissen Patient – Wasser ab. So kann dieselbe Aktivität beim einen Patienten fazilitierend wirken, während sie beim andern als Erschwernis einzustufen ist. Ein wichtiger Faktor in der Therapie im Wasser ist die Geschwindigkeit, mit der eine Aktivität durchgeführt wird. Durch die Verdoppelung der Geschwindigkeit erhöht sich der Widerstand um das 4-Fache. Dies kommt auch dann in besonderer Weise zum Tragen, wenn die Aktivitäten mit Stop and Go-Aufträgen gekoppelt werden. Durch abruptes Innehalten einer Bewegung muss gegen die Trägheit des Wassers aktiviert werden. Dabei entstehen Wellen, welche vom Beckenrand zurückgeworfen werden und den Patienten etwas verzögert von der Gegenseite treffen. Gegen diese Kräfte muss der Patient nochmals reaktiv arbeiten.

> **Wichtig**
>
> Ein wichtiger Faktor in der Therapie im Wasser ist die Geschwindigkeit, mit der eine Aktivität durchgeführt wird. Durch die Verdoppelung der Geschwindigkeit erhöht sich der Widerstand um das 4-Fache.

■ Auftriebskraft

Besonders bei Patienten mit Lähmungen ist die Wirkung des Auftriebs ein großer Vorteil. Durch die Wahl der optimalen Wassertiefe können Aktivitäten ohne Fremdhilfe durchgeführt werden, wie es an Land nicht möglich ist. Besonders Geh- und Stehübungen sind bei MS Patienten sehr beliebt. Aber auch Aktivitäten zur Kräftigung der Bein-, Rumpf- und Schultergürtel-/Armmuskulatur können oft wieder durchgeführt werden. Für die Patienten ist es ein motivierendes Ereignis, wenn sie sehen, dass anscheinend verloren gegangene Aktivitäten und Funktionen plötzlich wieder möglich sind.

Patienten mit einer **reduzierte posturalen Kontrolle** benötigen im Wasser durch den Auftriebseffekt weniger Energie für die aufrechte Haltung. Demgegenüber wird durch die reine Immersion schon ein leichtes kardiovaskuläres Training erreicht. Durch Bewegungsübungen im Wasser steigt der Energiebedarf weiter an. Es darf angenommen werden, dass im Wasser prozentual mehr Energie für funktionelle Bewegungen zur Verfügung steht. Dadurch kann die Ermüdungsfähigkeit der peripheren Muskulatur besser trainiert werden.

> **Wichtig**
>
> Patienten, welche eine **reduzierte posturale Kontrolle** aufweisen, benötigen im Wasser durch den Auftriebseffekt weniger Energie für die aufrechte Haltung.

■ **Wasserwiderstand**

Der Wasserwiderstand wirkt gegen sämtliche Bewegungen, unabhängig in welche Richtung, sofern das Bewegungstempo Wirbel erzeugt. Widerstand hilft bei der motorischen Kontrolle von Ataxiepatienten (Armutlu et al. 2001), aber auch zur Kräftigung. Die **Kräftigung** sollte mit hohem prozentualen Anteil der Maximalkraft (80–90%) erfolgen, mit einem Repetitionsmaximum von 8–12 Repetitionen. Für die Kräftigung werden auch metazentrische Effekte verwendet. Um optimal zu arbeiten, ist es unerlässlich, dass der Patient eine **individuelle Behandlung** erhält und der Therapeut sich ebenfalls im Wasser befindet.

> **Wichtig**
>
> **Wasserwiderstand** wirkt gegen sämtliche Bewegungen, sofern das Bewegungstempo Wirbel erzeugt. Widerstand hilft bei der **motorischen Kontrolle** von Ataxiepatienten, aber auch zur **Kräftigung**.

Wassertemperaturen

Ein Teil der Patienten mit Multipler Sklerose leidet unter erhöhter, reversibler Thermosensitivität.

> ┌─ Definition ────────────────
> Unter **erhöhter Thermosensitivität** versteht man, dass sich die neurologischen Symptome bei Wärmeexposition oder Aufwärmen des Körpers verstärken, z.B. bei intensiver sportlicher Tätigkeit.

Dieses Phänomen wurde zum ersten Mal 1889 von dem deutschen Augenarzt Wilhelm Uhthoff beschrieben und wird heute als **Uhthoff-Phänomen** bezeichnet (Uhthoff 1889). Besonders Patienten mit motorischer Fatigue sind

davon betroffen. Bei **Therapien in thermoneutralem Wasser** (33–34°C) kann man bei diesen Patienten sehr oft eine deutliche Leistungsminderung oder über Stunden anhaltende Ermüdungszeichen feststellen (Austin 2004). Demgegenüber haben Untersuchungen gezeigt, dass bei Patienten mit einer ausgeprägten Thermosensitivität die zentrale Leitungsfähigkeit nach einer **15-minütigen Abkühlung** in 15°C kühlem Wasser signifikant erhöht und die Gehfähigkeit verbessert wurde (Humm et al. 2004). Patienten mit Multipler Sklerose und ausgeprägter Thermosensitivität sollten daher eher in kühlem Wasser behandelt werden. Durch Wassertemperaturen von 28°C wird dem Körper Wärme entzogen, was zu einer langsamen, beim Patienten erwünschten Auskühlung führt. Eine differenzierte Einzeltherapie verlangt, dass sich der Therapeut ebenfalls im Wasser befindet. Damit dieser nicht zu schnell auskühlt, sollte er einen Neopren-Anzug tragen. Dadurch kann er problemlos längere Zeit im Wasser tätig sein.

> **Wichtig**
>
> Patienten mit Multipler Sklerose und ausgeprägter Thermosensitivität sollten eher in **kühlem Wasser** behandelt werden. Bei Wassertemperaturen von 28°C wird dem Körper Wärme entzogen, was zu einer langsamen Auskühlung führt.

2.4.3 Therapie

Schulungen des Gleichgewichts

MS-Patienten leiden infolge der sensorischen und motorischen Defizite schon sehr früh an **Gleichgewichtsproblemen**. Cattaneo et al. (2007) konnten mit einer randomisierten kontrollierten Studie an 44 MS-Patienten zeigen, dass ein Gleichgewichtstraining mit sensorischen und motorischen Kompensationsstrategien einen großen Nutzen bringt.

Ähnliche Studien im Wasser sind nicht verfügbar. Es gibt jedoch einige Überlegungen, die besonders für die Therapie im Wasser sprechen. Die wichtigste ist die **Unmöglichkeit, zu stürzen**. Wegen dieses Vorteils sollten im Wasser sinnigerweise **Gleichgewichtsaktivitäten** geübt werden, wie es an Land unmöglich ist. Da sich die Patienten nicht gefährden können, benötigen sie keine Stützhilfen, und sie können den Bewegungsradius problemlos bis zum Verlust des Gleichgewichts ausloten. Hindernisparcours, verbunden mit Doppelaufgaben, fördern die Patienten in der Verbesserung der Gleichgewichtsfunktion. Kompensationsstrategien sind auszuschalten, indem die Patienten aufgefordert werden, während den Übungsfolgen die Augen zu schließen. Die Bewegungen im Wasser sind verlangsamt, die Patienten bekommen mehr Zeit, um zu reagieren. Hüft- und Fußstrategien in der frontalen wie auch sagittalen Ebene können für das Gleichgewicht neu entwickelt werden. Im Wasser ist es auf ungefährliche Weise möglich, die Gleichgewichtsgrenzen auszuloten und neue Bewegungserfahrungen zu sammeln.

Unter der Lupe

Studie: Ai Chi-Übungen im Wasser

Teixeira et al. (2007) haben anlässlich einer Lizenziatarbeit an 15 Patienten den Einfluss von 16 Ai Chi-Übungen im Wasser auf das **Gleichgewicht** bei älteren Personen untersucht. Die Personen nahmen während 6 Wochen an insgesamt 16 Sitzungen teil. Die Teilnehmer des Ai Chi-Programms verbesserten sich signifikant im Performance Oriented Mobility Assessment.

Wichtig

Im Wasser ist es auf ungefährliche Weise möglich, die Gleichgewichtsgrenzen auszuloten und neue Bewegungserfahrungen zu sammeln.

Kräftigung

Eine **reduzierte Muskelkraft** zählt zu den klinisch häufig beobachtbaren Symptomen der Multiplen Sklerose. Verringerte Feuerraten motorischer Einheiten, eine Verlängerung der Übertragungszeit zentraler motorischer Impulse und Veränderungen in den zentral hemmenden und stimulierenden Bahnen stehen pathophysiologisch zur Diskussion. Dass **körperliches Training** bei MS-Patienten indiziert ist, belegte erstmals die Studie von Gehlsen (1984). Seit dieser Zeit erfolgte ein Paradigmenwechsel in der Behandlung von Patienten mit Multipler Sklerose, bezogen auf körperliches Training. Eine Metaanalyse von Rietberg (2005) kommt zu dem Schluss, dass Kraft- und kombiniertes Kraft-Ausdauer-Training bei MS-Patienten die Funktionsfähigkeit, Aktivität und Lebensqualität zu verbessern vermag. Wissenschaftlich ist nicht belegt, ob ein spezifisches Krafttraining bei MS-Patienten zu einer verbesserten Übertragungsleitung führt, oder ob die Funktionsverbesserung eher auf einen additiven Effekt, Training der synergistischen Muskulatur und die gesteigerte Rekrutierung motorischer Einheiten zurückzuführen ist.

 Tipp

Für die **Kräftigung** empfiehlt Dalgas (2008):
- Mit einer **Intensität** um 15 Repetitionsmaxima zu beginnen und langsam über Monate auf 8 Repetitionsmaxima steigern.

- Das Training mit 1 bis maximal 3 **Serien** beginnen und auf 3–4 Serien steigern.
- **Serienpausen** von 2–4 Minuten einplanen.

Ein Krafttraining im Wasser ist limitiert durch Geschwindigkeit und Anströmfläche des Wassers am bewegten Körper. Diese Limitierung kann mithilfe von Flossen, Handpaddels, Hydroboots oder anderen Materialien auf das notwendige Maß vergrößert werden.

Eine Wassertherapiemethode, welche besonders auf Kräftigung ausgelegt ist, ist die **Bad Ragazer Ringmethode** (Gamper et al. 2009). Sie baut auf Prinzipien der Propriozeptiven Neuromuskulären Fazilitation auf und kann nur im Einzelsetting angewendet werden. Somit ist sie auch für Patienten mit erheblichen Funktionsstörungen geeignet (◘ Abb. 2.58).

Ausdauertraining

Seit der Beschreibung von Uhthoff, dass bei Patienten mit Multipler Sklerose, welche einer Erhöhung der Körpertemperatur ausgesetzt wurden, eine **Verschlechterung der Sehfunktion** auftritt, wurde den Patienten geraten, physische Aktivitäten möglichst zu vermeiden. Besonders durch die Spastik, aber auch durch die Lähmung bedingt, benötigen die Patienten mit zunehmendem Behinderungsgrad vermehrt Energie für die Fortbewegung. Allgemein wird angenommen, dass dies mit zu der vergrößerten motorischen Ermüdbarkeit beiträgt. Damit die Patienten vermehrt Energie für den Alltag zur Verfügung haben, wurde ihnen geraten, die Aktivität möglichst gering zu halten. Training im Allgemeinen verstärkt vorübergehend die Symptome bei ca. 40% der MS-Patienten. Nach 30 Minuten normalisiert sich der Zustand bei 86% der Betroffenen (Smith et al. 2006).

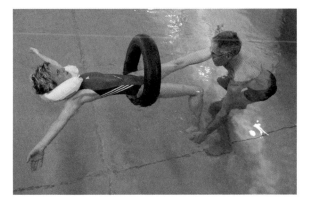

◘ **Abb. 2.58.** Bad Ragazer Ringmethode zur Kräftigung der Bein- und Rumpfmuskulatur. Reziprokes Beinmuster: rechtes Bein isometrisch Flexion/Abduktion/Innenrotation mit Knieextension, linkes Bein isotonisch Extension/Abduktion/Innenrotation mit Knieflexion

2

■ **Indikationen**

– Ein Ausdauertraining im Wasser wird bei Patienten mit einer Expanded Disability Status Scale (**EDSS**) <7 durchgeführt.

– Patienten mit einem **größeren Behinderungsgrad** können sich nicht mehr genügend bewegen, so dass das Training die Ausdauer nicht mehr zu verbessern vermag.

– Nach unserer Erfahrung profitieren Patienten mit einer **EDSS zwischen 3 und 5** besonders gut von einem aeroben Training im Wasser. Einen besonderen Nutzen haben diejenigen Patienten, die auch **muskuloskeletale Beschwerden** haben.

■ **Durchführung**

Ein **Ausdauertraining** kann durchgeführt werden:

– herzfrequenzgesteuert oder

– mittels Borg-Skala (Borg 1974).

Bei einem herzfrequenzgesteuerten Training ist die Trainingsherzfrequenz um 10 Schläge/min gegenüber einem vergleichbaren Landtraining reduziert. MS-Patienten leiden nicht selten unter **autonomen Dysfunktionen**, welche bei der Trainingsgestaltung zu berücksichtigen sind (Sari et al. 2004).

> **Wichtig**
>
> Ein Ausdauertraining im Wasser dürfte vor allem bei der Subgruppe von MS-Patienten mit einer **verminderten Schweißsekretion** von Vorteil sein, da kühles Wasser dem Körper Wärme entzieht.

Verbesserungen der Mobilität

Die überwiegende Anzahl der MS-Patienten hat das Ziel, die **Gehfähigkeit zu verbessern** bzw. in späteren Krankheitsphasen wieder zu erlangen. Für an Land gehunfähige Patienten ist es oftmals möglich, im brusttiefen Wasser wieder zu gehen. Patienten, welche an Land auf Gehhilfen angewiesen sind, benötigen diese im Wasser nicht mehr. Durch die Möglichkeit, wieder frei zu gehen, werden nicht nur die reinen Lokomotionsmuster aktiviert, sondern es können auch gleichzeitig die für die Gangsicherheit wichtigen Gleichgewichtsaktivitäten geübt werden. Da beim Gehtraining im Wasser kein Sturzrisiko besteht, können auch äußerst schwierige Übungssequenzen, z.B. ein Hindernisparcours, geübt werden (■ Abb. 2.59, ■ Abb. 2.60). **Reines Gehtraining** kann man sehr gut in einem Grup-

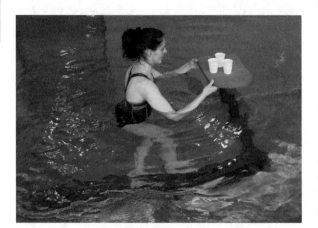

■ **Abb. 2.59.** Wasserspezifische Therapie mit Hindernisparcours. Die Patientin hat auf einem Balken zu balancieren und im Sinne einer Mehrfachaufgabe Gegenstände zu transportieren

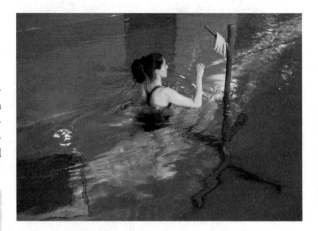

■ **Abb. 2.60.** Wasserspezifische Therapie mit Hindernisparcours. Die Patientin ist über das Gleit- und Schaukelbrett gegangen und muss unter Aufrechterhaltung des Gleichgewichts und Beibehaltung des Gangtempos einen Ring von einem Haken nehmen

pensetting durchführen. Dabei sollten sich die Patienten nicht nur im gewohnten Gangtempo bewegen, sondern dieses variieren, wenn möglich von Jogging bis Slow Motion.

Wichtig

> Für an Land gehunfähige Patienten ist es oftmals möglich, im brusttiefen Wasser wieder zu gehen. Da beim Gehtraining im Wasser kein Sturzrisiko besteht, können auch schwierige Übungssequenzen probiert werden, z.B. ein Hindernisparcours.

Behandlung der Spastik

Spastik ist gemäß einer Erhebung in den USA bei 84% der MS-Betroffenen vorhanden. Diese liegt in der Regel in unterschiedlichem Schweregrad vor und behindert die Patienten schon bei geringem Befall. Bei MS-Patienten kommen spastische Paresen überwiegend an den **unteren Extremitäten** vor und beeinträchtigen die Mobilität der Patienten. Die Spastik ist nicht selten der Grund für **Schmerzen** und bedarf dann immer einer adäquaten Behandlung, da Schmerzen die Spastik erhöhen und dieser Regelkreis durchbrochen werden muss.

Es gibt verschiedene physiotherapeutische Behandlungsansätze, um die Spastik anzugehen. Die **im Wasser verwendeten Ansätze** basieren auf den Überlegungen

- der Überaktivität des α-Motoneuronen-Pools einerseits und
- der Reduktion der Spastik durch die Rückbildung der Paresen anderseits.

Dieses Prinzip beruht auf der besonderen Verschaltung der Motoneurone im Rückenmark, und dass aktivierte Motoneurone eine Hemmung in der antagonistischen Muskulatur bewirken. Die Reduktion der Überaktivität des α-Motoneuronen-Pools muss im Wasser nicht so dogmatisch angegangen werden wie bei verschiedenen therapeutischen Konzepten, denn diese Hemmung wird durch die Immersion eingeleitet.

Unter der Lupe

Studie: Effekt der Wasserimmersion auf die Reflexsensitivität

Pöyhönen (2002) untersuchte den Effekt der Wasserimmersion auf die Reflexsensitivität. Im Vergleich zum Land fand er eine **reduzierte EMG-Antwort** beim Achillessehenreflex und Hoffman-Reflex. Es wird diskutiert, dass es sich um eine Reduktion der Aktivität der Muskelspindel handeln muss.

Motorisches Lernen kann auch im Wasser erfolgen und ist nicht nur auf das Land beschränkt. Im Wasser muss ein Patient seine Gleichgewichtslage neu finden; bestehende und erlernte Bewegunsmuster sind teilweise nicht zu verwenden. Patienten, welche im Wasser behandelt werden, erweitern ihre Bewegungserfahrung und damit die motorische Kontrolle, was zu besserer Funktionsfähigkeit führt. Besonders die **wasserspezifische Therapie**, eine Erweiterung des Halliwick-Konzepts, zeigt sich als besonders geeignete Methode zum Wiedererlernen verlorener motorischer Funktionen und Aktivitäten (Lambeck et al. 2009). Wassertherapie verlangt **Core-Stabilität** und damit **Rumpfkontrolle**, eine wesentliche Voraussetzung für die Erholung spastisch paretischer Extremitäten. Durch den Auftrieb bedingt, kann die Funktionsfähigkeit der sensomotorischen Erholung relativ unterschwellig sein und trotzdem das notwendige Aktivitätsniveau erreichen. Durch den geringen Kraftaufwand wird das spastische Bewegungsmuster nicht oder wenig aktiviert und die Funktion der paretischen Muskulatur gesteigert (◘ Abb. 2.61–Abb. 2.63).

Definition

> **Core-Stabilität** ist die reziproke Ko-Aktivierung der tiefen posturalen Muskeln im unteren Rumpf, um die Kontrolle gegen die Schwerkraft und für bevorstehende Extremitätenbewegungen aufzubauen.

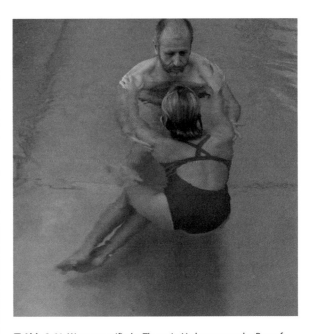

◘ **Abb. 2.61.** Wasserspezifische Therapie: Verbesserung der Rumpf- und Beinfunktion durch Bewegungsübungen in der sagittalen Rotationskontrolle. Die Patientin hat den Auftrag, beide Füße von links nach rechts zu bewegen und den Körper möglichst aufrechtzuhalten

2

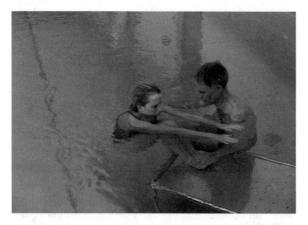

■ **Abb. 2.62.** Wasserspezifische Therapie: Verbesserung der Beinkraft in Flexion. Durch die Unterstützung des Therapeuten an der Fußoberseite aktiviert die Patientin die Dorsalextensoren als Halt. Der Kopf bringt einen metazentrischen Effekt: Je weiter er aus dem Wasser herausgehoben wird, desto größer wird die Aktivität in den Beinen

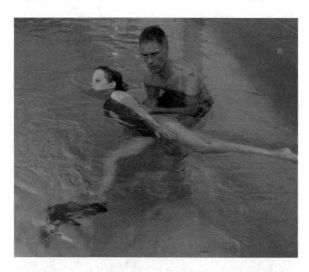

■ **Abb. 2.63.** Wasserspezifische Therapie: Die Patientin trägt nur auf der besseren Seite eine Schwimmflosse. Sie hat den Auftrag, auf dieser Seite mit Crawl-Beinschlag zu schwimmen. Durch den verstärkten Krafteinsatz im linken Bein wird das rechte auch vermehrt aktiviert und macht jeweils die Gegenbewegung

> **Wichtig**
>
> Patienten, welche im Wasser behandelt werden, erweitern ihre Bewegungserfahrung und damit die motorische Kontrolle, was zu **besserer Funktionsfähigkeit** führt.

Beeinflussung der Ataxie

Rumpf-, Stand- und Extremitätenataxie sind Koordinationsstörungen, welche durch ein Überschießen der Bewegung gekennzeichnet sind und die agonistische und antagonistische Kontrolle der Zielmotorik beeinflussen. Ataxieformen brauchen in der Regel unzählige Wiederholungen, um die motorische Erholung zu erlernen. Therapeutisch werden **zwei Strategien** zur Kontrolle der Ataxie genutzt:

- Die Patienten werden angehalten, die Handlungen **langsam** und **kontrolliert** auszuführen. Anfänglich tun sie das unter enormer Steigerung des Gesamtkörper-Muskeltonus. Die Patienten sollen lernen, diese Überaktivität zu reduzieren und unter Normotonus entsprechende Bewegungskontrollen zu nutzen.
- **Leichte Widerstände** werden genutzt, um die Bewegungen besser zu kontrollieren. Da Wasser jeder Bewegung einen Widerstand entgegensetzt und die Bewegungen generell langsamer erfolgen, werden Bewegungsübungen und Bewegungskontrolle für Ataxiepatienten erleichtert.

2.5   Urogenitale Therapie

R. Althof

Im Laufe der Krankheit erfahren 80% der MS-Betroffenen Veränderungen in ihrem Blasen- und Darmverhalten, mit einschneidenden Folgen für die Lebensqualität (Burguera-Hernández 2000). Studien beschreiben, dass 79–89% der MS-Betroffenen **Lower Urinary Tract Symptoms (LUTS)** haben (McClurg et al. 2006). Andere beschreiben, dass 50% der MS-Betroffenen innerhalb von 3–5 Jahren nach der Erstdiagnose **Blasenprobleme** haben (Giannantoni et al. 1999).

2.5.1   Inkontinenz

Viele Patienten haben im Laufe der MS-Erkrankung mit **Inkontinenzproblemen** zu kämpfen. Die Aktivitäten des täglichen Lebens sind eingeschränkt und die Durchführung der Therapien kann durch die Inkontinenz beeinträchtigt sein. Schamgefühle und kleine »Malheurs« sind für alle Betroffenen unangenehm. Aus Angst vor ungewolltem Harn- bzw. Stuhlverlust wird oft weniger Flüssigkeit getrunken und die Harnblase bzw. der Mastdarm vorsorglich entleert. Dies führt zu einer niedrigen Trinkmenge bei einer hohen Miktions- bzw. Defäkationsfrequenz. **Ziel der urogenitalen Therapie** ist die verbesserte Kontrolle über die Harnblasen- und Darmfunktionen, bei normaler Trinkmenge und Entleerungsfrequenz, und dadurch eine höhere Lebensqualität anzustreben (Khan et al. 2010).

Definition

- **Harninkontinenz** ist unfreiwilliger Harnabgang oder imperativer Harndrang, der eine hygienische, soziale oder psychische Einschränkung der Lebensqualität für die Betroffenen zur Folge hat.
- **Stuhlinkontinenz** ist unfreiwilliger Stuhlabgang oder chronische Verstopfung, welche den normalen Alltagsablauf und die Lebensqualität der Patienten beeinträchtigt.

Harnblasen- und Mastdarmkontrolle beinhaltet, dass man zu jederzeit und in jeder Situation seine Entleerungs- und Verschlusssysteme steuern kann und es bei gewünschter Entleerung (Miktion oder Defäkation) zu einer vollständigen Entleerung kommt.

- **Symptome**

Je nach Läsionslokalisation können ein oder mehrere Symptome auftreten. Mögliche Blasenbeschwerden bei MS sind in ◘ Tab. 2.1 zusammengefasst.
Mögliche Mastdarmbeschwerden sind:
- Obstipation,
- verminderte Sensibilität der Enddarmfüllung,
- verminderte Speicherkapazität des Enddarms,
- ungenügende Kraftausdauer der Analsphinkteren,
- Durchfall,
- Flatulenz (Khan et al. 2009; Donzé et al. 2009).

In ◘ Tab. 2.2 sind die Auswirkungen der Blasen- und Mastdarmstörungen auf andere Aktivitäten und Funktionen erfasst.

- **Beschreibung von Funktionen und Funktionsstörungen nach ICF**

In der Internationalen Klassifikation der Funktionsfähigkeit, Behinderung und Gesundheit (2009) sind unter Körperfunktionen folgende Zielsetzungen festgehalten:

b620 Miktionsfunktionen. Funktionen, die die Beförderung des Urins aus der Harnblase nach außen betreffen, inkl. Funktionen des Harnlassens, der Häufigkeit der Blasenentleerung, der Harnkontinenz. **Funktionsstörungen:** Stressinkontinenz, Dranginkontinenz, Reflexinkontinenz, Überlaufinkontinenz, ständige Inkontinenz, Harntröpfeln, Blasenautonomie (»Rückenmarksblase«), Polyurie, Harnverhalt, Harndrang.

b525 Defäkationsfunktionen. Funktionen, die die Ausscheidung von Schlacken und unverdauten Speisen als Stuhl betreffen sowie entsprechende Funktionen, inkl. Funktionen, die Stuhlentleerung, Stuhlkonsistenz, Stuhlfrequenz, Stuhlkontinenz, Flatulenz betreffen. **Funktions-**

◘ **Tab. 2.1.** Mögliche Blasenbeschwerden bei MS

Beschwerden	%-Anteil
Harndrang (Urgency)	85
Häufige Miktionen (Frequency)	82
Harninkontinenz	63
Nächtliche Inkontinenz (Nocturia)	14
Zögernder Miktionsstart (Hesitancy)	49
Zögernder Harnstrahl	43
Unvollständige Blasenentleerung (Postvoidalresidu)	34

(Fowler et al. 2009)

◘ **Tab. 2.2.** Folgen der Blasen- Und Mastdarmstörungen für andere Aktivitäten

Symptome	%-Anteil
Ermüdung (Fatigue)	84
Eingeschränkte Gehfunktion	75
Erhöhte Spastizität	69
Depressionen	55
Schmerzen	50
Gedächtnisrückgang	50
Sexueller Rückzug	28

(Panicker et al. 2010)

störungen: Verstopfung, Durchfall, wässeriger Stuhl und Analsphinkterinsuffizienz.

2.5.2 Physiologie der Miktion und Defäkation

Die normale Kontinenz ist eine koordinierte Funktion zwischen Harnblase und Mastdarm sowie zwischen den beiden Sphinkteren. Kontinenz benötigt ein vollständiges Zusammenspiel des zentralen und peripheren Nervensystems. Während der Füllungsphase von Harnblase und Enddarm sind mehrere Anteile des Großhirns aktiv. Sie haben hemmenden Einfluss (Inhibition) auf die darunter gelegenen Nervenbahnen und sorgen dafür, dass die beiden Sphinkteren geschlossen bleiben. Bei Miktion und Defäkation ist das Großhirn, inklusive Rückenmark, stimulierend tätig (»excitation«).

2

Über das pontine Miktionszentrum werden diverse Nerven und das sakrale Miktionszentrum gesteuert (◻ Abb. 2.64):

- Das **sympathische Nervensystem**, innerviert über den N. hypogastricus (Ursprung Th10–L2) die Harnblase und den Mastdarm.
- Das **parasympathische Nervensystem** wird über den N. pelvicus (Ursprung S2–S4), der beide Organe ansteuert, innerviert.
- Das **willkürliche Nervensystem** wird über den N. pudendus (Ursprung S2–S4) zu den beiden Sphinkteren und der Beckenbodenmuskulatur geleitet.

> **Wichtig**
>
> Die normale Kontinenz ist eine **koordinierte Funktion** zwischen
> - Harnblase und Mastdarm sowie
> - beiden Sphinkteren.
>
> Diese Funktion benötigt ein exaktes Zusammenspiel des zentralen und peripheren Nervensystems.

- **Füllung der Blase/Miktion**
- Während der **Füllungsphase** der Blase soll der Blasenwandmuskel (M. detrusor) ohne Druckerhöhung das Volumen speichern. Das Großhirn reguliert die Muskelspannung von M. detrusor (Inhibition) und M. sphincter urethra (»excitation«). Die **parasympathische Aktivität** des Nervensystems ist erhöht.
- Diese Synergie zwischen Blasenwandmuskel, beiden Sphinkteren und Beckenbodenmuskulatur kehrt sich bei der **Miktion** um. Die beiden Sphinkteren werden gehemmt, und der Blasenwandmuskel wird stimuliert, so dass der Harn ohne Widerstand herausbefördert werden kann. Die **sympathische Aktivität** des Nervensystems ist erhöht.

> **Wichtig**
>
> Bei ungenügender Zusammenarbeit zwischen M. detrusor und Sphinkteren kann es zu einer **Detrusor-Sphinkter-Dyssynergie** kommen.
> - Bei inadäquater Muskelspannung des M. detrusor spricht man von einer **Detrusor-Hyper-** oder **Hyporeflexie.**
>
> Diese Diagnose wird nach einer urodynamischen Abklärung, die vom Urologen durchgeführt wird, gestellt.

- **Füllung des Mastdarms/Defäkation**

Bei der Füllung des Mastdarms und der Defäkation ist die Wirkung zwischen den beiden vegetativen Nerven-

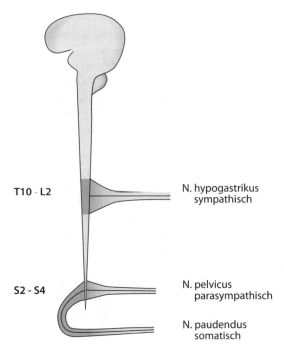

T10 - L2	N. hypogastrikus sympathisch
S2 - S4	N. pelvicus parasympathisch
	N. paudendus somatisch

◻ **Abb. 2.64.** Innervation der Blase

systemen gleich. Zusätzliche Faktoren, die das Speichern bzw. Herausbefördern des Stuhls beeinflussen, sind der intraabdominale Bauchdruck und die autonome Transitzeit des Darms.

> **Wichtig**
>
> Bei MS-Betroffenen sind **Harninkontinenzsymptome** häufiger als Stuhlinkontinenzsymptome (Donzé et al. 2009).

2.5.3 Befund und Behandlung

Befund

- **Miktionstagebuch**

Zur Diagnose ist ein Miktionstagebuch nötig, das mindestens 3 Tage geführt werden soll (Brown et al. 2003). Daraus können folgende Parameter **abgelesen** werden

- Trinkmenge/24 Stunden,
- maximale Blasenspeicherkapazität und
- Miktionsfrequenz.

Beispiel. ◻ Tabelle 2.3 zeigt ein Beispiel, wie ein Miktionstagebuch aussehen kann. In diesem Fall betragen

- die totale Trinkmenge 1,3 Liter,
- die maximale Blasenspeicherkapazität 250 ml und
- die Miktionsfrequenz 14.

◩ Tab. 2.3. Beispiel für das Führen ein Miktionstagebuchs

Uhrzeit	Trinkmenge	Abgemessene Urinmenge	Plötzlicher Harndrang	Hose war trocken/ nass	Schmerz
06:30		250 ml	Ja	Nass	-
07:00	100 ml				
07:15		100 ml	Ja		
08:00		50 ml	Ja		
09:00	100 ml				
09:10		50 ml	Ja		Spastizität
10:00	50 ml				
11:00		50 ml	Ja	Trocken	
12:00	150 ml				
12:30		150 ml	Ja	Nass	
13:30		50 ml	Ja		
15:00	150 ml				
16:00		100 ml	Ja	Nass	Spastizität
18:00		50 ml	Ja	Trocken	
18:30	300 ml				
19:30		100 ml	Ja	Trocken	
20:00	250 ml				
21:00	200 ml				
21:30		150 ml	Nein	Trocken	
23:30		50 ml	Ja	Trocken	
02:30		150 ml	Ja	Nass	Spastizität
04:15		50 ml	Ja	Trocken	

Zwischen 22:00 und 05:00 Uhr hat der Patient geschlafen

■ **Restharnbestimmung**

Mit der Kontrolle des Restharns mittels **Ultraschalluntersuchung** kann die Entleerungsfunktion beurteilt werden. Diese wird von Pflegefachkräften oder Ärzten durchgeführt.

■ **Selektivität der Beckenbodenmuskulatur**

Ein weiterer Befund ist die selektive Anspannung der Beckenbodenmuskulatur, wobei **gemessen** werden:
- Kraft,
- Kraftausdauer,
- Schnellkraft und Reflexkraft, z.B. beim Husten.

Jo Laycock (1994) hat dazu eine Übersicht zusammengestellt (► Übersicht **2.3**), die Einblick in die **Funktion der Beckenbodenmuskulatur** gibt. Damit kann die Verschlussfunktion der beiden Sphinkteren beurteilt werden.

◩ Übersicht 2.3. Parameter für die Funktion der Beckenbodenmuskulatur

- Ausführung: 0, schwach, normal, stark
- Ausdauer: Bis 10 Sekunden angehaltene Muskelspannung
- Wiederholungen: Bis 10 gleich kräftige Wiederholungen
- Schnellkraft: Zahl der Kontraktionen innerhalb 10 Sekunden
- Kokontraktion mit M. transversus abdominis: Ja/ nein
- Physiologische Kontraktion vor intraabdominaler Druckerhöhung: Ja/nein

(Schüssler et al.1994)

Diese Befundparameter geben eine Einsicht in die Muskelanspannung der Beckenbodenmuskulatur. Ein weiteres Augenmerk liegt auf der Entspannungsmöglichkeit dieser Muskeln. Das Zusammenspiel zwischen autonomen Muskeln (M. detrusor und Darmwandperistaltik), Sphinkteren und Beckenbodenmuskeln ist wichtig für die Füllungsphase, aber auch für die Entleerung. Dazu braucht es eine adäquate Entspannung der Schließmuskeln.

■ **Funktion der Bauchwandmuskulatur und Atmung**

Eine Beurteilung der Bauchwandspannung und der selektiven Anspannung der Bauchmuskeln bei **Atmung** und **Bauchpresse** ist wichtig für die unterstützende Funktion bei der Defäkation.

■ **Gehfähigkeit**

Die Mobilität des MS-Betroffenen spielt für das rechtzeitige Erreichen der Toilette eine Rolle. Mobilität sieht individuell verschieden aus: zum einen kann es Gehfähigkeit bedeuten, zum andern den ökonomischen Transfer vom Rollstuhl auf die Toilette.

> **Wichtig**
>
> Ungenügende Mobilität kann zu einer **funktionellen Inkontinenz** führen.

Behandlung

■ **Spezifische Ziele**

— Harnblasen- und Mastdarmspeicherfunktion, die einen normalen Tages- und Nachtablauf zulässt;
— Entleerung von Harnblase und Mastdarm, die keine ungewollten Sensationen ergeben, z.B. imperativen Harn- oder Stuhldrang;
— genügende Sphinkterfunktionen, so dass keine Inkontinenz stattfindet.

■ **Indikation**

Der MS-Betroffene versteht sein Problem und ist in der Lage, Einfluss darauf zu nehmen.

■ **Kontraindikationen**

— Eine selektive Anspannung des Beckenbodens ist aufgrund der starken Spastik nicht möglich.
— Durch Schluckprobleme oder sonstige Verdauungskomorbidität ist eine effektive Behandlung nicht möglich.
— Beckenbodentraining wirkt sich negativ auf die Detrusor-Sphinkter-Synergie aus.

■ **Medikamentöse Therapie**

Die Therapie findet in einem multidisziplinären Team statt.

— Bei inadäquater Muskelspannung des M. detrusor kann eine medikamentöse Therapie, die Harndrang bzw. Restharn günstig beeinflusst, unterstützend wirken.
— Bei **Harndrang** und **Blasenwandmuskelüberaktivität** können **Botoxinjektionen** direkt in den Blasenwandmuskel injiziert einen positiven Einfluss haben. Die Botoxbehandlungen werden in spezialisierten Zentren durchgeführt.

ⓘ **Tipp**

Botoxinjektionen können zu **erhöhtem Restharn** führen. Wenn bei anhaltenden Restharnmengen eine Überbelastung des Urgenitaltrakts droht, wird von den Urologen die **C.I.S.C.** (Clean Intermittend Self Catherisation) oder der **Katheter** (Urethral oder Suprapubisch) erwogen.

■ **Beckenbodentraining und Entspannung**

Mittels **sanft geführtem Beckenbodenmuskeltraining** kann die Muskelspannung des M. detrusor beeinflusst werden. Des Weiteren können Entspannungstechniken (z.B. Jacobson, Autogenes Training, Wärmeapplikationen) helfen, den Verschlussdruck der Spinkter zu erniedrigen und so die Restharnmenge zu reduzieren (◻ Abb. 2.65).

■ **Trink- und Miktions-Pacing**

Mithilfe des Miktionstagebuchs kann versucht werden, **Trinkmenge** und **Miktionsfrequenz** zu modulieren. Das setzt die Aufklärung der Patienten darüber voraus, wie die Blase funktioniert, und wie die Speicher- und Ausscheidungsfunktionen im Alltag reguliert werden. Trink- und Miktions-Pacing (engl: pace, Tempo, Geschwindigkeit) sind sanft und mit Rücksicht auf die Bedürfnisse des MS-Betroffenen vorzunehmen

■ **Biofeedback und Elektrostimulation**

Eine **effektive Muskelspannung** kann mittels Biofeedback und/oder Elektrostimulation erreicht werden (Vahtera et al. 1997). Mittels Vaginal- oder Analelektroden bzw. Damm- oder Sakrumelektroden kann der MS-Betroffene lernen, seine Muskulatur anzuspannen bzw. zu entspannen.

■ **Hilfsmittelempfehlungen**

Bei ungewolltem Harn- bzw. Stuhlverlust sind adäquate **Einlagen** bzw. **Analtampons** zu empfehlen (◻ Abb. 2.66).

ⓘ **Tipp**

Information über zweckmäßige und spezifische Behandlungsmöglichkeiten bei Inkontinenzproblemen finden MS-Patienten im Internet, z.B. unter: www.multiplesklerose.ch/global/downloads/artikel/artikel-f/forte_2003-4_harninkontinenz_bei_ms.pdf.

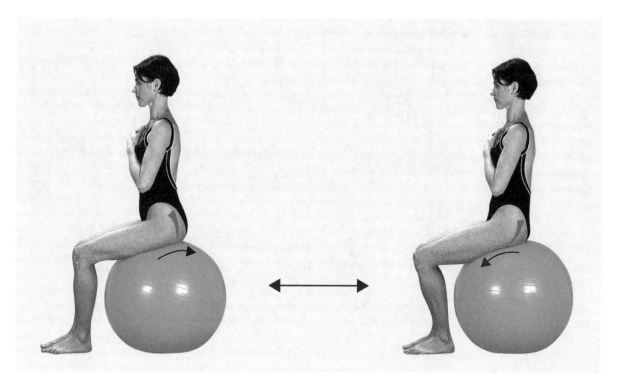

Abb. 2.65. Auf dem Pezziball locker sitzen. Mit der Vorstellung, »das Steißbein leicht nach vorne zu ziehen«, versucht die Person zu spüren, wie der Afterschließmuskel sich zusammenzieht. Das Becken bewegt sich nur wenig nach vorne. Beim Loslassen soll das Steißbein wieder leicht nach dorsokaudal gehen. Der Schließmuskel soll sich nun entspannen. Das Becken bewegt sich nur leicht nach hinten. Um die Wahrnehmung zu verbessern, kann die Therapeutin leichten Widerstand geben (aus: Klein-Vogelbach 2003)

■ **Fazit**

Über das Fachwissen zum Training der Muskulatur hinaus, das sich Physiotherapeuten in ihrer Grundausbildung aneignen, setzt die urogenitale Therapie zusätzlich spezielle Kenntnisse über die Funktionen der verschiedenen Beckenorgane und ihre neurologische Organisation voraus. In speziellen Fortbildungskursen werden neben Physiologie, Anatomie und Reinnervationskenntnissen auch Biofeedback- und Elektrostimulationsverfahren im Beckenbereich behandelt. Für eine zweckmäßige und spezifische Behandlung der Inkontinezprobleme ist diese Zusatzausbildung notwendig.

In ◘ Tab. 2.4 sind die Behandlungsmöglichkeiten bei Inkontinenz übersichtlich zusammengestellt.

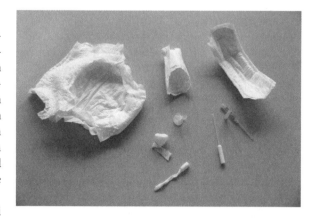

Abb. 2.66. Kontinenzhilfsmittel: Pants, Tropfenfänger, Kontinenzeinlage, Katheter, Kondomurinal, Analtampon

2.6 Beratung und Abklärung von Hilfsmitteln

Um bei alltäglichen Aktivitäten die bestmögliche Selbständigkeit zu erhalten, ist der MS-Patient oft auch auf Hilfsmittel angewiesen. Während die Ergotherapie sich auf die ADL-Hilfsmittel (► Kap. 2.7.1) spezialisiert hat, ist die Physiotherapie v.a. für die Abklärung von Gehhilfsmitteln zuständig. Für die Beratung bei der Anschaffung oder Anpassung eines Rollstuhls können sowohl Ergotherapeuten als auch Physiotherapeuten verantwortlich sein. Eine gemeinsame Abklärung ist deshalb sehr zu empfehlen.

2

◘ Tab. 2.4. Behandlungsmöglichkeiten bei Inkontinenzproblemen

Problem		Therapie
Trinkmenge≤1 Liter		Trinkpacing
Miktionsfrequenz≥10	– Mit Harnverlust – Ohne Harnverlust	– Beckenbodenkräftigung (Ausdauer/Schnellkraft), Biofeedback (BFB) und/oder Elektrostimulation (ES) – Entspannungsmaßnahmen, BFB und/oder ES
Imperativer Harndrang		Beckenbodentraining und Entspannungsmaßnahmen, BFB ES
Fehlende selektive Beckenbodenmuskelanspannung		Mittels agonistischer Muskulatur die Funktion der Beckenbodenmuskulatur fördern, BFB, ES
Spastizität der Beckenbodenmuskulatur		Entspannungsmaßnahmen, evt. Wärmeapplikation, BFB, ES
Restharn >100 ml		Entspannungsmaßnahmen, evt. Harnblasenstimulation, BFB, ES
Funktionelle Inkontinenz		Gehfähigkeit bzw. Transferfunktion und selektive Kraft der Beckenbodenmuskulatur fördern
Stuhlinkontinenz	– Weicher Stuhl, hohe Stuhlfrequenz – Harter Stuhl, niedrige Stuhlfrequenz	– Analtampons, BFB – Kolonmassage, Wärmeapplikation, Atemmobilisationstechniken

2.6.1 Der optimale Schuh

— Die Gehfähigkeit eines Patienten wird wesentlich mitbestimmt von der **Beschaffenheit** von
  – Schuhsohle,
  – Absatzhöhe und
  – Schafthöhe.
  Von Vorteil sind generell eher **weiche Sohlen** und ein **gut ausgearbeitetes Fußbett.** Bei Normabweichungen des Quer- und/oder Längsgewölbes sollte eine orthopädische Unterstützung abgeklärt werden.

— **Neuromuskuläre Prozeptorsohlen** (◘ Abb. 2.67) sind flache Einlagesohlen, welche durch kleinste Erhöhungen Druckveränderungen im Fuß auslösen und damit Einfluss auf die Propriozeption und nachfolgend auf die Muskelketten ausüben (Telljohann 2006). Noch diskrete Paresen, v.a. Ermüdungsparesen, können dadurch unter Umständen kompensiert werden. Eine individuelle, heute meist computergestützte Untersuchung ist Voraussetzung.

— Eine **Leder-** oder **Titanauflage** im vorderen Drittel der Schuhsohle (◘ Abb. 2.68) kann bei bestehenden Paresen der Hüftgelenkflexoren und/oder der Fußheber helfen, das Spielbein ohne »Hängenbleiben« nach vorne zu ziehen. Die hinteren 2/3 der Schuhsohle sind idealerweise aus **Gummi**, um Rutschgefahr entgegenzuwirken. Ebenso kann eine leicht nach oben **angehobene Schuhspitze** (◘ Abb. 2.69) das Vorbringen des Spielbeins erleichtern.

— Ein **kleiner Absatz** erleichtert das Abrollen über den Vorfuß, das evt. durch diskrete Paresen der Wadenmuskulatur erschwert ist. Gleichzeitig kann ein Absatz bei einer deutlichen Einschränkung des oberen Sprunggelenks in Dorsalextension die Stehfähigkeit verbessern.

— Ein **hoher Schuhschaft** unterstützt die Stabilität im Sprunggelenk und verbessert bei Paresen die Standbeinfunktion.

2.6.2 Fußheberorthesen

Paresen der Fußheber führen zu einem »Hängenbleiben« des Fußes am Boden und damit zu einem Sturzrisiko. In dem Fall ist Unterstützung in Form einer dynamischen Fußheberorthese notwendig. Patienten sollten über die Wirkung dieser Orthese gut informiert sein. Es ist falsch zu glauben, dass sich durch den Gebrauch einer Fußheberorthese die Paresen zwangsläufig verstärken. Das Gegenteil ist der Fall!

> **Wichtig**
>
> **Dynamische Orthesen** lassen Aktivität zu, unterstützen aber die fehlende Kraft. Dadurch können Kraftreserven gespart werden, und gerade bei Ermüdungsparesen kann eine Aktivität länger aufrechterhalten werden.

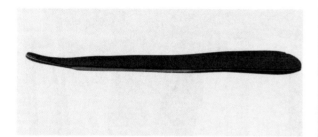

◘ Abb. 2.67. Neuromuskuläre Prozeptorsohle

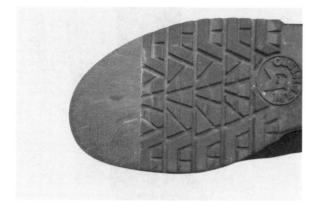

◘ Abb. 2.68. Leder- oder Titanauflage

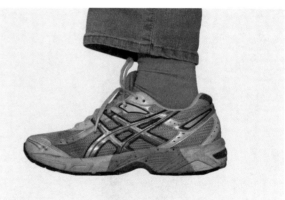

◘ Abb. 2.69. Eine leicht angehobene Schuhspitze erleichtert die Schwungphase

Schuh hineinplatziert und im unteren Drittel des Unterschenkels zirkulär geschlossen. Dank der verwendeten Carbontechnik ist die Orthese sehr leicht und hat eine gewisse Elastiziät, wodurch keine starre Fixation entsteht. Durch die eher tiefe Fixation im unteren Teil des Unterschenkels wird das Treppensteigen durch die Orthese nicht beeinträchtigt.

> **Wichtig**
>
> Bei einer ausgeprägten Fußheberparese (Muskelwert<2) bietet der Thönissen Support keinen genügenden Halt mehr.

Fußheberorthese nach Maß

Bei einem ausgeprägten Fallfuß (Muskelwert<2) muss eine Fußheberorthese auf Maß angefertigt werden. Dabei sollen oberes Sprunggelenk und Vorfuß in Nullstellung stabilisiert werden. Im Handel werden heute unterschiedliche Modelle angeboten. Für die Auswahl ist die Beratung eines erfahrenen Orthopädietechnikers wichtig.

Eine bei MS-Patienten sehr bewährte Orthese ist die Carbon-Peroneus-Orthese (◘ Abb. 2.72). Durch den ventralen Verlauf der Schiene am Unterschenkel kann zusätzlich eine Stimulation der Fußheber genutzt werden. Durch die verwendete Carbon-Technik ist die Orthese elastisch und sehr leicht. Zudem bleiben sensible Bereiche wie Ferse, Achillessehne und Malleolen frei.

> **Wichtig**
>
> Eine dorsale Fußheberorthese mit geschlossenem Fersenteil bietet sich v.a. bei starkem Klonus und/oder Kontrakturen an.

Foot up (Sporlastic GmbH)

Der Foot up besteht aus einer Unterschenkelbandage und einer flexiblen transparenten Einlage, welche zwischen Schuhlasche und Schnürsenkel positioniert wird. Ein Steckverschluss verbindet die Einlage mit der Bandage. Je tiefer die Einlage eingepasst werden kann, desto größer ist der unterstützende Effekt für die fehlende Dorsalextension (◘ Abb. 2.70).

> **Wichtig**
>
> Der Foot up ist bei diskreten Paresen oder Ermüdungsparesen geeignet, da er sehr gut in einer Tasche mitgenommen und erst bei Bedarf eingesetzt werden kann. Bei ausgeprägten Paresen (Muskelwert<3) bietet der Foot up zu wenig Unterstützung an.

Thönissen Support

Der Thönissen Support (◘ Abb. 2.71) ist eine dynamische Unterschenkelorthese, mit dem Ziel der Unterstützung von Dorsalextension sowie Pro- und Supination. Bestehend aus einer Sohle, welche durch zwei gekreuzte Gummizüge mit einer lateralen und medialen Unterschenkelstütze verbunden sind, wird die Orthese in den

2

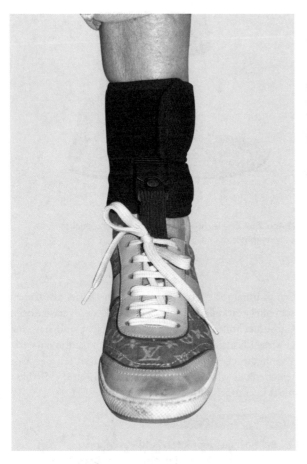

◻ **Abb. 2.70.** Foot up

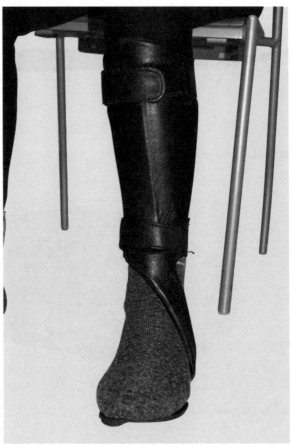

◻ **Abb. 2.72.** Carbon-Peroneus-Orthese

2.6.3 Kniegelenkorthesen

Bei ausgeprägter **Instabilität im Kniegelenk** nutzt der Patient beim Stehen und Gehen meist die passive Hyperextension im Kniegelenk. Dies führt auf Dauer zu schmerzhaften Überlastungskomplikationen.

Vorbeugend können Patienten von **Kniebandagen** (evt. mit seitlicher Führung) (◻ Abb. 2.73) profitieren, welche eine Überstreckung des Kniegelenks erschweren. Bei **großer Instabilität** reicht der Halt einer Bandage aber meist nicht aus und – falls der Patient noch gehfähig ist – muss eine Kniegelenkorthese nach Maß (◻ Abb. 2.74) angefertigt werden. Bei einem gleichzeitigen Fallfuß können Knie- und Fußorthese auch kombiniert werden.

Wichtig		

Eine Kniegelenkorthese sollte unbedingt aus **sehr leichtem Material** (Carbon) hergestellt werden, damit ihr Gewicht nicht unnötig die meist zusätzlich geschwächten Hüftflexoren belastet.

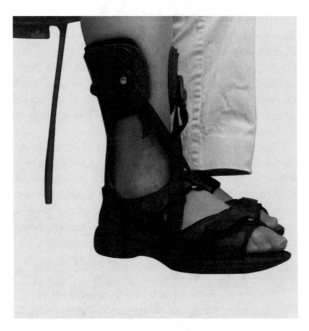

◻ **Abb. 2.71.** Thönissen Support

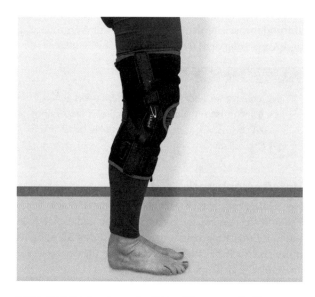

■ Abb. 2.73. Kniebandage mit seitlicher Führung, um die Überstreckung im Kniegelenk zu verhindern. Die größtmögliche Extension kann individuell eingestellt werden

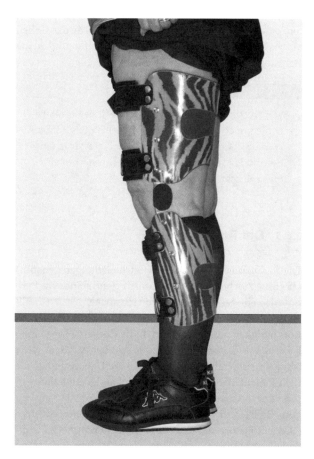

■ Abb. 2.74. Maßangepasste Kniegelenkorthese. Sie verhindert im Standbein eine Überstreckung im Kniegelenk, lässt zum Absitzen und Gehen aber eine Knieflexion zu

2.6.4 Gehstöcke

Stöcke dienen der Gangsicherheit. Sie können sowohl zur Unterstützung des Standbeins als auch des Spielbeins eingesetzt werden. Die korrekte Einstellung der Stöcke ist dabei selbstverständlich zwingend:

- Wird der Stock als Standbeinhilfe genutzt, so muss er auf der kontralateralen Seite eingesetzt werden. Das Abstützten erfolgt im Moment der Gewichtsübernahme auf dem kontralateralen Standbein bzw. während der gleichseitigen Spielbeinphase (■ Abb. 2.75).
- Wird der Stock als Spielbeinhilfe genutzt, so muss er auf der gleichen Seite eingesetzt werden. Durch einen deutlichen Abdruck am Ende der letzten Standbeinphase hilft er so, gleich zu Beginn der Spielbeinphase das Bein nach vorne zu bringen (■ Abb. 2.76).

Spazierstock

Der Spazierstock (auch Handstock genannt) (■ Abb. 2.77) bietet eine gute und flexible Anpassungsfähigkeit im Handgelenk. Dies hilft v.a. Patienten mit Gleichgewichts-

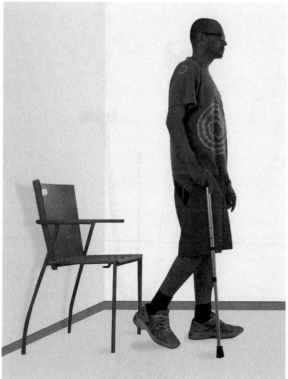

■ Abb. 2.75. In der Standbeinphase dient ein Stockeinsatz auf der Gegenseite als »Hilfsstandbein«

2

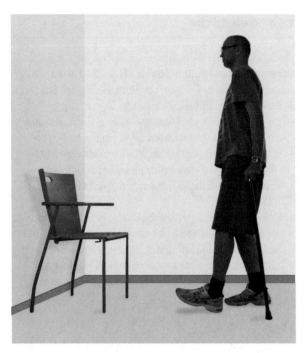

□ Abb. 2.76. Zur Unterstützung des Spielbeins nutzt der Patient den Stock auf derselben Seite, durch betontes Abdrücken zu Beginn der Spielbeinphase

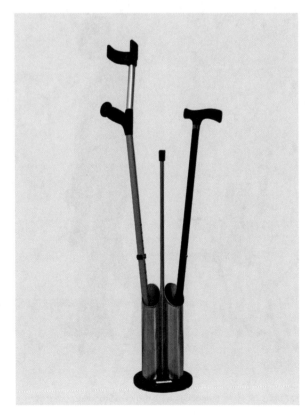

□ Abb. 2.77. Unterarmstock (links) und Spazierstock

störungen, welche den Stock primär zur Vergrößerung und Anpassung der Unterstützungsfläche benutzen.

> **Wichtig**
>
> Idealerweise wird bei der Auswahl des Stocks auf einen **anatomischen Handgriff** geachtet. Dieser bringt zusätzliche Sicherheit und verhindert eine Druckläsion des N. medianus.

Unterarmgehstock

Der Unterarmgehstock (**□** Abb. 2.77) bietet durch seine Fixation des Unterarms mehr Stabilität und ist deshalb v.a. zur Entlastung bzw. **Unterstützung des Standbeins** hilfreich. Auch bei diesem Stock sollte idealerweise auf anatomische Griffe geachtet werden.

Wanderstöcke

Durch die Abstützung vor dem Körper hilft der beidseitige Einsatz von Wanderstöcken, die ventrale Rumpfmuskulatur zu verspannen und damit die **Rumpfstabilität** zu verbessern. Gleichzeitig können Wanderstöcke auch helfen, einen **guten Gehrhythmus** zu finden. Für das Gehen auf harten Unterlagen sollten **Gummipuffer** und keine Bergstockspitzen verwendet werden.

> **Wichtig**
>
> Von **Nordic Walking-Stöcken** als Gehhilfe bei MS-Patienten ist eher abzuraten. Die speziell für das Nordic Walking abgestimmte Handschlaufe bietet zu wenig Halt, und die Abrollpuffer der Stöcke verstärken eine unerwünschte Labilität.

2.6.5 Der Rollator

Die Benutzung eines Rollators (auch Gehwagen genannt) (**□** Abb. 2.78) bedeutet für **deutlich gehbehinderte Patienten** mehr Sicherheit als die Gehstöcke. Auch entfällt beim Rollator die Voraussetzung einer guten Koordinationsfähigkeit der Arme. Im individuellen Gangtempo kann der Rollator nach vorne geschoben werden. Viele Modelle sind mit einer Sitzgelegenheit ausgestattet, die dem Patienten erlaubt, jederzeit und an jedem beliebigen Ort eine Sitzpause zu machen. Da die Abstützung auf dem Rollator die ventrale Rumpfstabilisation erleichtert, ist der Rollator v.a. bei **Instabilität des Rumpfes** zu empfehlen. Ataktikern hilft zudem der **Schiebewiderstand** eines etwas schwereren Rollators. Dieser kann mit zusätzlich fixierten Gewichten am Rollator noch verstärkt werden.

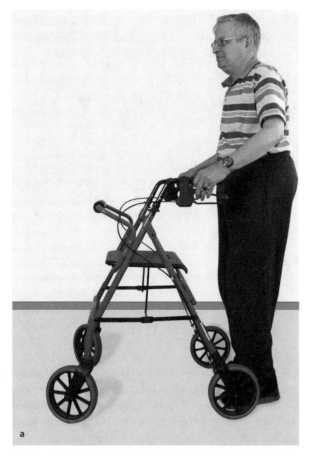 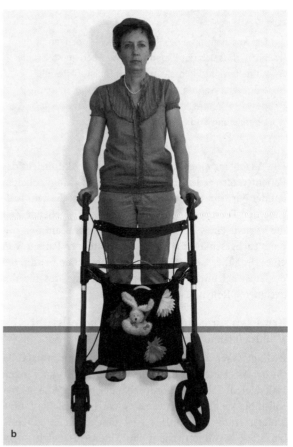

◨ **Abb. 2.78 a, b.** Gehen am Rollator bei Gleichgewichtsschwierigkeiten. **a** Es wird eine möglichst aufrechte Körperhaltung angestrebt. **b** Der Rollator ist etwas tiefer eingestellt, um vermehrt als Abstützhilfe zu dienen. Bei einer erschwerten Spielbeinphase wird die ventrale Muskulatur besser aktiviert

> ❶ **Cave**
> Spezielle Vorsicht bei der Benutzung eines Rollators gilt der möglichst **aufrechten Körperhaltung**. Eine kontinuierlich zunehmende **Vorneigung des Oberkörpers** birgt die Gefahr der Vorlastigkeit. Der Rollator erfährt dadurch eine immer größer werdende Stoßkraft und kann schließlich vom Patienten nicht mehr gebremst werden. Dies führt zu hoher Sturzgefahr.

2.6.6 Der individuell angepasste Rollstuhl

Die Entscheidung einen Rollstuhl anzuschaffen, wird von vielen Patienten lange (zu lange) hinausgezögert. Sie sehen in der Akzeptanz eines Rollstuhls das Zugeständnis einer deutlichen Verschlechterung und glauben sich dagegen wehren zu müssen (◨ Abb. 2.79).

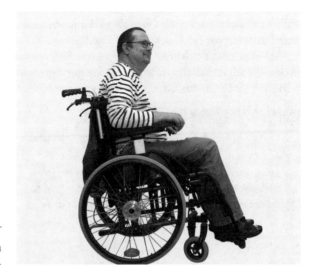

◨ **Abb. 2.79.** Die Akzeptanz eines Rollstuhls kann das Aktionsfeld des Betroffenen oft deutlich vergrößern und neue Möglichkeiten auf Partizipationsebene eröffnen

2

> **Wichtig**
>
> Die Anschaffung eines Rollstuhls heißt noch lange nicht, dass sich der Patient nun nur noch im Rollstuhl aufhalten soll. Vielmehr sollte der Rollstuhl gezielt eingesetzt werden, um beispielsweise bei anstrengenden, länger andauernden Aktivitäten eine Überlastung und Ermüdung zu vermeiden.

Die Akzeptanz eines Rollstuhls kann das Aktionsfeld des Patienten oft wieder vergrößern und neue Möglichkeiten auf der Partizipationsebene eröffnen. Es ist deshalb Aufgabe der Therapeutin, dem Patienten zu gegebener Zeit die Vorteile eines Rollstuhls aufzuzeigen. Zusammen mit dem Fachgeschäft für Rollstühle sollte der Patient von einer Ergotherapeutin und/oder Physiotherapeutin bei der Auswahl und individuellen Anpassung des für ihn geeigneten Rollstuhls beraten werden.

Kriterien für einen angepassten Rollstuhl

■ **Rückenlehne**

Bedingt durch die häufig anzutreffende Rumpfinstabilität bei MS-Patienten muss die Rückenlehne einen guten Halt bieten. Einfache Lordosebänder, wie es die Aktivrollstühle kennen, sind deshalb nicht zu empfehlen. Eine Unterstützung der Lordose bzw. eine seitliche Stützung bei stark asymmetrischem Sitz muss zusätzlich abgeklärt werden. Bei deutlicher Rumpfinstabilität mit eingeschränkter Kopfkontrolle muss zudem eine Kopfstütze angebracht werden können.

■ **Sitztiefe**

Auch die Sitztiefe muss angepasst sein, sie darf weder zu kurz, noch zu lang sein. Die Oberschenkel müssen bis ca. eine Handbreit vor der Kniekehle aufliegen.

Mit einem zusätzlichen Sitzkissen kann die Sitzposition eventuell noch verbessert werden. Ebenso können spezielle Sitzkissen zur Dekubitusprophylaxe eingesetzt werden.

> **Wichtig**
>
> Sitzkissen sollten unbedingt ausprobiert werden können. Es muss auch zwingend auf eine gute Befestigung geachtet werden, damit das Sitzkissen bei Transfers auf keinen Fall rutscht. Bei nachträglichem Erwerb muss die Sitzhöhe entsprechend angepasst werden.

■ **Sitzhöhe**

Für einen optimalen selbständigen Antrieb des Rollstuhls braucht der Patient eine gute Sitzhöhe. Die Antriebsachse muss auf Höhe des Handgelenks des frei hängenden Arms eingestellt werden. Für einen notwendigen Kippschutz, z.B. für die tägliche Überwindung von Rampen, muss die Antriebsachse nach hinten verschoben werden. Der Rollstuhl verliert dadurch aber an Wendigkeit.

> **ⓘ Tipp**
>
> Das Montieren eines zusätzlichen Kippschutzes ist immer empfehlenswert.

■ **Sitzneigung**

Wird der Rollstuhl primär von einer Hilfsperson geschoben, sollte die Sitzneigung leicht nach hinten eingestellt sein. Dies erleichtert das Schieben. Auch für den Patienten selbst wird bei deutlicher Rumpfinstabilität die Sitzhaltung erleichtert.

> **ⓘ Tipp**
>
> Ist bei der Rollstuhlanschaffung die Anpassung der Sitzneigung noch nicht notwendig, sollte trotzdem abgeklärt werden, ob dies zu einem späteren Zeitpunkt noch angepasst werden kann.

■ **Armlehnen**

Die Armlehnen dienen als Auflagefläche für die Unterarme. Sie müssen in Länge und Höheneinstellung angepasst werden, damit die Unterarme bequem aufliegen können und der Schultergürtel nicht nach oben gedrückt wird. Zudem sollte auf eine genügende Breite und eine gute Polsterung geachtet werden.

> **ⓘ Tipp**
>
> Für die Transfers ist es wichtig, dass Armlehnen einfach abmontierbar oder nach hinten ausschwenkbar sind.

■ **Fußplatte**

Auch Fußplatten sollten in Bezug auf vorne/hinten verstellbar sein, damit die Füße gut platziert werden können. Um das Auslösen eines unerwünschten Klonus zu vermeiden, sollte eine bloße Vorfußauflage vermieden werden.

> **ⓘ Tipp**
>
> Für Transfers ist es wichtig, dass die Fußstützen einfach abmontierbar und/oder ausschwenkbar sind.

■ **Räder**

Die Auswahl der Räder richtet sich nach der primären Verwendung des Rollstuhls:

- Kleine Vorderräder sind günstig für den Innenbereich.
- Große Vorderräder aus Gummi werden v.a. für den Außenbereich ausgewählt.
- Große Hinterräder lassen den Patienten höher sitzen und sind deshalb bei großen Menschen wichtig.

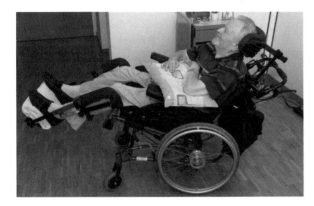

Abb. 2.80. Im Pflegerollstuhl kann mit einfachen Handgriffen eine liegende Position eingenommen werden

Der Pflegerollstuhl

Patienten, welche sich nicht mehr selbständig versorgen können und primär pflegebedürftig sind, sind auf einen Pflegerollstuhl angewiesen (■ Abb. 2.80). Dieser bietet individuell anpassbare Sitzpositionen sowie Kipp- und Liegefunktionen mit waagerecht einstellbaren Beinstützen, die es dem Patienten ermöglichen, ohne umständliche Transfers nach Bedarf liegende Ruhepausen einzuschalten. Zudem ist mit einem Pflegerollstuhl auch außerhalb des Betts eine optimale Pflege möglich. Nachteile eines Pflegerollstuhls sind der größere Platzbedarf und ein Verlust der Handlichkeit.

2.7 Schnittstellen der Therapien

In der Behandlung von MS-Patienten gibt es unter den verschiedenen Therapieangeboten gemeinsame Schnittstellen. Für eine optimale Behandlung und Betreuung ist die Zusammenarbeit aller beteiligten Fachpersonen im Sinne einer interdisziplinären Zusammenarbeit unabdingbar. Dabei müssen alle Beteiligten die Kompetenz anderer Berufsgruppen anerkennen, aber auch über ihre therapeutischen Möglichkeiten gut informiert sein.

2.7.1 Ergotherapie

Die Ergotherapie fördert MS-Betroffene bei der Handlungsausführung und -planung von Alltagsaktivitäten und bei manuellen Geschicklichkeiten. Wie die Physiotherapie verfolgt auch die Ergotherapie ein sensomotorisches Training, wobei sie sich primär auf die oberen Extremitäten konzentriert. Schwerpunkte des sensomotorischen Trainings der Ergotherapie sind die Schulung von Sensibilität und Wahrnehmung.

In der Therapie werden Tätigkeiten aus dem Alltag geübt. Zudem beraten Ergotherapeuten Patienten bei der Auswahl geeigneter Hilfsmittel, um Aktivitäten des täglichen Lebens (ADL) wie An- und Ausziehen, Körperpflege, Essen u.a.m. möglichst selbstständig durchführen zu können.

> **Wichtig**
>
> Abklärungen von notwendigen Anpassungen in Wohnung oder Haus, am Arbeitsplatz sowie im weiteren Umfeld des Betroffenen ergeben gemeinsame Schnittstellen mit der Physiotherapie.

Neben Hilfsmittelabklärungen, ADL-Training und gezieltem sensomotorischen Training der oberen Extremitäten übernehmen Ergotherapeuten bei MS-Betroffenen aber auch ein kognitives Training, wobei hier gemeinsame Schnittstellen mit der Neuropsychologie entstehen.

> **Wichtig**
>
> Kognitives Training fördert
> - Konzentration,
> - Aufmerksamkeit,
> - logisches Denken sowie
> - visuelle und auditive Wahrnehmung.

2.7.2 Logopädie

Die Logopädie hilft MS-Betroffenen bei Sprachproblemen sowie bei Sprech-, Stimm- und Schluckstörungen. Hauptziel ist es, die Kommunikationsfähigkeit der Betroffenen zu erhalten oder zu verbessern und Komplikationen durch Schluckstörungen zu vermeiden.

> **Wichtig**
>
> Auch die Logopädie verfolgt ein sensomotorisches Training und hat dadurch Schnittstellen mit der Physiotherapie.

Zum Training der Logopädie bei MS gehören:
- Verbesserung der Artikulationsmotorik (Lippe und Zunge),
- Training der mimischen Muskulatur,
- Aktivierung und Kräftigung der Schluckmuskulatur,
- gezieltes Training der Atemmuskulatur,
- Instruktion einer nicht beeinträchtigenden Sitz- und Körperhaltung.

2

> **Wichtig**
>
> Bei **Schluckstörungen** geben Lögopäden Instruktion für Schlucktechniken, und sie beraten den Patienten über diätetische Maßnahmen, eine Schnittstelle zur Ernährungsberatung bildend.

2.7.3 Neuropsychologie

Die Neuropsychologie als Wissenschaft und die klinische Neuropsychologie als deren Anwendungsfach beschäftigen sich mit dem Zusammenhang zwischen dem Organ »Gehirn« und dessen Funktionen. Es ist Aufgabe des klinischen Neuropsychologen, **Art und Ausmaß der kognitiven Funktionsstörungen** festzustellen und, wenn möglich, angemessene Hilfen zu deren Überwindung anzubieten (König 2004).

Grundsätzlich werden in der neuropsychologischen Rehabilitation **drei Prinzipien** unterschieden (Penner u. Kappos 2007):

- **Korrektur:** Komplete oder teilweise Restitution einer gestörten Funktion durch die Therapie.
- **Kompensation:** Verbleibende oder nicht betroffene Funktionen werden als Basis für die Entwicklung von Kompensationsmechanismen angesehen.
- **Adaptation:** Anpassung an ein bestehendes Defizit, indem Hilfsinstrumente eingesetzt werden.

Auch in der Neuropsychologie gilt, dass primär zugrunde liegende kognitive Defizite eines Patienten genau diagnostiziert werden müssen. Mithilfe von standardisierten **neuropsychologischen Testverfahren** kann das Resultat schlussendlich quantifiziert werden. Eine wichtige Abklärung der Neuropsychologie – auch mit Schnittstelle zur Physiotherapie – ist die **Evaluation der MS-assoziierten Fatigue** und die objektivierbare Abgrenzung zur normalen Müdigkeit.

> **Wichtig**
>
> Folgende **standardisierten Fragebögen** finden die größte Akzeptanz (Kotterba u. Sindern 2007):
> - Fatigue Severity Scale (FSS; Krupp et al.1998),
> - MS-spezifische FSS (Krupp et al. 1995),
> - modifizierte Fatigue impact Scale (MFIS; Zimmermann u. Hohlfeld 1999).

Aufmerksamkeits- und **Gedächtnisstörungen** gehören zu den häufigsten neuropsychologischen Beeinträchtigungen bei MS (Kotterba u. Sindern 2007). Sie beeinflussen auch die Physiotherapie. Patienten sind in der Therapie schnell ablenkbar. Schon leise Hintergrundmusik kann störend sein. Behandlungen in einem Raum mit mehreren Patienten sind schwierig, manchmal gar unmöglich. Das Erlernen und Anwenden eines spezifischen Heimprogramms kann zu unüberwindbaren Schwierigkeiten führen. Diese kognitiven Defizite können in der Neuropsychologie durch spezifische **computerunterstützte Therapieprogramme** gezielt angegangen werden (Plohmann et al.1998). Leider werden diese Therapieangebote heute eher noch begrenzt, v.a. in größeren spezialisierten Institutionen und Universitätskliniken angeboten.

> ℹ️ **Tipp**
>
> Bei Hinweisen auf **Aufmerksamkeits-** und **Gedächtnisstörungen** sollten Physiotherapeuten an die Möglichkeit einer neuropsychologischen Abklärung und Therapie denken und diese ggf. dem behandelnden Arzt vorschlagen.

2.7.4 Ernährungsberatung

Viele MS-Patienten leiden unter **chronischer Obstipation**. Dafür verantwortlich ist neben MS-bedingten spinalen Läsionen und mangelnder Flüssigkeitszufuhr sicher auch eine erzwungene körperliche Inaktivität (Kesselring 2005).

Idealerweise sollten MS-Betroffene ihr Normalgewicht halten, um Sekundärproblemen (v.a. durch Übergewicht) vorzubeugen. Doch gerade bei eingeschränkter Mobilität ist es oft schwierig, das Gewicht zu halten. Eine ausgewogene Ernährung, wie auf der **Lebensmittelpyramide** (◘ Abb. 2.81) dargestellt, ist deshalb umso wichtiger. Viele MS-Patienten profitieren von einer individuellen Ernährungsberatung.

> **Wichtig**
>
> Eine **ausgewogene Ernährung** fördert das Wohlbefinden und hilft bei eingeschränkter Bewegung und Verdauungsproblemen.

Bei chronischer Obstipation empfiehlt sich eine speziell nahrungsfaser-, mineralstoff- und vitaminreiche Kost (Kesselring 2005) sowie genügend Flüssigkeit in Form von Wasser oder kalorienarmen Getränken.

Leider gibt es noch sehr wenige wissenschaftliche Arbeiten über ernährungsabhängige Faktoren, die mit der Krankheit ursächlich in Zusammenhang gebracht werden können. Aktuelle Untersuchungen zeigen aber, dass folgende spezielle **Berücksichtigungen** in der Ernährung bei

**Empfehlungen
zum gesunden und
genussvollen
Essen und Trinken
für Erwachsene**
Lebensmittelpyramide

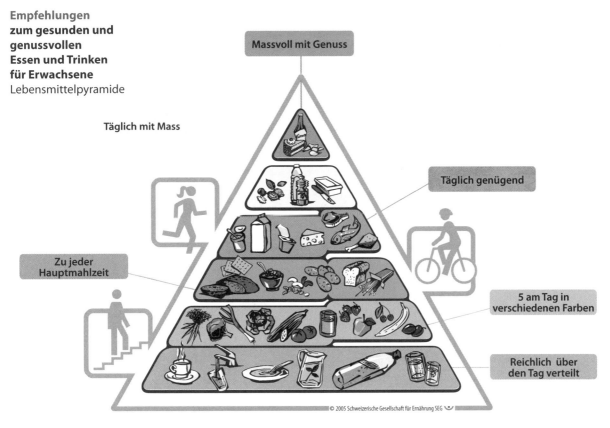

Abb. 2.81. Lebensmittelpyramide

MS **entzündungshemmend** und **neuroprotektiv** wirken
könnten (Yadav et al. 2010):

- fettarme Kost,
- vermehrte Einnahme von Omega-3-Fettsäuren (natürliches Vorkommen v.a. in allen Arten von Fischen
  und Meeresfrüchten, Nüssen und Rapsöl),
- vermehrte Einnahme von Liponsäure (natürliches Vorkommen in Spinat, Kartoffeln und rotem
  Fleisch),
- evt. supplementär Vitamin D (wird bei genügend
  Sonneneinstrahlung in der Haut gebildet; natürliches
  Vorkommen in fettreichen Fischen, Leber, Pilzen und
  Milchprodukten).

> **🛈 Tipp**
>
> Patienten mit Unter- oder Übergewicht bzw. Patienten,
> die sich nur sehr einseitig ernähren, sollte man die Mög-
> lichkeit einer **Ernährungsberatung** vorschlagen. Von
> **speziellen, einseitigen Diäten** sollte dringend abgera-
> ten werden!

MS-spezifische Untersuchungen

3

MS kann praktisch alle aus Läsionen im ZNS begründeten neurologischen und neuropsychologischen Ausfälle verursachen (Kappos 1998). Um die individuelle Problematik eines MS-Patienten in der Physiotherapie erfassen zu können, ist deshalb eine **strukturierte, problemorientierte Untersuchung** notwendig. Eine Untersuchung aller möglichen neurologischen Ausfälle wäre wohl fast unmöglich und sicher nicht zweckmäßig. Vielmehr geht es darum, in der Befragung und Untersuchung des Patienten jene **Symptomatik der MS** zu finden, aus der sich der Krankheitsverlauf bzw. die Behinderung des Patienten erklären lässt, und aufgrund derer **individuelle Therapieziele** definiert werden können.

Am Beginn jeder Untersuchung steht die Anamnese. **Kernfrage** der Anamnese ist die Frage nach der vom Patienten selbst empfundenen **Hauptschwierigkeit**. Diese soll eine erschwerte oder nicht mehr mögliche Aktivität oder Partizipation beschreiben.

> **Wichtig**
>
> Nicht die einzelnen Symptome, sondern die **Auswirkungen einzelner Symptome** sind von Interesse!

In der anschließenden Untersuchung werden einzelne Symptome der MS oder sekundäre Auswirkungen gesucht und analysiert, um bestehende Schwierigkeiten zu erklären und die eventuelle Gefahr sekundärer Komplikationen zu erkennen. Die **Orientierung am ICF-Modell** der Weltgesundheitsorganisation WHO ist dafür hilfreich. Das Modell sagt aus, dass sich die Konsequenzen einer Gesundheitsstörung auf **drei Ebenen** abspielen, der

- Ebene der Körperstruktur/Körperfunktion,
- Ebene der Aktivität und
- Ebene der Partizipation.

Gleichzeitig werden alle drei Ebenen von umweltbedingten und persönlichen Kontextfaktoren beeinflusst.

Patienten, die bereits viel Therapieerfahrung haben, neigen oft dazu, ihre Schwierigkeiten auf der **Strukturebene** zu nennen. Hier ist es wichtig, zusammen mit dem Patienten zu klären, bei welcher **Aktivität** oder **Partizipation** sich der Betroffene eingeschränkt oder behindert fühlt. Um die von Patienten beschriebenen Schwierigkeiten analysieren zu können, sind Untersuchungen sowohl auf der Struktur- als auch auf der Aktivitätsebene notwendig. Sie werden im vorliegenden Kapitel chronologisch vorgestellt und erläutert. Die Reihenfolge der Untersuchungen am Patienten darf jedoch nicht chronologisch erfolgen, sondern wird durch das im folgenden Kapitel ebenfalls vorgestellte **Clinical Reasoning** bestimmt.

3.1 Clinical Reasoning in der Untersuchung

▪ Untersuchung

Anamnese und Untersuchung folgen nicht einem chronologisch definierten Ablauf, sondern ergeben sich schrittweise durch das **Clinical Reasoning**, »die laufenden Denkprozesse und Entscheidungsfindungen des Therapeuten« (Jones 1997).

> **Wichtig**
>
> **Clinical Reasoning** beinhaltet die laufenden Denkprozesse und Entscheidungsfindungen des Therapeuten.

Die Untersuchung geht von der Kernfrage aus und richtet sich nach der vom Patienten formulierten Hauptschwierigkeit. Jede Beobachtung, jedes Testresultat entscheidet über den nächsten Untersuchungsschritt. Erst diese **reflektierte Anwendung von Denk- und Entscheidungsprozessen** macht es möglich, die klinischen Maßnahmen auf den Patienten und seine persönlichen Ziele, Bedürfnisse und Möglichkeiten abzustimmen (Klemme u. Siegmann 2006). Wissen und Erfahrung sind eine wichtige Voraussetzung. Experten sind in der Lage, wichtige Daten schneller zu erkennen, da sie ihren Blick in die richtige Richtung lenken. Denn wie überall gilt auch hier: Übung macht den Meister.

> **ⓘ Tipp**
>
> Für die praktische Umsetzung hilft ein **strukturiertes Befundblatt**, auf welchem die einzelnen Ergebnisse notiert werden können (▶ Kap. 6). Auf keinen Fall sollte dieses Blatt dazu verleiten, alle aufgeführten Punkte einfach chronologisch zu prüfen.

> **Wichtig**
>
> **Anamnese** und **Untersuchung** folgen nicht einem chronologisch definierten Ablauf, sondern ergeben sich **schrittweise** durch das Clinical Reasoning

▪ Problemanalyse

Das gewünschte Ergebnis einer Untersuchung ist die **Problemanalyse**. Um eine Problemanalyse erstellen zu können, müssen sämtliche Teilaspekte der vorangegangenen Untersuchung erfasst und ausgewertet (▶ Kap. 6) und deren Vernetzungen erkannt werden (Klemme u. Siegmann 2006).

> **Wichtig**
>
> Um dem **Kriterium der notwendigen Vernetzung** gerecht zu werden, kann eine Problemanalyse nicht nur stichwortartig festgehalten werden.

ICF-Modell. Zur Problemanalyse eignet sich die **Denkweise** der Internationalen Klassifikation der Funktionsfähigkeit, Behinderung und Gesundheit (ICF). Probleme und Krankheitsfaktoren werden in den drei **ICF-Bereichen**

- Körperstruktur/-funktion,
- Aktivität und
- Partizipation

geordnet und in Bezug zu persönlichen und umweltbedingten Kontextfaktoren gesetzt.

Da mit einzelnen Stichworten keine Vernetzung erfolgen kann, darf eine Problemformulierung nicht lediglich eine Aufzählung einzelner Krankheitssymptome sein (Spastik, Parese, Fatigue etc.), sondern muss vielmehr auch die **gegenseitige Beeinflussung der einzelnen Symptome** erläutern und einen Bezug zu der/den vom Patienten beschriebenen Schwierigkeit(en) herstellen.

> **Wichtig**
>
> Die **Problemanalyse** ist das Ergebnis einer Untersuchung. Dabei ist die Denkweise der Internationalen Klassifikation der Funktionsfähigkeit, Behinderung und Gesundheit (ICF) hilfreich.

Beispiel
Analytische Problemformulierung
Bei zwei Patienten lassen sich stichwortartig folgende **Hauptprobleme** festhalten:

- Paresen der Hüftgelenkflexoren und der Fußheber,
- pathologisch erhöhter Extensionstonus,
- lumbale und zervikale Verspannungen,
- erhöhte Sturzgefahr.

Erst mit der analytischen Problemformulierung aber werden die deutlichen Unterschiede in der Problematik erkennbar.

Patient A:
Herr A. beschreibt eine deutliche Gangunsicherheit und ein immer wieder auftretendes Stolpern beim Gehen. Dies erklärt sich durch deutliche **Paresen** v.a. der Hüftgelenkflexoren und der Fußheber (re>li), welche sich bei Ermüdung deutlich verstärken.
Kompensatorisch nutzt Herr A. den latent erhöhten **pathologischen Extensionstonus**, wodurch die noch verbleibende selektive Kraft der Flexoren zusätzlich reziprok geschwächt wird.
Gleichzeitig führt die Gangunsicherheit zu einem allgemein angespannten Muskeltonus mit schmerzhaften **lumbalen** und **zervikalen Verspannungen**.

Patient B:
Herr B. ist für sehr kurze Strecken mithilfe von 2 A-Stöcken **noch gehfähig**, jedoch stark sturzgefährdet.
Dank eines ausgeprägten **pathologischen Extensionstonus** ist die Stehfähigkeit noch erhalten.
Die deutlich **erschwerte Schwungphase** beim Gehen (bedingt durch ausgeprägte Paresen der HG-Flexoren und Fußheber) kompensiert der Patient mit deutlicher Mehrbelastung der lateralen Rumpf- und Schultergürtelmuskulatur. Dies führt zu deutlichen **muskulären Überbelastungen** und schmerzhaften Verspannungen sowohl lumbal als auch zervikal.

- **Formulierung der Therapieziele**

Obwohl beide Patienten pathologischen Extensionstonus und Paresen von Hüftgelenkflexoren und Fußhebern zeigen und eine erhöhte Sturzgefahr vorliegt, lässt erst die unterschiedliche Problemformulierung erkennen, dass es sich um ganz unterschiedliche Schwierigkeiten handelt. Nun können **handlungsorientierte Therapieziele** aufgestellt und eine zielorientierte, dem Bedürfnis des Patienten angepasste Therapie durchgeführt werden. Und genau dies muss das **oberste Ziel** einer Behandlung sein.

> **Wichtig**
>
> Aufgrund einer analytischen Problemanalyse können **handlungsorientierte Therapieziele** aufgestellt und eine zielorientierte, dem Bedürfnis des Patienten angepasste Therapie durchgeführt werden.

3.2 Untersuchungsmethoden auf Ebene der Körperstruktur/-funktion

3.2.1 Prüfung pathologischer Tonuserhöhungen im Sinne der Spastizität

Für die Problemanalyse wie auch für die nachfolgende physiotherapeutische Behandlung ist es von großer Bedeutung, bei der Multiplen Sklerose möglichst frühzeitig **Zeichen einer Spastizität** zu erkennen. Spastizität ist immer Ausdruck einer Läsion des oberen Motoneurons und damit **Teil eines oberen Motoneuron-Syndroms**.

Klinisch zeigt sich Spastizität in einem **erhöhten muskulären Widerstand**. Wird bei maximaler Dehnung eines Muskels durch passives Bewegen ein plötzliches Nachlassen des Widerstands festgestellt (**Taschenmesser-Phänomen**), so muss dies als Hinweis auf eine pathologische Tonuserhöhung aufgrund einer Spastizität gewertet werden.

3

Pandyan et al. (2006, zitiert nach Asenbaum-Nan) definieren Spastizität treffend als »eine gestörte sensomotorische Kontrolle nach einer Läsion des 1. motorischen
Neurons«, die zu einer intermittierenden oder ständigen
unwillkürlichen Muskelaktivität führt.«

ℹ **Tipp**

Zu Beginn der Krankheit ist Spastizität im Bewegungsverhalten der Betroffenen oft noch nicht erkennbar,
auch ist bei passiver Bewegung oft noch kein muskulärer
Widerstand spürbar.

Auch wenn Spastizität im Bewegungsverhalten der Betroffenen zu Beginn der Krankheit oft noch nicht erkennbar ist, und bei passiver Bewegung auch noch kein muskulärer Widerstand spürbar ist, kann trotzdem ein latent
pathologisch erhöhter Tonus im Sinne eines übertrie-

benen phasischen Dehnungsreflexes bereits vorhanden
sein. Dies kann über eine Prüfung des Klonus (untere
Extremität) bzw. des Trömner-Reflexes (obere Extremität) bereits frühzeitig erkannt werden.

Durchführung

▪ **Klonusprüfung**

Bei pathologisch erhöhtem Tonus im Sinne einer Spastizität wird durch eine ruckartige, forcierte Dehnung
der zu prüfenden Muskulatur ein Klonus ausgelöst
(◪ Abb. 3.1):

— Wird die Position in der endgradigen Winkelstellung
über mehr als 10 sec gehalten, ohne dass der Klonus
unterbrochen wird, so spricht man von einem uner-
schöpflichen Klonus.

— Wird der Klonus innerhalb 10 sec unterbrochen, so
liegt ein erschöpflicher Klonus vor.

Notation. Klonus diskret, deutlich auslösbar/erschöpf-
lich, unerschöpflich.

Beispiel

Klonusprüfung am Fuß

Im Sitz mit frei hängenden Unterschenkeln wird durch ruckartig forcierte Dorsalextension im oberen Sprunggelenk die
Dehnung der Achillessehne provoziert. Liegt ein pathologisch erhöhter Extensionstonus im Sinne einer Spastizität
vor, so wird durch die schnelle Dehnung ein Klonus ausgelöst.

Notation: Klonus Fuß rechts leicht auslösbar, erschöpflich.

▪ **Trömner-Reflex**

Durchführung. In bequemer Ausgangsstellung (angelehnter Sitz oder Rückenlage) wird der zu prüfende Unterarm
vom Untersucher mit Griff über dem Handrücken gehalten. Durch Anschlagen der Fingerspitzen der prüfenden

a

b

◪ **Abb. 3.1.** Klonusprüfung im Sitz. Durch eine ruckartige, forcierte
Dorsalextension im oberen Sprunggelenk wird eine Dehnung der
Achillessehne provoziert. Bei pathologisch erhöhtem Extensionstonus
wird durch die schnelle Dehnung ein Klonus ausgelöst

Hand des Untersuchers gegen die Fingerkuppen des Patienten kommt es zu einer physiologisch reflektorischen Beugung der Fingerendglieder einschließlich des Daumens. Als Zeichen einer spastischen Tonuserhöhung ist der Reflex gesteigert (◘ Abb. 3.2).

Notation. Trömner-Reflex rechts diskret/deutlich gesteigert.

Bewertung

Für eine evidenzbasierte Notation kann die Bewertung bzgl. der Ausprägung der Spastizität erfolgen über

- die validierte Spastikskala nach Ashworth (modifiziert von Bohannon und Smith 1987) oder
- die modifizierte Tardieu-Skala (Gracies et al. 2000).

Vorteil der Tardieu-Skala ist die Beurteilung von Bewegungsausmaß und geschwindigkeitsabhängigen Bewegungskomponenten. Dadurch soll eine bessere Aussage über Spastizität möglich sein (Kool 2009).

> **Wichtig**
>
> Die Ausprägung der Spastizität kann nach der Spastikskala nach Ashworth oder der modifizierten Tardieu-Skala bewertet werden.

- **Modifizierte Ashworth-Skala nach Bohannon (Kool 2009)**

Beim entspannt liegenden Patienten wird bei passiver Bewegung einer Extremität auf einer Ordinalskala von 0–4 der geschwindigkeitsabhängige Widerstand beurteilt (▶ Übersicht 3.1). Für die obere Extremität kann auch der stabile, entspannte Sitz gewählt werden.

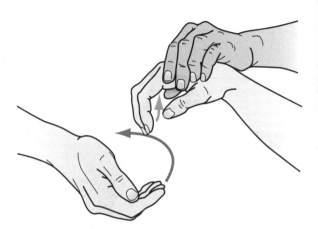

◘ Abb. 3.2. Der Trömner-Reflex wird durch Anschlagen der Fingerspitzen des Untersuchers gegen die Fingerkuppen des Patienten ausgelöst

◘ Übersicht 3.1. Einteilung der modifizierten Ashworth-Skala nach Bohannon

0   Kein erhöhter Widerstand

1   Leichter Widerstand in eine Richtung, am Ende oder Anfang der Bewegungsexkursion

1+ Leichter Widerstand über 50% des Bewegungsausmaßes

2   Deutlicher Widerstand über 50% des Bewegungsausmaßes, volles Bewegungsausmaß (ROM) ist möglich

3   Starker Widerstand, passive ROM ist erschwert

4   ROM teilweise eingeschränkt

- **Modifizierte Tardieu-Skala nach Gracies (Marks 2009)**

Die Ausgangsstellung ist wie bei der Ashworth Scale. Für jede Muskelgruppe wird nun die Reaktion auf die Dehnung mit einer spezifischen Dehnungsgeschwindigkeit (zwei Parameter: X und Y) bewertet. Das Gelenk soll zuerst mit sehr langsamer Geschwindigkeit über das volle Bewegungsausmaß bewegt werden. Das dabei erreichte Bewegungsausmaß wird gemessen. Anschließend wird das Gelenk mit maximaler Geschwindigkeit in gleiche Bewegungsrichtung im gleichen Bewegungsausmaß bewegt:

- Die Qualität der Muskelreaktion (X) wird auf einer Skala von 0–4 eingestuft (▶ Übersicht 3.2).
- Abschließend wird der Winkel der Muskelreaktion (Y) bei schneller Bewegungsdurchführung notiert, bei der ein Widerstand (»catch«) auftritt.

> **Wichtig**
>
> Ist die Differenz des gemessenen Winkels in der Endstellung bei langsamer bzw. schneller Bewegung>10°, so ist der Widerstand primär durch gesteigerte tonische Dehnungsreflexe bedingt.
>
> Ist die Differenz des gemessenen Winkels in der Endstellung bei langsamer bzw. schneller Bewegung<10°, so ist der Widerstand primär durch muskulären Hypertonus bedingt.

◘ Übersicht 3.2. Einteilung der modifizierten Tardieu-Skala nach Gracies

0   Kein Widerstand durch das volle Bewegungsausmaß

1   Leichter Widerstand während des gesamten Bewegungsausmaßes, aber ohne eindeutigen

▼   »catch«

3

2   Es tritt ein eindeutiger »catch« bei einem bestimmten Winkel der Bewegung auf, der die passive Bewegung unterbricht, aber nach kurzer Zeit nachlässt

3   Es tritt ein erschöpflicher Klonus auf, der spätestens nach 10 sec verschwindet

4   Auftreten eines unerschöpflichen Klonus

3.2.2 Prüfung der passiven Beweglichkeit

Bis zu 75% der MS-Betroffenen leiden unter einer Spastizität, welche sich in einem pathologisch erhöhten Muskeltonus manifestiert. Länger anhaltende Spastizität kann ihrerseits strukturelle Veränderungen im Muskel selbst hervorrufen. Beides – patholgisch erhöhter Muskletonus sowie strukturelle Veränderungen im Muskel – können **Gelenkkontrakturen** zur Folge haben. Aber auch kompensatorisches Bewegungsverhalten und steigende Immobilität der Betroffenen führen langfristig unweigerlich zu spezifischen Bewegungseinschränkungen, und deshalb muss die passive Gelenkbeweglichkeit untersucht werden.

Durchführung

Die Prüfung der Gelenkbeweglichkeit und/oder Dehnbarkeit der Muskulatur erfolgt immer **passiv.** Damit wird verhindert, dass bei aktiver Beweglichkeitsprüfung zusätzliche Koordinationsstörungen und/oder Muskelschwächen das Testergebnis beeinflussen.

Wichtig
Die Prüfung der passiven Bewegungstoleranz soll ohne Bremsung durch pathologischen Tonus erfolgen. In der praktischen Durchführung müssen deshalb **Anpassungen** gemacht werden.

■ Anpassungen für die Prüfung der passiven Beweglichkeit

▬ Die **Ausgangsstellung** muss dem Patienten eine optimale Gewichtsabgabe gewährleisten und spastikkontrollierend gewählt werden. Ist trotzdem ein pathologischer Tonus spürbar, so kann vor der Prüfung versucht werden, die Tonuserhöhung durch rhythmisches Bewegen zu reduzieren. Kann eine bremsende pathologische Tonuserhöhung für die Prüfung nicht ausgeschaltet werden, so muss dies bei der Notation des Testergebnisses zwingend vermerkt werden.

▬ Die **Grifffassung** soll weich, aber bestimmt sein. Sie darf keine Tonuserhöhung auslösen. Schmerzen und Unsicherheit erhöhen die Gefahr von pathologischem Tonus.

▬ Der Patient soll über die geplante Bewegungsausführung **informiert** werden. Nur dadurch kann er die Bewegung auch optimal zulassen und eine unerwünschte, durch Unsicherheit ausgelöste Tonuserhöhung verhindern.

▬ Bewegungseinschränkungen der Extremitäten sollten, wenn möglich, von **proximal** geprüft werden (◘ Abb. 3.3). Patienten mit Bewegungseinschränkungen an den Extremitäten haben im Verlauf ihrer Krankheit oft gelernt, dass Bewegungen des distalen Gelenkpartners Schmerzen machen. Sie werden deshalb Mühe haben, Bewegungen des distalen Gelenkpartners zuzulassen. **Bewegungen des proximalen Gelenkpartners** sind dagegen möglicherweise schmerzfrei (Klein-Vogelbach 2001).

Beispiel

Prüfung des rechten Hüftgelenks in Abduktion
(◘ Abb. 3.3)

Ausgangsstellung

Der Patient liegt in Rückenlage. Das rechte Bein wird in Kniegelenkhöhe mit einem Kissen leicht unterlagert. Die so entstandene Flexionsstellung in Hüft- und Kniegelenk wirkt sich spastikkontrollierend aus. Ebenso sollen Kopf und ggf. auch Arme bequem auf einem Kissen aufliegen. Der Patient soll die Ausgangsstellung als angenehm empfinden.

Durchführung

Der Therapeut nimmt das linke Bein und bewegt es abduktorisch im linken Hüftgelenk. Als weiterlaufende Bewegung

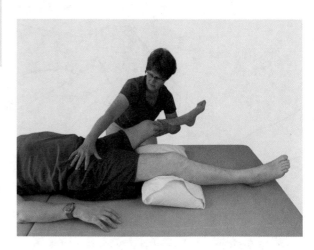

◘ **Abb. 3.3.** Beweglichkeitsprüfung von proximal: Abduktionstoleranz des rechten Hüftgelenks

wird das Becken von der Bewegung erfasst und bewirkt in der LWS eine Lateralflexion (konkav zur Seite des bewegten Beins), im zu prüfenden rechten Hüftgelenk eine Abduktion von proximal. Weiterlaufende Bewegungen in dieselbe Richtung (Verschiebung der Spinaverbindung) dürfen zugelassen werden, wenn eine Initialbewegung im Drehpunkt (Abduktion linkes Hüftgelenk) endgradig erfolgt ist (oder noch erfolgen wird). Damit können unerwünschte bremsende Muskelaktivitäten ausgeschaltet werden.

Bewertung

Die Prüfung der Gelenkbeweglichkeit soll nicht nur Beweglichkeitseinschränkungen, sondern auch Hypermobilitäten aufzeigen. Die **Notation** der Beweglichkeit von Extremitätengelenke kann nach der **Neutral-Methode** erfolgen (Debrunner 1971).

Beispiel
Einschränkung der Hüftgelenkextension: HG-FLEX/EXT: 130°/0°/0°.
→ Die Nullstellung in Extension wird gerade noch erreicht.

Häufig ist die Genauigkeit einer Winkelmessung aber nicht zwingend notwendig. Das Ausmaß einer **Hypo-** bzw. **Hypermobilität** kann daher auch durch die Zeichen **X/∞** gekennzeichnet werden. Dabei werden 1 bis max. 3 Zeichen verwendet:
- **X, XX, XXX:** hypomobil (etwas, deutlich, übermäßig eingeschränkt).
- **∞, ∞∞, ∞∞∞:** hypermobil (etwas, deutlich, übermäßig beweglich).

Beispiel
Notation:
- LWS-EXT: XX
- FLEX/EXT thorakolumbaler Übergang: ∞
  → Die **LWS-Beweglichkeit** ist in Extension deutlich eingeschränkt und wird durch eine Hypermobilität im thorakolumbalen Übergang kompensiert.

> **Wichtig**
> **Schmerzen**, die bei der Prüfung auftreten, oder die ein Weiterführen der Prüfung unmöglich machen, müssen zusätzlich notiert werden.

3.2.3 Prüfung der selektiven Kraft

Zentrale Paresen prägen oft das Bild eines fortgeschrittenen Krankheitsverlaufs bei MS. **Motorische Ausfälle** sind aber schon zu Beginn der Erkrankung in mehr als 50% der Fälle für die Hauptbeschwerden verantwortlich. Dies gilt insbesondere bei primär chronisch beginnendem Krankheitsverlauf (Kesselring 2005).

 Tipp
Beim Beobachten des Bewegungsverhaltens sind **zentrale Paresen** oft nicht von **sekundären Schwächen** (aufgrund reziproker Hemmung) zu unterscheiden.

> **Definition**
> **Reziproke Hemmung** bedeutet, dass durch eine Aktivierung der Agonisten deren Antagonisten gehemmt werden.

Um zentrale Paresen von sekundären Schwächen aufgrund reziproker Hemmung unterscheiden zu können, ist es wichtig, Muskulatur auf **selektive Kraft** zu prüfen.

Durchführung

Bei der Prüfung der selektiven Kraft wird bewusst darauf verzichtet, einzelne Muskeln isoliert zu testen. Vielmehr wird die Prüfung nach **Funktionsgruppen** durchgeführt.

> **Wichtig**
> Die **Prüfung der selektiven Kraft** erfolgt nach Funktionsgruppen. Einzelne Muskeln werden nicht isoliert getestet. Die Bewertung erfolgt nach einer modifizierten Wertskala von 0–5.

- **Notwendige Anpassungen für die Prüfungsdurchführung**
- Die **Ausgangsstellung** soll eine möglichst große Stabilität gewährleisten und verhindern, dass pathologisch erhöhter Tonus auftritt.
- Sobald die Kraft gegen die Schwerkraft geprüft wird, wird kein Bewegungsauftrag, sondern ein **Halteauftrag** gefordert. Dies verhindert, dass zusätzliche Koordinationsstörungen das Testergebnis maßgebend beeinflussen.
- Während der Prüfungsdurchführung muss streng auf **Selektivität** geachtet werden. Kompensationen im Sinne des Nutzens von pathologischem Tonus oder pathologischen Synergien (auch von den nicht geprüften Körperabschnitten) dürfen nicht toleriert werden. Nur unter Einhaltung der Selektivität darf die Bewertungsskala 0–5 angewendet werden
- Beim **Einsetzen von Widerstand** muss speziell auf das Erhalten der Selektivität geachtet werden. Bei latent erhöhtem pathologischen Tonus im Sinne der Spastizität bedeutet Widerstand immer auch Gefahr des Nutzens von unerwünschtem pathologischen

Tonus. Patienten, die noch diskrete zentrale Paresen kombiniert mit diskreten Koordinationsstörungen haben, können leichten Widerstand auch als Erleichterung empfinden.

> **ⓘ Tipp**
>
> Erfüllt der Patient den Halte- oder Bewegungsauftrag besser mithilfe eines **leichten Widerstands**, kann dies zur Differenzierung von zentralen Paresen und primären Koordinationsstörungen genutzt werden.
> Wird die **Kraft gegen die Schwerkraft** geprüft, wird anstelle eines Bewegungsauftrags ein Halteauftrag gefordert. Dies verhindert, dass zusätzliche Koordinationsstörungen das Testergebnis maßgebend beeinflussen.

Beispiel
Prüfung der selektiven Kraft der Flexoren im Hüftgelenk rechts (◨ Abb. 3.4)
Ausschlaggebend für eine funktionell einsetzbare Beugung des Hüftgelenks ist eine Kraft, welche gegen die Schwerkraft

halten mag. Die Bewertung der selektiven Kraft der Hüftflexoren wird deshalb oft primär **gegen die Schwerkraft** getestet.

Ausgangsstellung
Für einen Muskelkraftwert gegen die Schwerkraft wird eine vertikale Ausgangsstellung im Sitz gewählt. Durch die deutliche Flexionsstellung in Knie- und Hüftgelenk ist die Ausgangsstellung tonuskontrollierend. Um die proximale Stabilität zu gewährleisten, soll sich der Patient seitlich mit den Armen stützen können. Bei ausgeprägter Instabilität des Rumpfes muss der Sitz angelehnt an einer dorsalen Lehne gewählt werden. Die Füße haben guten Fußsohlen-Bodenkontakt.

Durchführung
Die Therapeutin übernimmt das Gewicht des rechten Beins und fordert den Patienten auf, vorerst nicht mitzuhelfen. Nach dem Erreichen einer Mittelstellung in Bezug auf das ganze Bewegungsausmaß fordert die Therapeutin den Patienten auf, das Gewicht des Beins in der vorgegebenen Stel-

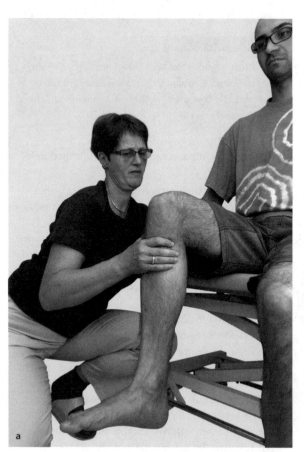
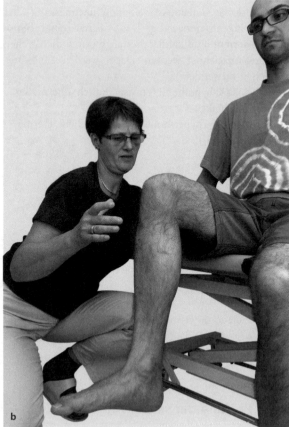

◨ **Abb. 3.4 a, b.** Prüfung der selektiven Kraft im Hüftgelenk rechts. **a** Das Bein wird passiv in eine Mittelstellung, bezogen auf das Bewegungsausmaß gebracht. **b** Der Patient wird aufgefordert, die Stellung so gut wie möglich zu halten. Pathologischer Tonus darf dabei nicht genutzt werden

lung zu halten. Dies entspricht einem Muskelwert 3-. Kann dies ohne Mühe und selektiv erfolgen, wird der Halteauftrag in einer Endstellung des Bewegungsausmaßes nochmals gefordert, um den vollen Muskelwert 3 zu testen.

Erreicht der Patient ohne Mühe den Wert 3, werden anschließend (unter denselben strengen Beobachtungskriterien) gegen einen leichten, mittleren bzw. maximalen Widerstand die Muskelwerte 4, 4+ bzw. 5 getestet.

Beobachtungskriterien für Selektivität

- Kann der Patient das Gewicht des Beins ohne Absinken in der vorgegebenen Stellung halten?
- Erfolgt der Halteauftrag selektiv und ohne Nutzen von unerwünschtem pathologischen Tonus oder unerwünschten Synergien?
- Behält die linke Ferse Bodenkontakt, oder wird ein Hochstoßen vom Vorfuß mit Fersenablösung beobachtet?
- Bleibt der rechte Unterschenkel vertikal, oder beginnt sich das Kniegelenk zu strecken?
- Bleibt der rechte Fuß in einer entspannt hängenden Position, oder beginnt der Vorfuß in Supinationsstellung zu ziehen?
- Kann das Becken seine vertikale Ausgangsstellung halten, oder beginnt es, extensorisch im Hüftgelenk nach hinten zu stoßen?
- Bleibt die Körperlängsachse vertikal, oder versucht der Patient, sich mit dem Oberkörper nach hinten zu neigen?

Durchführung für die Muskelwerte 0–2

Für eine Muskelkraft **ohne Einwirkung der Schwerkraft** wird die Seitenlage als Ausgangsstellung gewählt (◻ Abb. 3.5). Das nicht zu prüfende Bein soll zur Stabilität unten liegen, in Hüft- und Kniegelenk gebeugt,. Die Flexionsstellungen dienen gleichzeitig auch der Kontrolle von unerwünschten pathologischen Tonuserhöhungen. Das zu prüfende Bein liegt auf einem Block, oder wenn möglich, aufgehängt in Schlingen (◻ Abb. 3.5). Letzeres hat den Vorteil, dass das Bein bei der Bewegungsausführung keinen zusätzlichen Reibungswiderstand überwinden muss. Zur Prüfung wird der Patient aufgefordert, aktiv eine Flexionsbewegung des zu prüfenden Beins auszuführen.

Beobachtungskriterien für Selektivität

- Bleibt das untere Bein angewinkelt, oder beginnt es, sich im Kniegelenk zu strecken?
- Kann die Flexionsbewegung im zu prüfenden Bein ohne Extensionsbewegung im Kniegelenk und ohne Supinationsbewegung im Fuß durchgeführt werden?
- Bleibt das Becken in seiner Ausgangsstellung liegen, oder bewegt es sich im unteren Hüftgelenk extensorisch?
- Kann die Seitenlage korrekt beibehalten werden, oder wird eine Drehung des Beckens nach hinten beobachtet?

> **Wichtig**
>
> Eine Muskelkraft ≤2 kann im Bewegungsverhalten funktionell meist wenig genutzt werden (Ausnahme: Rotatorenaktivität). Erreicht die Muskulatur den Wert 3 nicht, so kann für eine Bewegungsanalyse (v.a. bei noch gehfähigen Patienten) oft auch auf eine zusätzliche Prüfung ohne Schwerkrafteinwirkung verzichtet werden.

Bewertung

Bei der Bewertung der Muskelkraft kann – entsprechend der Muskelprüfung bei peripheren Paresen (Daniels u. Worthingham 1992) – eine **modifizierte Wertskala** von 0–5 angewendet werden. Die Kriterien der Werte 0–5 werden dabei von der Wertskala der peripheren Muskelprüfung übernommen. Für die Zwischenwerte (2+ etc.) müssen spezifische Anpassungen gemacht werden (▶ Übersicht 3.3).

> **◻ Übersicht 3.3. Wertskala der Muskelkraft bei zentralen Paresen (modifiziert nach Steinlin Egli)**
>
> 0   Keine Innervation
>
> 1   Muskelkontraktion sichtbar
>
> 1+   Selektiver Bewegungsauschlag (<50% des gesamten Bewegungsausmaßes) ohne Einwirkung der Schwerkraft
>
> 2-   Selektiver Bewegungsauschlag (>50% des gesamten Bewegungsausmaßes) ohne Einwirkung der Schwerkraft
>
> 2   Selektiver, endgradiger Bewegungsausschlag ohne Einwirkung der Schwerkraft
>
> 2+   Halteaktivität gegen die Schwerkraft mit leichtem Absinken aus der Mittelstellung
>
> 3-   Halteaktivität gegen die Schwerkraft in Mittelstellung des Bewegungsausmaßes
>
> 3   Halteaktivität gegen die Schwerkraft in Endstellung des Bewegungsausmaßes
>
> 4   Halteauftrag gegen die Schwerkraft und leichter Widerstand in Endstellung des Bewegungsausmaßes
>
> 4+   Halteauftrag gegen die Schwerkraft und mittlerer Widerstand in Endstellung des Bewegungsausmaßes
>
> 5   Halteauftrag gegen die Schwerkraft und maximaler Widerstand in Endstellung des Bewegungsausmaßes (entspricht der Normalkraft)

> **Wichtig**
>
> Die Muskelkraft darf nur unter strenger **Einhaltung der Selektivität** und ohne Nutzen von pathologischem Tonus in der Bewertungsskala 0–5 gemessen werden.

3

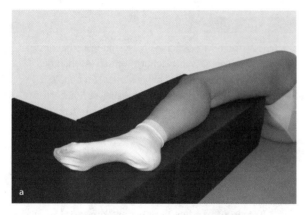

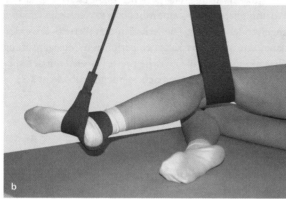

◻ **Abb. 3.5 a, b.** Prüfungsdurchführung für die Muskelwerte 0–2. **a** Mithilfe von Lagerungskissen. **b** Durch die Aufhängung in Schlingen entfällt der Reibungswiderstand

■ **Berücksichtigung der funktionellen Hauptaufgabe der Muskulatur**

Muskelfunktionsprüfungen werden primär in Spielfunktion durchgeführt. Viele funktionelle Muskelgruppen v.a. der unteren Extremitäten finden jedoch ihre Hauptaufgaben in der **Stützfunktion**, nicht in der Spielfunktion. Die **wichtigsten Muskelgruppen für das Gehen** sind:

- Die **Dorsalextensoren** und **Eversoren** des Fußes haben eine wichtige stabilisierende Aufgabe beim initialen Bodenkontakt, gemeinsam mit den Fußinversoren und Zehenextensoren.
- Bei beginnender Standbeinphase verhindert die **Ischiokruralmuskulatur** (zusammen mit der Glutealmuskulatur und dem Adductor magnus) fallverhindernd (exzentrisch) die Flexion des Hüftgelenks durch Drehpunktverschiebung nach hinten/unten und arbeitet dadurch dem Flexionsdrehmoment entgegen. Die Ischiokruralmuskulatur sichert zudem, gemeinsam mit dem Quadrizeps, die Stellung des Kniegelenks in leichter Flexion im Standbein.
- Die Hauptfunktion der **Hüftflexoren** ist sicher die flexorische Verankerung des Oberschenkels am

Becken in der Schwungphase. Bei beginnender Standbeinphase aber ist der Rectus femoris als Hüftgelenkflexor zur Sicherung des Hüftgelenks mitinnerviert.

- Bei beginnender Belastung des Standbeins verhindert der **Tensor fasciae latae** als erster Muskel des Abduktorenfächers das Absinken des Beckens auf der Standbeinseite. Während der Fuß am Boden abrollt, verschieben sich die fallverhindernden Aktivitäten des **Abduktorenfächers** auf die Mm. gluteus medius und minimus.
- Bei der Vorfußablösung ist als letzter Muskel, der das Becken am Standbein verankert, also in Stützfunktion, der **M. adductor magnus** mit extensorischer, adduktorischer und innenrotatorischer Komponente verantwortlich.

Diese Gangbildbeschreibung macht deutlich, dass die Prüfung der selektiven Kraft dieser Muskelgruppen **nicht nur in Spielfunktion** erfolgen darf. Die abduktorische Stabilisation im Hüftgelenk des Standbeins kann beispielsweise ungenügend sein, obwohl der selektive Krafttest einen Muskelwert 3 ergab.

> **Wichtig**
>
> Die Prüfung der selektiven Kraft der unteren Extremitäten darf nicht nur in Spielfunktion erfolgen. Zusätzlich müssen auch **funktionelle Stützaktivitäten** in Bezug auf deren stabilisierende Kraft und Koordination geprüft werden (▶ Kap. 3.3.1).

3.2.4 Prüfung der Koordinationsfähigkeit der Extremitäten

Die Art einer Koordinationsstörung ist vom Ort der Läsion abhängig. Eine **Läsion im Kleinhirn** führt zu einer **zerebellären Ataxie**. Diese kann sich als Koordinationsstörung im Rumpf oder auch in den Extremitäten äußern. Reine zerebelläre Syndrome sind insgesamt selten, häufig dagegen sind Kombinationen von Koordinationsstörungen mit motorischen Ausfällen (Kesselring 2005).

Durchführung

Bei Koordinationsstörungen der Extremitäten kann die noch vorhandene Bewegungskontrolle in den einzelnen Bewegungsniveaus unterschiedlich sein. In der Untersuchung ist deshalb ein isoliertes Prüfen der einzelnen Gelenke/Bewegungsniveaus notwendig. Die Prüfung erfolgt – wie auch die selektive Kraftprüfung – in **Spielfunktion**.

ⓘ Tipp

Bei der Prüfung der Koordination der Extremitäten muss auf möglichst große **proximale Stabilität** geachtet werden.

Wichtig

Bei Koordinationsstörungen der Extremitäten kann die noch vorhandene Bewegungskontrolle in den einzelnen Bewegungsniveaus unterschiedlich sein. In der Untersuchung ist deshalb ein **isoliertes Prüfen der einzelnen Gelenke/Bewegungsniveaus** notwendig.

In der Durchführung werden 3 **Schwierigkeitsstufen** unterschieden (◨ Abb. 3.6, Abb. 3.7):
▬ **Stufe 1:** Halteauftrag mit Abnahme eines Teilgewichts bis zur Übernahme des vollen Gewichts.
▬ **Stufe 2:** Konzentrischer/exzentrischer Bewegungsauftrag.
▬ **Stufe 3:** Rhythmische Bewegungsumkehr zwischen konzentrischer und exzentrischer Bewegung.

Wichtig

Können in einer beliebigen Stufe **Koordinationsschwierigkeiten** nachgewiesen werden, so wird die Prüfung der nächsthöheren Stufe hinfällig.

Beispiel
Prüfung der Koordinationsfähigkeit im Niveau Hüftgelenk
Ausgangsstellung
Der Patient liegt in Rückenlage. Alle Körpergewichte sind (evt. mit Lagerungskissen) so abgegeben, dass keine stabilisierenden Aktivitäten gefordert werden.

Durchführung Stufe 1 (◨ Abb. 3.8)
Die Therapeutin übernimmt das zu prüfende Bein und stellt den Oberschenkel im Hüftgelenk flexorisch in Mittelstellung zwischen horizontal und vertikal ein. Bezüglich Ab-/Adduktion und Rotation befindet sich das Hüftgelenk in aktueller Ruhestellung. Der Unterschenkel neigt wenig nach vorne/unten und soll durch den Patienten nicht aktiv gehalten werden. Nun wird der Patient aufgefordert, das Gewicht des Beins langsam selbst zu übernehmen und die Stellung des Oberschenkels dabei nicht zu verändern. Die Therapeutin überlässt das Beingewicht sukzessive dem Patienten. Dieser wird also zuerst die Stellung mit Übernahme eines Teilgewichts halten und erst zum Schluss das ganze Beingewicht übernehmen.

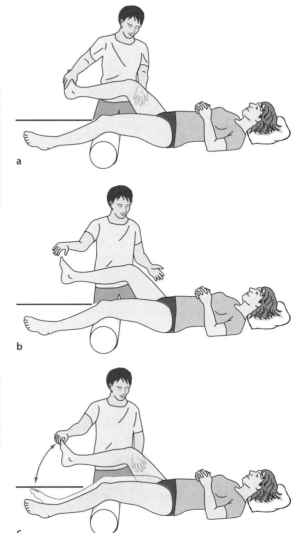

a

b

c

◨ **Abb. 3.6 a-c.** Prüfung der Koordinationsfähigkeit im Niveau Hüftgelenk. **a, b** Stufe 1: Die Therapeutin übernimmt zuerst das volle Gewicht des Beins, welches in Hüft- und Kniegelenk in Mittelstellung flektiert ist. Danach fordert sie den Patienten auf, die vorgegebene Stellung selbständig zu halten. Dabei überlässt sie dem Patienten sukzessive das Beingewicht. **c** Stufe 2: Der Patient wird aufgefordert, aus Rückenlage das Knie selbständig in Richtung Schulter und wieder zurück in die Ausgangsstellung zu führen

Beobachtungskriterien für die Beurteilung Stufe 1:
▬ Kann der Patient die Stellung ohne beobachtbares Zittern halten, oder
▬ werden agonistische/antagonistische Bewegungsausschläge beobachtet und/oder gespürt?

Durchführung Stufe 2 (◨ Abb. 3.9)
Der Patient wird nun aufgefordert, das Kniegelenk des zu prüfenden Beins möglichst geradlinig in Richtung Kopf zu

3

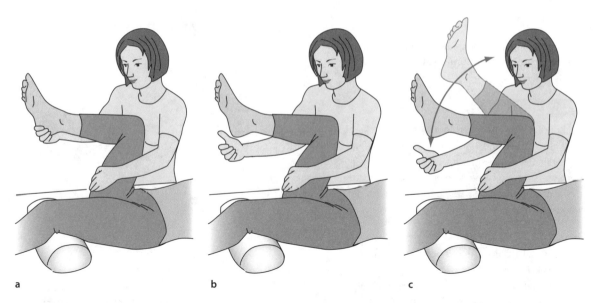

a   b   c

◪ **Abb. 3.7 a-c.** Prüfung der Koordinationsfähigkeit im Niveau Kniegelenk. **a, b** Stufe 1: Der Patient wird aufgefordert, den Unterschenkel in der vorgegebenen Stellung selbständig zu halten. Die Therapeutin überlässt dem Patienten langsam und sukzessive das Unterschenkelgewicht. Eine gute Fixation des Oberschenkels ist erforderlich, damit nicht gleichzeitig eine aktive Kontrolle des Hüftgelenks gefordert wird. **c** Stufe 2: Der Patient wird aufgefordert das Kniegelenk aktiv ein wenig zu extendieren bzw. zu flektieren.Stufe 3: Der Patient soll die Knieflexion/-extension rhythmisch alternierend, ohne Pause bei der Bewegungsumkehrung durchführen

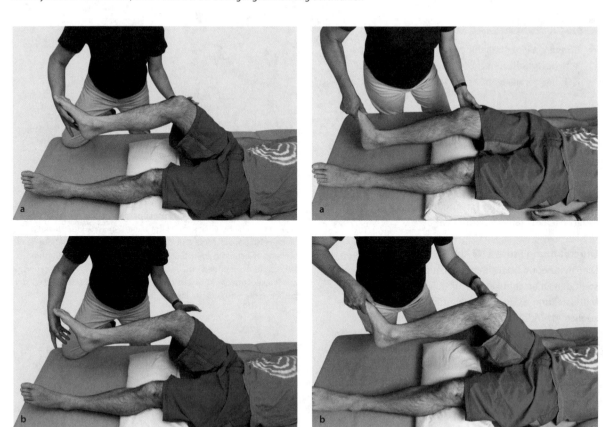

◪ **Abb. 3.8 a, b.** Prüfung der Koordinationsfähigkeit im Hüftgelenk. Stufe 1: **a** Die Therapeutin bringt das Bein passiv in die Ausgangsstellung. **b** Prüfung der Halteaktivität

◪ **Abb. 3.9 a, b.** Stufe 2: Prüfung des konzentrischen/exzentrischen Bewegungsauftrags ziehen und danach wieder in die Ausgangsstellung zurückzukehren. Besteht die Gefahr einer unerwünschten Lordosierung der LWS, kann die Ferse zu Beginn den Kontakt mit der Unterlage behalten und so hochgezogen werden. Die Therapeutin begleitet die Bewegung mit Griff an der großen Zehe/Vorfuß, jedoch ohne Gewichtsabnahme. Die zweite Hand kann zum Spüren ohne Druck an den Oberschenkel des zu prüfenden Beins gelegt werden.

Beobachtungskriterien für die Beurteilung Stufe 2:
- Kann der Patient die Bewegung geradlinig ohne Zittern ausführen, oder
- wird eine zahnradartige Bewegung beobachtet oder gespürt?

Durchführung Stufe 3 (◘ Abb. 3.10)
Der Patient wird aufgefordert, den Bewegungsablauf von Stufe 2 mehrmals rhythmisch, abwechselnd durchzuführen. Die Therapeutin achtet speziell darauf, dass der Patient bei der Bewegungsumkehr keine Pause macht.

Beobachtungskriterien für die Beurteilung Stufe 3
- Kann der Bewegungsauftrag geradlinig, ohne Halt bei der Bewegungsumkehr, ohne Zittern und/oder zahnradartige Bewegung durchgeführt werden?

Bewertung
Stufe 1. Werden agonistische/antagonistische Bewegungsausschläge beobachtet und/oder gespürt, so liegen Koordinationsschwierigkeiten auf Stufe 1 vor. Weitere Prüfungen zur Koordination im selben Niveau sind nicht mehr notwendig. **Notation:** HG-Koordinationsschwierigkeiten auf Stufe 1 sichtbar/spürbar.

Stufe 2. Wird ein Zittern oder eine zahnradartige Bewegung beobachtet oder gespürt, so liegen Koordinationsschwierigkeiten auf Stufe 2 vor. Weitere Koordinationprüfungen in diesem Niveau sind nicht mehr notwendig. **Notation:** HG-Koordinationsschwierigkeiten auf Stufe 2 sichtbar/spürbar.

Stufe 3. Kann der Bewegungsauftrag nicht geradlinig, ohne Halt bei der Bewegungsumkehr, Zittern und/oder zahnradartiger Bewegung durchgeführt werden, so liegen Koordinationsschwierigkeiten auf Stufe 3 vor. **Notation:** HG-Koordinationsschwierigkeiten auf Stufe 3 sichtbar/spürbar.

 Tipp

Diskrete Koordinationsstörungen, welche in der Prüfung erst auf Stufe 3 erkannt werden können, sind im Bewegungsverhalten oft noch nicht sichtbar. Sie können vom Patienten aber als höhere Ermüdbarkeit oder nach Ermüdung wahrgenommen werden.

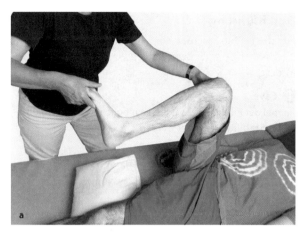

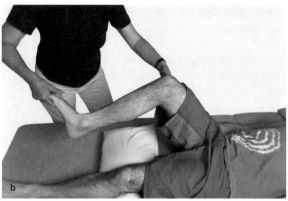

◘ **Abb. 3.10 a, b.** Stufe 3: Prüfung der rhythmischen Bewegungsumkehr

3.2.5 Prüfung der Feinmotorik

Unter **Feinmotorik** versteht man die Fähigkeit zu kleinräumigen, gezielten und besonders abgestimmten Bewegungen, für die uns Kopf, Gesicht, Füße und vor allem Hände zur Verfügung stehen (Beudels 1995).

Wichtig

Eine gute Feinmotorik setzt ein optimales Zusammenspiel von Agonisten und Antagonisten voraus. Ist dieses Zusammenspiel gestört, verliert man die **Fähigkeit, rasche, rhythmisch-alternierende Bewegungen** auszuführen:
- Bei einer Feinmotorikstörung der **Hände** geht die manuelle Geschicklichkeit verloren.
- Bei einer Feinmotorikstörung der **Füße** gehen pro-/supinatorische und in-/eversorische Anpassungsfähigkeiten bei Gleichgewichtsreaktionen im Stand verloren.

3

Durchführung

Für die Prüfung werden vom Betroffenen rasche, rhythmisch-alternierende Bewegungen von Hand und Fuß gefordert.

! Cave

Bei der Prüfung muss auf eine möglichst große **proximale Stabilität** geachtet werden.

■ **Prüfung der Feinmotorik der Hand** (■ Abb. 3.11)

Ausgangsstellung. Sitz vor einer Behandlungsbank. Die Unterarme haben ventral Kontakt mit der Behandlungsbank. Der Ellenbogen steht etwas vor dem Schultergelenk. Die Volarseite der Hand ist der Unterlage zugewendet. Die Flexions-/Extensionsachsen im Handgelenk stehen horizontal.

Bewegungsauftrag. Der Patient wird aufgefordert, in zügigem Tempo mit der Hand (dorsalextensorisch, volarflexorisch im Handgelenk) einen Takt auf dem Tisch zu klopfen. Der Kontakt der dorsalen Handgelenkseite mit der Unterlage muss dabei erhalten bleiben.

Anschließend sollen die Fingerspitzen während des Taktschlagens (radial-/ulnarabduktorisch im Handgelenk) einmal etwas mehr rechts bzw. links die Unterlage berühren.

■ **Prüfung der Feinmotorik der Finger** (■ Abb. 3.12)

Ausgangsstellung. Sitz vor einer Behandlungsbank. Die Unterarme haben ventral Kontakt mit der Behandlungsbank. Der Ellenbogen steht etwas vor dem Schultergelenk. Die Hand wird dorsalextensorisch im Handgelenk hochgezogen.

Bewegungsauftrag. Der Patient wird aufgefordert, mit den Fingerspitzen alternierend, rasch aufeinanderfolgend die gleichseitige Daumenspitze zu berühren.

■ **Prüfung der Feinmotorik des Fußes** (■ Abb. 3.13)

Ausgangsstellung. Sitz auf einer Behandlungsbank. Die Arme stützen seitlich. Bei ausgeprägter Instabilität des Rumpfes muss der Sitz angelehnt an einer dorsalen Lehne gewählt werden. Die Füße haben Bodenkontakt, die Ferse des zu prüfende Fußes steht etwas vor dem Kniegelenk.

Bewegungsauftrag. Der Patient wird aufgefordert, in zügigem Tempo mit dem Vorfuß, anschließend mit der Ferse einen Takt auf dem Boden zu klopfen. Ferse bzw. Vorfuß bleiben räumlicher Fixpunkt und behalten Bodenkontakt.

Anschließend soll der Vorfuß während des Taktschlagens (außen-/innenrotatorisch im Kniegelenk) einmal etwas mehr rechts bzw. links den Boden berühren.

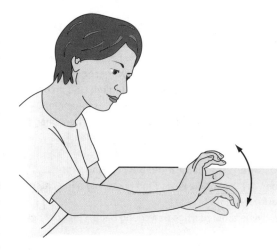

■ **Abb. 3.11.** Prüfung der Feinmotorik der Hand. Der Patient wird aufgefordert, in zügigem Tempo mit der Hand einen Takt auf dem Tisch zu klopfen. Der Kontakt der dorsalen Handgelenkseite mit der Unterlage muss dabei erhalten bleiben

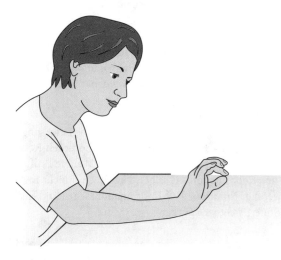

■ **Abb. 3.12.** Prüfung der Feinmotorik der Finger. Der Patient wird aufgefordert, mit den Fingerspitzen alternierend, rasch aufeinanderfolgend die gleichseitige Daumenspitze zu berühren

Wichtig

Bei der **Prüfung der Feinmotorik** wird primär die Koordinationsfähigkeit geprüft, um eventuelle Auswirkungen zerebellärer Läsionen zu erkennen. Gleichzeitig können bei der Bewegung auch erkannt werden:

- **diskrete Paresen**, durch eine deutliche Verlangsamung der Bewegung oder ein auffallend kleines Bewegungsausmaß,
- Auswirkungen eines **unkontrollierten pathologischen Tonus**, durch fehlende Elastizät bei der Bewegung.

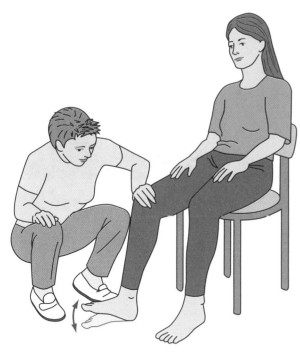

Abb. 3.13. Prüfung der Feinmotorik des Fußes. Der Patient wird aufgefordert, in zügigem Tempo mit dem Vorfuß einen Takt auf dem Boden zu klopfen. Für eine gute Bewegungstoleranz im oberen Sprunggelenk soll die Ferse des zu prüfenden Fußes etwas vor dem Kniegelenk stehen

Bewertung

- **Beobachtungskriterien für die Feinmotorik der Hand**
- Können die Bewegungen rhythmisch, ohne Halt bei der Bewegungsumkehr und in zügigem Tempo ausgeführt werden?
- Sind Tempovariationen möglich?
- Kann die weiterlaufende Bewegung – durch den Fixpunkt Handgelenk auf der Unterlage –widerlagert werden?

- **Beobachtungskriterien für die Feinmotorik der Finger**
- Treffen die Fingerspitzen die Daumenkuppe?
- Kann das Tippen rasch und ohne Bewegungsunterbrechung durchgeführt werden?
- Sind Tempovariationen möglich?

- **Beobachtungskriterien für die Feinmotorik des Fußes**
- Können die Bewegungen rhythmisch, ohne Halt bei der Bewegungsumkehr und in zügigem Tempo ausgeführt werden?
- Sind Tempovariationen möglich?
- Findet der Aufschlag des Vorfußes bzw. der Ferse gut hörbar und dosiert statt?

- **Notation**

Feinmotorik diskret, deutlich, stark eingeschränkt/aufgehoben.

Beispiel
Notation:
- Feinmotorik der Hand durch Koordinationsstörungen deutlich eingeschränkt.
- Feinmotorik im Fuß tonusbedingt diskret eingeschränkt.

3.2.6 Prüfung der Sensibilität und Wahrnehmung

Sensibilität ist eine komplexe Leistung des Nervensystems. Sensible Wahrnehmungen werden bezüglich ihrer Qualität und Quantität unterschieden und nach Summation und Integration in höheren Zentren des ZNS zu Empfindungen verarbeitet. Wahrnehmung ist also ein **aktiver selektiver Prozess**, durch den das menschliche Gehirn Außenreize als Informationsangebote in sinnvollen Bezug zu vorhandenen internen Strukturen setzt. Dabei basieren alle Wahrnehmungsprozesse auf bereits Gelerntem (Janssen u. Pott 2009). Die Wahrnehmung unterliegt aber auch inter- und intraindividuellen **Schwankungen:**
- Derselbe Reiz kann von zwei verchiedenen Menschen (**interindividuell**) unterschiedlich empfunden werden.
- Abhängig von der momentanen Aufmerksamkeit bzw. Gefühlslage (**intraindividuell**) kann man denselben Reiz unterschiedlich empfinden.

> **Wichtig**
>
> **Wahrnehmung** ist ein aktiver selektiver Prozess, durch den das menschliche Gehirn Aussenreize als Informationsangebote in sinnvollen Bezug zu vorhandenen internen Strukturen setzt.

Sensibilitätsstörungen sind häufige Beschwerden bei MS und können in Kombination mit allen Krankheitssymptomen vorkommen. Zu Beginn der Erkrankung sind sie nach den Paresen die häufigsten Beschwerden. Man unterscheidet folgende **Empfindungsqualitäten:**
- Berührungsempfindung,
- Temperaturempfindung,
- Schmerzempfindung,
- Vibrationsempfindung,
- Bewegungsempfindung,
- Lageempfindung und
- Kraftempfindung.

3

Durchführung

■ **Prüfung der Berührungsempfindung**

Die Prüfung erfolgt mit einem **Wattebausch** oder der **Fingerkuppe**. Es werden Berührungen gesetzt, und der Patient wird gefragt, ob er die Berührung gut, verändert oder gar nicht wahrnimmt.

> **Wichtig**
>
> Häufig handelt es sich bei MS eher um **Missempfindungen** als um eindeutige Hypästhesien. (Kesselring 2005).

Es ist möglich, dass der Patient bei der Untersuchung auch feinste Berührungen wahrnehmen kann. In von Missempfindungen betroffenen Gebieten ist die Empfindung jedoch anders, »weit weg«, »als wäre eine zweite Schicht unter der Haut« oder »Schmirgelpapier« an den Füßen etc. (Kesselring 2005).

Für die physiotherapeutische Problemanalyse sind in der Untersuchung der Berührungsempfindung vor allem jene **Körperabschnitte** wichtig, die häufig **Kontakt mit einer Unterlage** haben, z.B.:

- Handinnenflächen und Fingerkuppen,
- Gesäß und dorsaler Anteil der Oberschenkel,
- Fußsohlen.

> ❗ **Cave**
>
> Ist die **Berührungsempfindung** an den Kontaktstellen **vermindert** oder **nicht mehr vorhanden**, so fehlt die entsprechende Druckwahrnehmung in der Verarbeitung peripherer Reize. Dies führt zu Störungen der Feinmotorik bzw. sekundär zu Störungen des Gleichgewichts im Sinne einer **sensiblen Ataxie**.

■ **Prüfung der Temperaturempfindung**

Durch Auflegen von zwei wärmeleitenden Behältern (z.B. Reagenzglas), gefüllt mit kaltem und warmem Wasser, wird der Patient nach seiner Wahrnehmung in Bezug auf kalt oder warm gefragt.

> **Wichtig**
>
> Die Untersuchung der Temperaturempfindung prüft die **Wahrnehmung in Bezug auf kalt oder warm**.

> ❗ **Cave**
>
> Ist die **Temperaturempfindung vermindert** oder **nicht mehr vorhanden**, so ist für den Betroffenen spezielle Vorsicht beim Baden oder Duschen mit heißem Wasser bzw. bei Arbeiten an Herd und Backofen geboten!

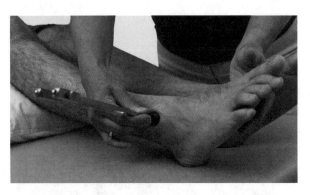

☐ **Abb. 3.14.** Zur Prüfung der Vibrationsempfindung wird eine schwingende Stimmgabel auf den Malleolus gesetzt

■ **Prüfung der Schmerzempfindung**

Die Untersuchung erfolgt mit einer sterilen Nadel. Im Wechsel werden der stumpfe und spitze Teil der Nadel aufgesetzt. Der Patient soll stumpf und spitz (Schmerz!) unterscheiden können.

> **Wichtig**
>
> Die Untersuchung der Schmerzempfindung prüft die **Wahrnehmung in Bezug auf stumpf und spitz**.

> ❗ **Cave**
>
> Nimmt der Patient in einer bestimmten Region keine Schmerz- und Temperaturreize wahr, während er dieselben Stimuli als Berührung empfindet und lokalisieren kann, so liegt eine **dissoziierte Sensibilitätsstörung** vor, welche schwere Verbrennungen, Erfrierungen oder Verletzungen zur Folge haben kann.

■ **Prüfung der Vibrationsempfindung** (☐ Abb. 3.14)

Mithilfe einer schwingenden Stimmgabel, die auf Handknochen, Dornfortsätze, Patella und Malleolen gesetzt wird, kann die Vibrationsempfindung getestet werden. Die Amplitude der Schwingungen, die der Patient nicht mehr empfindet, kann entsprechend der **Stimmgabelskala** in Achteln angegeben werden.

> ℹ **Tipp**
>
> Bei **zunehmendem Alter** und distaler Lokalisation an den Extremitäten kann eine geringe Abnahme (7/8) noch als **physiologisch** betrachtet werden.

> **Wichtig**
>
> Die Untersuchung der Vibrationsempfindung prüft die **Wahrnehmung von Schwingungen** einer Stimmgabel.

❗ Cave

Eine **verminderte Vibrationsempfindung** ist oft erstes Anzeichen von Tiefensensibilitätsstörungen.

■ **Prüfung der Bewegungsempfindung**

Der Prüfende umfasst von lateral Finger bzw. Großzehe am Mittelgelenk und flektiert bzw. extendiert diese passiv im Grundgelenk. Mit geschlossenen Augen muss der Patient die Bewegungsrichtung angeben.

> **Wichtig**
>
> Die Untersuchung der Bewegungsempfindung prüft die Wahrnehmung einer Bewegung in eine bestimmte Bewegungsrichtung.

ⓘ Tipp

Da die Bewegungsempfindung primär distal verloren geht, erfolgt die Prüfung auch zuerst an Fingern und Zehen.

■ **Prüfung der Lageempfindung**

In der klassischen Untersuchung soll der Patient versuchen, ohne visuelle Kontrolle unterschiedliche Einstellungen einer Extremität auf der Gegenseite nachzumachen (Mirroring). Dies ist bei MS-Patienten häufig nicht möglich.

> **Wichtig**
>
> Die Untersuchung der Lageempfindung prüft die Wahrnehmung einer spezifischen Gelenkstellung.

❗ Cave

Das **Imitieren einer Gelenkstellung** durch die Gegenseite kann nur dann sinnvoll eingesetzt werden, wenn die bewegende Seite **keine motorischen Ausfälle** aufweist. Da die MS aber häufig bilateral nachzuweisen ist, entfällt die Möglichkeit dieser Prüfung.

Eine mögliche Anpassung ist die Beschreibung der Gelenkstellung durch den Patienten, ebenfalls ohne visuelle Kontrolle. Danach lässt man den Patienten die Gelenkstellung betrachten und möchte von ihm wissen, ob er die nun sichtbare Gelenkstellung so erwartet hat.

■ **Prüfung der Kraftempfindung**

Der Patient versucht, in die Hand gelegte oder angehobene Gewichte im Seitenvergleich zu schätzen.

> **Wichtig**
>
> Die Untersuchung der Kraftempfindung prüft die Wahrnehmung von Gewichtseinschätzungen.

■ **Prüfung komplexer sensibler Leistungen**

Komplexe sensible Leistungen werden durch wiederholte Stimulation derselben Region, d.h. in Abhängigkeit von Zeit bzw. Bewegung (beim Vorgang des Tastens) untersucht.

Prüfung der Stereognosie. Bei geschlossenen Augen versucht der Patient, unterschiedlich strukturierte Gegenstände wie z.B. Münze, Schlüssel, Stoff etc. zu ertasten und zu differenzieren. Ist dies nicht möglich, so liegt eine **Astereognosie** vor.

> **Definition**
>
> Astereognosie ist die Unmöglichkeit, bei geschlossenen Augen durch Betasten Form und Material eines Gegenstands zu erkennen.

Prüfung des sensiblen Funktionswandels. Die Untersuchung erfolgt durch **wiederholte Stimulation an derselben Stelle**. Der Untersuchende zeichnet mit der Fingerkuppe Figuren wie Drei- oder Vierecke bzw. Zahlen auf Hand- oder Fußrücken. Können die Figuren oder Zahlen mit zunehmender Stimulationsdauer nicht mehr differenziert werden, so liegt ein pathologisch sensibler Funktionswandel vor.

Dasselbe gilt für die **Zwei-Punkte-Diskrimination**: Werden gleichzeitig zwei Berührungsreize nebeneinander gesetzt, und kann der Patient nur einen Reiz wahrnehmen, so zeigt dies, dass die Zwei-Punkte-Diskrimination aufgehoben ist.

> **Definition**
>
> Die Zwei-Punkte-Diskrimination lässt zwei nebeneinander gesetzte Reize sowie Sukzessivreize an derselben Stelle als unterschiedliche Reize erkennen.

> **Wichtig**
>
> Beim Tasten und Greifen wirken sensible und motorische Leistungen zusammen.

Bewertung

Die einzelnen Empfindungsqualitäten können gut, vermindert oder aufgehoben sein. Entsprechend werden in der medizinischen Literatur folgende Begriffe gebraucht:

- Berührungs-/-Druckempfindung: Hypästhesie, Anästhesie, Hypästhesie.
- Schmerzempfindung: Hypalgesie, Analgesie, Hypalgesie.
- Temperaturempfindung: Thermhypästhesie, Thermanästhesie.

━ Vibrationsempfinden: Pallhypästhesie, Pallanästhesie.

Notation: Empfindungsqualität gut/diskret, deutlich vermindert, aufgehoben.

Beispiel
Notation:
━ Berührungsempfindung der rechten Fußsohle deutlich vermindert.
━ Handschuhförmige Missempfindungen der rechten Hand.

3.3   Untersuchungsmethoden auf Aktivitätsebene

3.3.1   Prüfung der Stabilisationsfähigkeit der Extremitäten

Mit der Untersuchung der Stabilisationsfähigkeit findet die Beurteilung auf Aktivitätsebene statt. Dabei ist es hilfreich und wichtig, vor der Durchführung der kontrollierten Tests auch das spontane Bewegungsverhalten der Betroffenen zu beobachten und analytisch zu beurteilen. Dieses setzt gute Gleichgewichtsfähigkeit und posturale Kontrolle voraus (▶ Kap. 3.3.4).

> **Wichtig**
>
> Vor der Durchführung der Untersuchungen auf Aktivitätsebene sollte das spontane Bewegungsverhalten des Betroffenen beobachtet und analysiert werden.

Unsere Haltung wird durch vielfältige In- und Outputs gesichert. Sie reflektiert die Entwicklung in der Evolution, die Körperkontrolle und das Zusammenspiel der einzelnen Körperteile gegen die Schwerkraft anzupassen (Brooks 1986, zitiert in Haase 2008).

Um eine beliebige Körperposition gegen die Schwerkraft zu kontrollieren, benötigen wir eine gute posturale Kontrolle. Sie kann als motorische Geschicklichkeit verstanden werden, die durch die Interaktion des Individuums mit der zu bewältigenden Aufgabe und der Auseinandersetzung mit der Umwelt entsteht (Haase 2008).

> **Definition**
>
> Posturale Kontrolle kann als motorische Geschicklichkeit verstanden werden, die durch die Interaktion des einzelnen Individuums mit der zu bewältigenden Aufgabe sowie der Auseinandersetzung mit der Umwelt entsteht.

> **Wichtig**
>
> Stabilisationsfunktionen der unteren Extremitäten sind Teil der posturalen Kontrolle, um Stützfunktion übernehmen zu können. In Stützfunktion müssen die Gelenke des stützenden Körperteils fallverhindernd stabilisiert werden. Die Mittelgelenke werden dabei zusätzlich rotatorisch gegenläufig stabilisiert.

In ▶ Übersicht 3.4 sind die Items aufgelistet, die zu einer Prüfung der Stützfunktion bzw. Stabilisationsfähigkeit der unteren Extremitäten gehören.

> **◪ Übersicht 3.4. Prüfung und Bewertung der Stabilisationsfähigkeit der unteren Extremitäten**
>
> ━ Sitz-Stand-Übergang
> ━ Aufrechter Stand
> ━ Prüfung der potenziellen Bewegungsbereitschaft im Hüftgelenk
> ━ Gewichtsverschiebung vom Parallelstand zum Einbeinstand
> ━ Gewichtsverschiebung zur Fersenbelastung bzw. zum Vorfußstand
> ━ Armstütz

Prüfung des Übergangs vom Sitz zum Halbstand

■ Vorgaben für einen kontrollierten Sitz-Halbstand-Übergang (◪ Abb. 3.15)

Dem Patienten werden die Bedingungen für einen kontrollierten Übergang vom Sitz zum Halbstand erklärt:

━ Die Bewegung wird über eine Flexionsbewegung des Beckens in den Hüftgelenken eingeleitet. Beide Spinae nähern sich gleichmäßig den Oberschenkeln an.
━ Die Körperlängsachse bleibt während der Vorneigung stabilisiert. Die Abstände zwischen Symphyse – Bauchnabel – Incisura jugularis verändern sich nicht.
━ Der Abstand zwischen Schulter und Ohr bleibt beidseits unverändert, die Arme hängen frei oder stützen auf den Oberschenkeln ab.

■ Beurteilungskriterien

━ Der Abstand zwischen rechtem und linkem Kniegelenk muss unverändert bleiben.
→ Kontrolle der rotatorischen und ab-/adduktorischen Stabilisation im Niveau Hüftgelenk.
━ Die Druckzunahme auf die Füße erfolgt gleichmäßig. Großzehenballen und laterale Ferse verlieren den Bodenkontakt nicht.
→ Kontrolle der pronatorischen/inversorischen Stabilisation im Niveau Fuß.

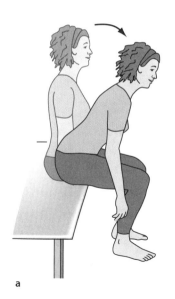
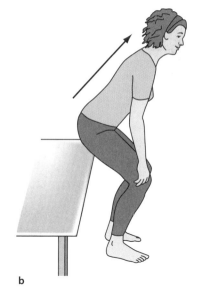

a   b

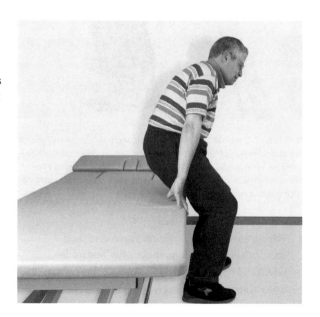

◻ Abb. 3.15 a, b. Kontrollierter Übergang vom Sitz zum Halbstand. Die Bewegung wird über eine Flexionsbewegung des Beckens in den Hüftgelenken eingeleitet. Die Körperlängsachse bleibt während der Vorneigung stabilisiert

- **Häufig auftretende Abweichungen vom Sitz zum Halbstand bei ungenügender Kontrolle (◻ Abb. 3.16–3.18)**

— Ungenügende oder fehlende Vorneigung des Beckens in den Hüftgelenken, häufig als Ausdruck einer nicht kontrollierten Druckzunahme unter dem Vorfuß, bedingt durch einen pathologisch erhöhten Extensionstonus, oder als Ausdruck einer Druckwahrnehmungsstörung der Füße.

— Abweichung der Kniegelenke nach medial als Ausdruck fehlender Stabilisation in den Hüftgelenken oder Nutzens von Synergien.

— Verstärkte BWS-Kyphosierung und Ventraltranslation des Kopfes, als Kompensation bei fixiertem Becken in den Hüftgelenken.

— Fehlende Einordnung von Becken, Brustkorb und Kopf in die Körperlängsachse, als Ausdruck mangelnder Stabilisation der Körperlängsachse.

— Verstärkter Einsatz der Arme mit Schwung oder Abstützen, als Ausdruck mangelnder muskulärer Verankerungen bzw. Aktivierungen der unteren Extremitäten.

— Verstärkte einseitige Belastung (häufig mit Rückstellung des bevorzugten Beins), als Kompensation der (mehr) betroffenen Seite.

Prüfung: Aufrechter Stand

- **Vorgaben für einen kontrollierten aufrechten Stand**

Dem Patienten werden die Bedingungen für einen aufrechten Stand erklärt:

— Die Füße stehen mit leichter Divergenz hüftgelenkbreit auseinander.

◻ Abb. 3.16. Erschwerter Sitz-Stand-Übergang bei zerebellärer Ataxie. Als Ausdruck der veränderten Druckwahrnehmung der Füße wird der Oberkörper zu wenig nach vorne geneigt

— Die Kniegelenke sind leicht deblockiert, die Beinlängsachsen stehen vertikal.

— Die Spinaverbindung des Beckens steht horizontal und frontotransversal (keine einseitige Drehung).

— Becken, Brustkorb und Kopf sind übereinander vertikal eingeordnet. (Ihre Längsachsen stehen vertikal, die Querachsen frontotransversal).

— Der Schultergürtel liegt dem Brustkorb auf; die Arme hängen frei.

3

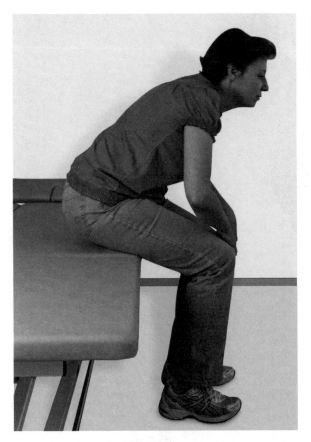

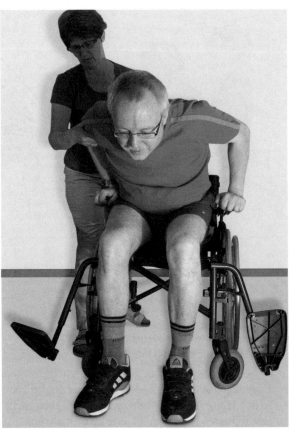

◨ **Abb. 3.17.** Erschwerter Sitz-Stand-Übergang bei deutlichen Paresen der ventralen Rumpf- und Beinmuskulatur. Um die fehlende Kraft zu kompensieren, wird der Oberkörper weit nach vorne geneigt. Kompensatorisch wird die zervikale Muskulatur stark beansprucht und der Kopf translatorisch nach vorne geschoben

◨ **Abb. 3.18.** Erschwerter Sitz-Stand-Übergang bei deutlichen Paresen der Rumpf- und Beinmuskulatur. Die ventralen Paresen werden mit einer übermäßigen Vorneigung des Oberkörpers kompensiert, während die dorsalen Paresen v.a. über die Stützaktivität der Arme kompensiert werden

▪ **Häufig auftretende Abweichungen im Stand (ein-/beidseitig) bei ungenügender Kontrolle** (◨ Abb. 3.19–Abb. 3.22)

━ Die Beinlängsachsen neigen nach hinten, plantarflexorisch in den oberen Sprunggelenken, und kompensatorisch neigt sich das Becken nach vorne, flexorisch in den Hüftgelenken. Dies ist Ausdruck eines nicht kontrollierten pathologischen Extensionstonus der Beine.

━ Die Kniegelenke sind in Hyperextensions- oder vermehrter Flexionsstellung, als Ausdruck fehlender Stabilisation im Kniegelenk.

━ Die Kniegelenke weichen nach medial ab, als Ausdruck fehlender Stabilisation im Hüftgelenk.

━ Die Spinaverbindung des Beckens steht nicht horizontal, als Ausdruck einer einseitigen fehlenden abduktorischen Stabilisation im Hüftgelenk.

━ Die Spinaverbindung des Beckens ist rotiert, als Ausdruck eines einseitig nicht kontrollierten pathologischen Extensionstonus im Bein

━ Breite Standspur zur Vergrößerung der Unterstützungsfläche, als Ausdruck eines labilen Gleichgewichts.

━ Fehlende Einordnung von Becken, Brustkorb und Kopf in die Körperlängsachse, als Ausdruck mangelnder Stabilisation der Körperlängsachse oder als Folge einer Kompensationshaltung.

━ Die Arme fixieren sich am Körper, um ein labiles Gleichgewicht zu kompensieren.

Prüfung der potenziellen Bewegungsbereitschaft des Hüftgelenks im Stand

> **Definition**
>
> Unter **potenzieller Bewegungsbereitschaft** der Hüftgelenke wird die Fähigkeit verstanden, kleine Bewegungsausschläge in den Hüftgelenken als Voraussetzung für kontrollierte Gewichtsverschiebungen im Stand zuzulassen.

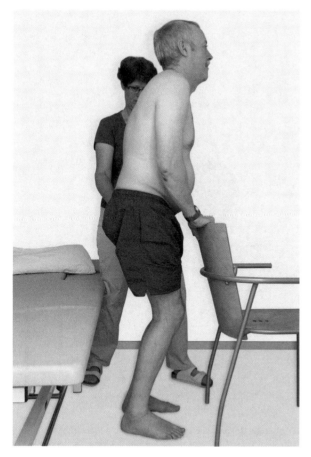

Abb. 3.19. Erschwerter Stand bei deutlichen Paresen. Knie- und Hüftgelenke können nicht stabilisiert werden: Das Gesäß droht nach hinten/unten und die Kniegelenke nach vorne/unten zu sinken. Der Oberkörper neigt sich dabei nach vorne und kann nur dank der Abstützung der Arme gehalten werden

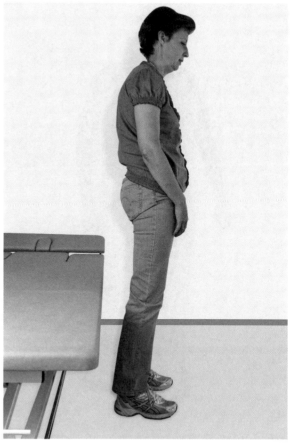

Abb. 3.20. Freier Stand mit Ausnutzung passiver Arretierungen in Extension der Hüft- und Kniegelenke als Kompensation deutlicher Paresen der Beinmuskulatur

Diese Bewegungsbereitschaft erfordert freie Bewegungstoleranzen und muskuläre Ansprechbarkeit. Koordinationsstörungen der unteren Extremitäten suchen kompensatorisch muskuläre Fixierungen. Diese Fixierungen verhindern die dynamische Ansprechbarkeit der Muskulatur und unterdrücken die potenzielle Bewegungsbereitschaft. In der Prüfung ist ein **deutlicher Widerstand** zu spüren, der eine manipulative Bewegung erschwert oder gar unmöglich macht.

- **Prüfung der potenziellen Bewegungsbereitschaft ab-/adduktorisch in den Hüftgelenken** (■ Abb. 3.23)

Ausgangsstellung. Aufrechter Parallelstand mit deblockierten Kniegelenken. Die Füße haben hüftgelenkbreiten Abstand. Die Arme hängen frei.

Durchführung. Die Therapeutin versucht den rechten/linken Trochanterpunkt des Patienten geradlinig nach

rechts bzw. links zu verschieben. Der Patient wird dabei aufgefordert, die Bewegung zuzulassen. Die Spinaverbindung bleibt horizontal.

Beurteilungskriterien
- Kann der Trochanterpunkt ohne spürbaren Widerstand, durch ab-/adduktorische Anpassung im Hüftgelenk nach rechts/links verschoben werden?

- **Prüfung der potenziellen Bewegungsbereitschaft flexorisch-extensorisch in den Hüftgelenken** (■ Abb. 3.24)

Ausgangsstellung. Aufrechter Parallelstand mit deblockierten Kniegelenken. Die Füße haben hüftgelenkbreiten Abstand. Die Arme hängen frei.

Durchführung. Die Therapeutin manipuliert den rechten/linken Trochanterpunkt gleichzeitig wenig nach vor-

3

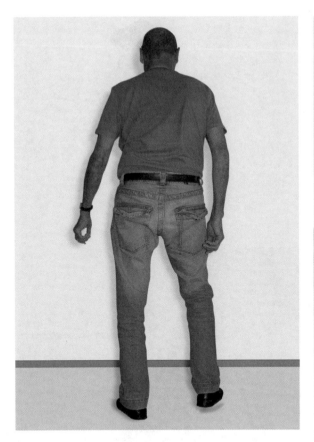

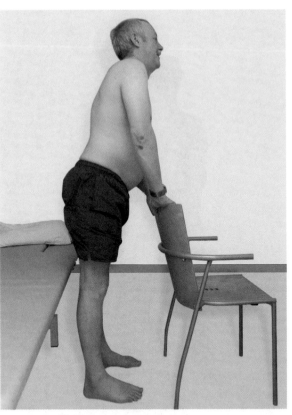

Abb. 3.21. Deutlich vergrößerte Spurbreite im Gang und Stand als Ausdruck der Gleichgewichtsschwierigkeiten bei zerebellärer Symptomatik

Abb. 3.22. Unkontrollierter Stand bei pathologisch erhöhtem Extensionstonus. Der Druck unter den Füßen kann nicht kontrolliert werden und wirkt sich als ein Stoßen nach hinten aus. Kompensatorisch neigt sich der Oberkörper nach vorne

Abb. 3.23 a, b. Prüfung der potenziellen Bewegungsbereitschaft ab-/adduktorisch im Hüftgelenk. **a** Ausgangsstellung. **b** Die Therapeutin versucht manipulativ, den rechten/linken Trochanterpunkt des Patienten geradlinig nach rechts bzw. links zu verschieben. Der Patient wird dabei aufgefordert, die Bewegung zuzulassen. Die Spinaverbindung bleibt horizontal

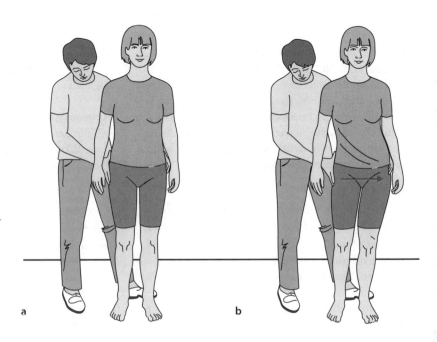

a   b

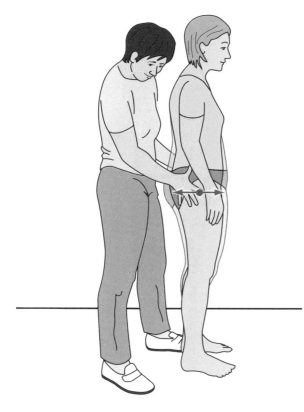

ne/hinten. Der Patient wird dabei aufgefordert, die Bewegung zuzulassen. Der Fußsohlen-Bodenkontakt bleibt erhalten.

Beurteilungskriterien

— Kann der Trochanterpunkt ohne spürbaren Widerstand, durch extensorisch-flexorische Anpassung im Hüftgelenk nach vorne/hinten verschoben werden?

Prüfung der Gewichtsverschiebungen im Stand

Bei den Prüfungen der Gewichtsverschiebungen im Stand, als Ausdruck einer kontrollierten Stabilisationsfähigkeit der unteren Extremitäten, wird eine vermehrte Druckbelastung unter dem zu prüfenden Bein bzw. Vorfuß oder Ferse angestrebt. Dazu soll das gesamte Körpergewicht in eine bestimmte Richtung verschoben werden. Das Nutzen von Gegengewichten im Sinne einer spontanen Gleichgewichtsreaktion, z.B. die Neigung des Brustkorbs oder ein betonter Armeinsatz, ist nicht erlaubt (► Kap. 3.3.4).

■ Prüfung der Gewichtsverschiebung vom Parallelstand zum Einbeinstand rechts (■ Abb. 3.25)

Vorgaben für eine kontrollierte Gewichtsverschiebung. Dem Patienten werden die Bedingungen für eine kontrollierte Gewichtsverschiebung zum Einbeinstand erklärt:

■ **Abb. 3.24.** Prüfung der potenziellen Bewegungsbereitschaft flexorisch/extensorisch im Hüftgelenk. Die Therapeutin manipuliert den rechten/linken Trochanterpunkt gleichzeitig ein wenig nach vorne/hinten. Der Patient wird dabei aufgefordert, die Bewegung zuzulassen. Der Fußsohlen-Bodenkontakt bleibt erhalten

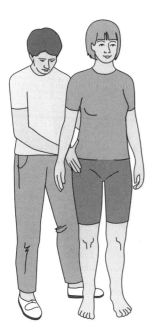

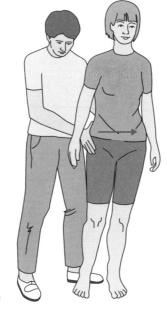

a   b

■ **Abb. 3.25 a, b.** Prüfung der kontrollierten Gewichtsverschiebung vom Parallelstand zum Einbeinstand. Die Bewegung wird über eine horizontale Verschiebung des Beckens eingeleitet. Der Druck unter dem linken Fuß nimmt gleichmäßig zu. Die Spinaverbindung bleibt horizontal. Das linke Kniegelenk bleibt deblockiert und weicht nicht nach medial ab. Die Körperlängsachse bleibt vertikal

- Die Bewegung wird über eine horizontale Verschiebung des Beckens eingeleitet.
- Die Körperlängsachse bleibt vertikal.
- Der frontotransversale Brustkorbdurchmesser bleibt horizontal.
- Die Arme hängen frei.

Beurteilungskriterien

- Der Druck unter dem rechten Fuß nimmt gleichmäßig zu. Großzehenballe und laterale Ferse verlieren den Bodenkontakt nicht.
  → Kontrolle der pronatorischen/inversorischen Stabilisation im Niveau Fuß
- Die Spinaverbindung bleibt horizontal.
  → Kontrolle der abduktorischen Stabilisation im rechten Hüftgelenk
- Das rechte Kniegelenk bleibt deblockiert.
  → Kontrolle der flexorischen/extensorischen Stabilisation im rechten Kniegelenk
- Die rechte Patella weicht nicht nach medial ab.
  → Kontrolle der außenrotatorischen Stabilisation im rechten Hüftgelenk

ⓘ Tipp

Die **Konstitution des Patienten** bestimmt das Ausmaß der Gewichtsverschiebung zur Seite: Ein kleiner Hüftgelenkabstand und ein breites Becken lassen nur eine kleine seitliche Verschiebung zu.

Häufig auftretende Abweichungen bei Gewichtsverschiebungen vom Parallelstand zum Einbeinstand (ein-/beidseitig) bei ungenügender Kontrolle
(◨ Abb. 3.26, ◨ Abb. 3.27)

- Der Kontakt der Großzehenballe mit dem Boden geht verloren, es wird vermehrt der laterale Fußrand belastet, als Ausdruck fehlender pronatorischer Verschraubung im rechten Vorfuß.
- Die Spinaverbindung neigt nach links unten, als Ausdruck fehlender abduktorischer Stabilisation im rechten Hüftgelenk.
- Das Kniegelenk verliert die deblockierte Stellung und kommt entweder in vermehrte Flexions- oder in eine Hyperextensionsstellung, als Ausdruck fehlender flexorischer/extensorischer Stabilisation im Kniegelenk.
- Das rechte Kniegelenk weicht nach medial ab, als Ausdruck fehlender außenrotatorischer Kontrolle im rechten Hüftgelenk.
- Der Brustkorb neigt sich zur Seite, als Ausdruck einer unterdrückten Lateralverschiebung des Beckens durch Fixation im Hüftgelenk.

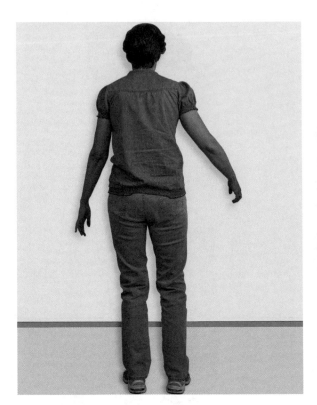

◨ **Abb. 3.26.** Versuch einer kontrollierten Gewichtsverschiebung zur rechten Seite. Als Kompensation deutlicher Schwächen ist ein deutlicher Armeinsatz sichtbar

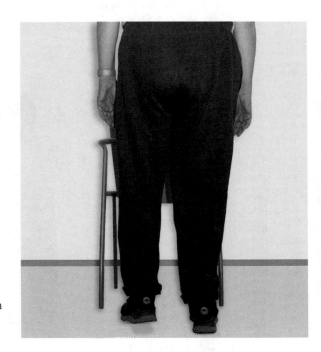

◨ **Abb. 3.27.** Beim Versuch einer kontrollierten Gewichtsverschiebung nach rechts drückt sich der Patient mit dem linken Fuß zur Seite. Dadurch kann das linke Bein nicht korrekt entlastet werden

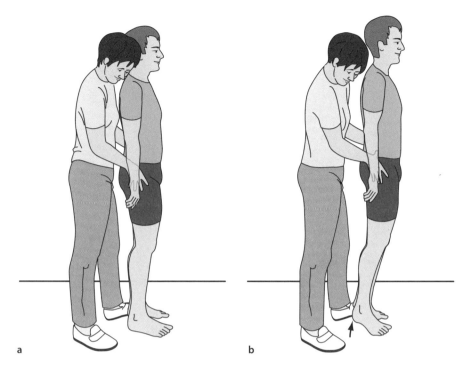

■ **Abb. 3.28 a, b.** Prüfung der kontrollierten Gewichtsverschiebung zum Vorfußstand. **a** Die Bewegung wird über eine Verschiebung der Trochanterpunkte nach vorne/wenig nach oben eingeleitet. **b** Die Ferse löst sich vom Boden, während die Großzehenballen guten Bodenkontakt behalten. Die Körperlängsachse bleibt vertikal

a

b

■ **Prüfung der Gewichtsverschiebung zum Vorfußstand (■ Abb. 3.28)**

Vorgaben für eine kontrollierte Gewichtsverschiebung. Dem Patienten werden die Bedingungen für eine kontrollierte Gewichtsverschiebung zum Vorfußstand erklärt:

‒ Die Bewegung beginnt mit einer Verschiebung der Trochanterpunkte nach vorne/wenig oben.
‒ Die Körperlängsachse bleibt vertikal und bewegt sich wenig nach vorne/oben.
‒ Die Arme hängen frei.

Beurteilungskriterien

‒ Die Fersen lösen sich vom Boden, während die Großzehenballen guten Bodenkontakt behalten.
 → Kontrolle der pronatorischen und plantarflexorischen Stabilisation im Niveau Fuß
‒ Der Abstand zwischen rechter und linker Patella bleibt unverändert, beide Patellae schauen unverändert nach vorne.
 → Kontrolle der außenrotatorischen Stabilisation in den Hüftgelenken
‒ Die Kniegelenke bleiben deblockiert.
 → Kontrolle der flex-/extensorischen Stabilisation in den Kniegelenken

‒ Das Beckenlängsachse bleibt vertikal.
 → Kontrolle der extensorischen Stabilisation in den Hüftgelenken

Häufig auftretende Abweichungen bei Gewichtsverschiebungen zum Vorfußstand bei ungenügender Kontrolle (■ Abb. 3.29–Abb. 3.31)

‒ Der Oberkörper neigt sich nach vorne, während sich Trochanterpunkte und Kniegelenke nach hinten verschieben. Dies ist oft Ausdruck einer unkontrollierten Druckzunahme unter dem Vorfuß durch pathologisch erhöhten Extensionstonus.
‒ Der Oberkörper neigt sich nach hinten, als Ausdruck mangelnder Rumpf- und/oder Hüftgelenkstabilität.
‒ Die Kniegelenke weichen nach medial ab, als Ausdruck mangelnder rotatorischer/adduktorischer Stabilisation in den Hüftgelenken.
‒ Die Fersen behalten Bodenkontakt, als Ausdruck mangelnder plantarflexorischer/pronatorischer Stabilisation.
‒ Die Arme werden nicht als Gegengewicht eingesetzt, sondern mit in die Bewegung nach vorne gebracht. Dies ist oft Anzeichen einer zerebellären Symptomatik.
‒ Verstärkte einseitige Belastung, als Kompensation der (mehr) betroffenen Seite.

3

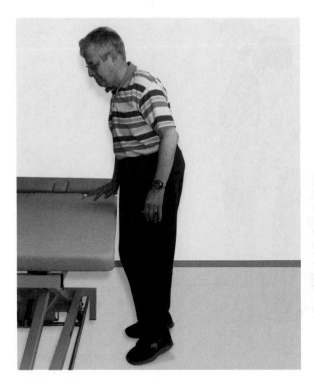

⬛ Abb. 3.29. Erschwerte Gewichtsverschiebung in Richtung Vorfußstand bei zerebellärer Ataxie. Oberkörper und Arme werden gleich zu
Beginn mit in die Bewegungsrichtung gebracht und nicht als Gegengewicht genutzt

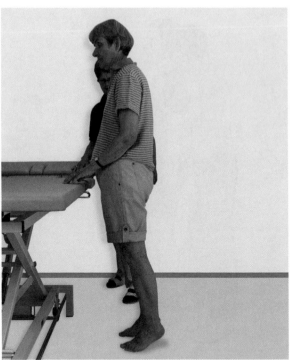

⬛ Abb. 3.31. Mithilfe von pathologischem Extensionstonus wird der
Vorfußstand über ein Hochstoßen mit überstreckten Kniegelenken
erreicht. Es findet keine Gewichtsverschiebung nach vorne statt

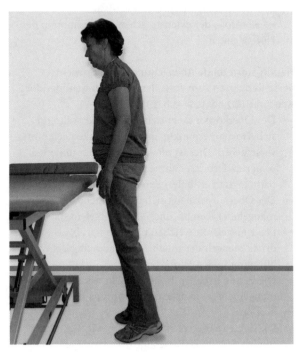

⬛ Abb. 3.30. Versuch einer kontrollierten Gewichtsverschiebung nach
vorne. Die Fersen verlieren kaum den Bodenkontakt. Die Arme werden aber schon deutlich als Balancehilfe eingesetzt

- **Prüfung der Gewichtsverschiebung zum Fersenstand**
  (**⬛ Abb. 3.32**)

Vorgaben für eine kontrollierte Gewichtsverschiebung.
Dem Patienten werden die Bedingungen für eine kontrol-
lierte Gewichtsverschiebung zum **Fersenstand** erklärt:
- Die Bewegung beginnt mit einer Verschiebung der
  Trochanterpunkte nach hinten.
- Die Körperlängsachse bleibt vertikal und bewegt sich
  wenig nach hinten.
- Die Arme hängen frei.

Beurteilungskriterien
- Der Druck unter den Fersen nimmt zu, bis sich der
  Vorfuß vom Boden abhebt.
  → Kontrolle der dorsalextensorischen Stabilisation
  im Niveau Fuß
- Der Abstand zwischen rechter und linker Patella
  bleibt unverändert, beide Patellae schauen unverän-
  dert nach vorne.
  → Kontrolle der außenrotatorischen Stabilisation in
  den Hüftgelenken
- Die Kniegelenke bleiben deblockiert.
  → Kontrolle der extensorischen Stabilisation in den
  Kniegelenken

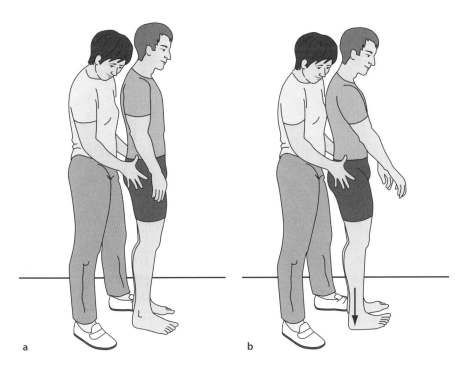

◘ Abb. 3.32 a, b. Prüfung der kontrollierten Gewichtsverschiebung zum Fersenstand. **a** Die Bewegung wird über eine Verschiebung der Trochanterpunkte nach hinten eingeleitet. **b** Der Druck unter den Fersen nimmt zu, der Vorfuß verliert den Bodenkontakt. Die Körperlängsachse bleibt vertikal

━ Das Beckenlängsachse bleibt vertikal.
→ Kontrolle der extensorischen Stabilisation in den Hüftgelenken

ⓘ Tipp

Soll die **Stützfunktion der Beine** einzeln geprüft werden, so wird vor den sagittalen Gewichtsverschiebungen eine frontale Gewichtsverschiebung zum Einbeinstand des zu prüfenden Beins gemacht.

Häufig auftretende Abweichungen bei Gewichtsverschiebungen zum Fersenstand bei ungenügender Kontrolle (◘ Abb. 3.33–Abb. 3.35)

━ Der Oberkörper neigt sich kompensatorisch nach vorne, als Ausdruck mangelnder ventraler Stabilisation.
━ Es kommt nicht zur Vorfußentlastung, als Ausdruck mangelnder dorsalextensorischer Stabilisation im oberen Sprunggelenk.
━ Die Arme werden nicht als Gegengewicht eingesetzt, sondern mit in die Bewegung nach hinten genommen. Dies ist oft Anzeichen einer zerebellären Symptomatik.
━ Verstärkte einseitige Belastung, als Kompensation der (mehr) betroffenen Seite.

Prüfung der kontrollierten Schrittstellung

Ausgangsstellung. Schrittstellung mit Fuß-Bodenkontakt in hüftgelenkbreitem Abstand und einseitiger seitlicher Abstützung auf Höhe des Trochanterpunkts. Die Bein-

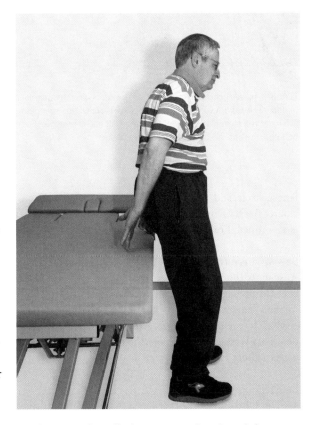

◘ Abb. 3.33. Bei der Aufforderung zu vermehrter Fersenbelastung (bei aufrechtem Oberkörper) setzt der Patient mit zerebellärer Symptomatik, trotz großer Unsicherheit, die Arme nicht als Gegengewicht ein

3

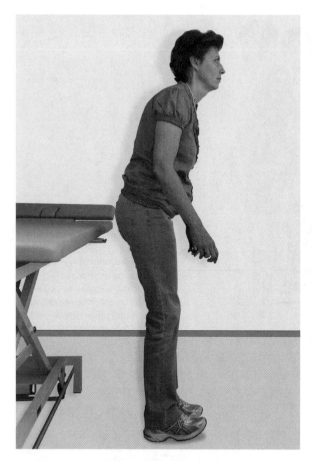

längsachsen sind geneigt, die Kniegelenke leicht deblockiert. Becken, Brustkorb und Kopf sind übereinander eingeordnet, ihre Längsachsen stehen vertikal.

Bewegungsauftrag. Der Patient wird aufgefordert, die Ausgangsstellung kontrolliert zu halten und die seitliche Abstützung des Arms aufzugeben. Kann die Stellung mit frei hängenden Armen kontrolliert werden, so kann zusätzlich ein gegenläufiger Armpendel gefordert werden. Dies verstärkt die rotatorische Labilisierung der Ausgangsstellung.

Beurteilungskriterien
- Der Oberkörper (Körperlängsachse) bleibt vertikal.
- Die Kniegelenke sind leicht deblockiert, sie bleiben räumlicher Fixpunkt. Sie weichen nicht nach medial ab. (Die Oberschenkellängsachsen haben dieselbe Ausrichtung wie die Fußlängsachsen.)

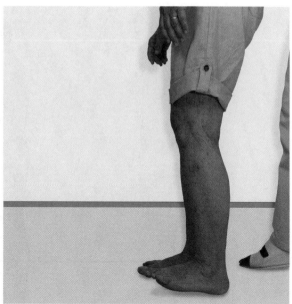

Abb. 3.35. Fehlende Aktivierung der Fußheber links beim Versuch einer kontrollierten Gewichtsverschiebung nach hinten

- Die Arme hängen (schwingen) frei. Der Schultergürtel wird nicht hochgezogen.
- Der ganze Fuß-Bodenkontakt bleibt erhalten.

Häufig auftretende Abweichungen der kontrollierten Schrittstellung bei ungenügender Kontrolle (☑ Abb. 3.36, ☑ Abb. 3.37)
- Das Kniegelenk kann in seiner deblockierten Stellung nicht gehalten werden, als Ausdruck mangelnder Kokontraktion im Kniegelenk.
- Der Trochanterpunkt weicht nach hinten/unten aus, die Spinaverbindung des Beckens bleibt nicht horizontal, als Ausdruck mangelnder flexorisch-abduktorischer Stabilisation im Hüftgelenk.
- Das Becken und die Körperlängsachse neigen nach vorne, als Ausdruck mangelnder extensorischer Stabilisation im Hüftgelenk.
- Die Arme werden seitlich als Balancehilfe eingesetzt, als Ausdruck mangelnder proximaler und/oder distaler Stabilisation der unteren Extremitäten.
- Verstärkte Divergenz der Füße und/oder Verbreiterung der Spurbreite, als Ausdruck mangelnder rotatorischer Stabilität im Hüftgelenk.

Wichtig		

Bei **deutlicher Instabilität** der Hüftgelenke kann die Schrittstellung nicht eingenommen werden, bei **diskreter Instabilität** hilft eine seitliche Abstützung.

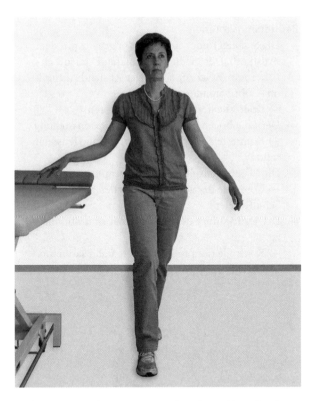

Abb. 3.36. Verstärkter Armeinsatz in der Schrittstellung als Balancehilfe bei proximalen und distalen Stabilisationsschwierigkeiten der unteren Extremitäten aufgrund zentraler Schwächen

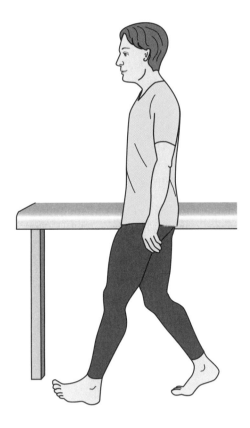

Abb. 3.38. Prüfungssteigerung der kontrollierten Schrittstellung. In Ausgangsstellung soll das hintere Bein gangtypisch in Vorfußbelastung, das vordere Bein in Fersenbelastung stehen. Ein einseitiges seitliches Stützen ist erlaubt. Der Patient wird aufgefordert, das vordere bzw. hintere Bein kurz zu entlasten

Steigerung (■ Abb. 3.38). In der Ausgangsstellung soll das hintere Bein gangtypisch in Vorfußbelastung, das vordere Bein in Fersenbelastung stehen. Ein einseitiges seitliches Stützen ist erlaubt. Der Patient wird nun aufgefordert, das vordere bzw. hintere Bein kurz zu entlasten.

Häufig auftretende Abweichungen bei ungenügender Kontrolle

- Der Winkel im OSG des vorderen Beins kann nicht gehalten werden, als Ausdruck mangelnder dorsalextensorischer Stabilisation (bei Entlastung des hinteren Beins).
- Die Großzehenballe des hinteren Beins verliert den Bodenkontakt, der Fuß kippt seitlich nach außen, als Ausdruck mangelnder pronatorischer Verschraubung im Vorfuß (bei Entlastung des vorderen Beins).
- Der Ferse-Bodenkontakt des hinteren Beins kann nicht gehalten werden, als Ausdruck mangelnder plantarflexorischer Stabilisation im OSG (bei Entlastung des vorderen Beins).

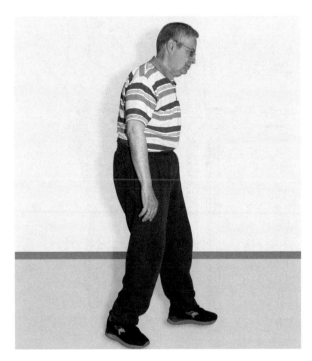

Abb. 3.37. Breite Spur in verkürzter Schrittstellung und leichte Vorneigung der Körperlängsachse als Ausdruck von Gleichgewichtsschwierigkeiten bei zerebellärer Symptomatik

3

Prüfung der Arme in seitlicher Stützfunktion
(Abb. 3.39)

Ausgangsstellung. Aufrechter Parallelstand seitlich neben einer Behandlungsbank, ca. auf TP-Höhe (abhängig von der Armlänge) des Patienten. Die Hand des zu prüfenden Arms hat mit der Handfläche Kontakt mit der Behandlungsbank. Die Finger sind gestreckt und schauen nach vorne. Der Ellenbogen ist leicht flektiert. Der Schultergürtel ist auf dem Brustkorb parkiert. Die Körperlängsachse steht vertikal.

Bewegungsauftrag. Der Patient wird aufgefordert, über eine kleine seitliche Verschiebung von Becken und Brustkorb zur Behandlungsbank den Druck unter der Hand zu erhöhen. Gleichzeitig soll die Druckaktivität des Arms nach unten bewusst verstärkt werden.

Beurteilungskriterien

– Die Skapula findet eine gute Kongruenz mit dem Brustkorb. Der mediale Skapularand verläuft annähernd parallel zur BWS. Der Abstand Akromion – Ohr verändert sich nicht.
→ Kontrolle der Schulterblattfixatoren
– Der Ellenbogen bleibt in leichter Flexionsstellung.
→ Kontrolle der extensorischen Ellenbogenstabilisation
– Die Ellenbogenspitze schaut unverändert nach hinten.
→ Kontrolle der außenrotatorischen Stabilisation im Schultergelenk
– Der Druck unter dem Daumenballen nimmt deutlich zu.
→ Kontrolle der pronatorischen Stabilisation im Unterarm

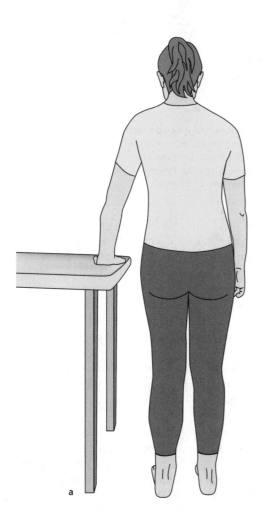
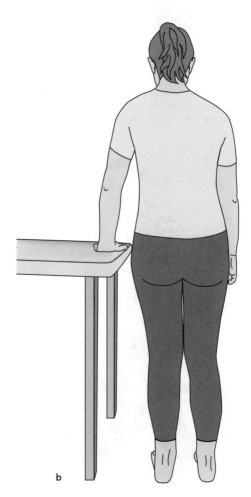

Abb. 3.39 a, b. Prüfung der seitlichen Stützfunktion des linken Arms. **a** Ausgangsstellung. **b** Der Patient wird aufgefordert, den Druck unter der linken Hand über eine kleine seitliche Verschiebung von Becken und Brustkorb zur Behandlungsbank zu erhöhen. Gleichzeitig soll die Druckaktivität des Arms nach unten bewusst verstärkt werden

Häufig auftretende Abweichungen der seitlichen Stützfunktion der Arme bei ungenügender Kontrolle (◨ Abb. 3.40)

— Hochschieben des Schultergürtels des zu belastenden Arms, als Ausdruck mangelnder Stabilisation der Skapula auf dem Thorax.

— Der Ellenbogen kommt in Hyperextensions- oder vermehrte Flexionsstellung, als Ausdruck mangelnder Stabilisation im Ellenbogengelenk.

— Der Ellenbogen weicht nach außen, und der Druck unter der Daumen nimmt deutlich ab, als Ausdruck mangelnder rotatorischer Stabilisation in Schultergelenk bzw. Unterarm.

— Die Hand rutscht weg, als Ausdruck mangelnder Druckwahrnehmung in der Handinnenfläche.

Anpassung (◨ Abb. 3.41, Abb. 3.42). Soll die Anforderung an eine Gewichtsübertragung auf die Beine ausgeschaltet werden, so kann die Prüfung auch im aufrechten Sitz auf einer Behandlungsbank durchgeführt werden. Die Armstellung ist wie im Stand beschrieben. (Bei kurzer Armlänge hat anstelle der Handfläche die geballte Faust Kontakt mit der Behandlungsbank. Dann schaut der Daumen nach vorne.) Die Gewichtsverschiebung zur Druckerhöhung findet mit dem Brustkorb nach lateral statt.

> **Wichtig**
>
> Eine **gute Stützfunktion der Arme** ist abhängig von einer guten Rumpfstabilisation. Die Stellung der Körperlängsachse zur Schwerkraft (vertikal, horizontal oder geneigte Körperlängsachse) bestimmt die notwendige Stabilisationsanforderung. Für eine **spezifische Untersuchung** der Armfunktionen empfiehlt es sich deshalb, die Stützfunktion des Arms nicht nur bei vertikaler Körperlängsachse zu prüfen.

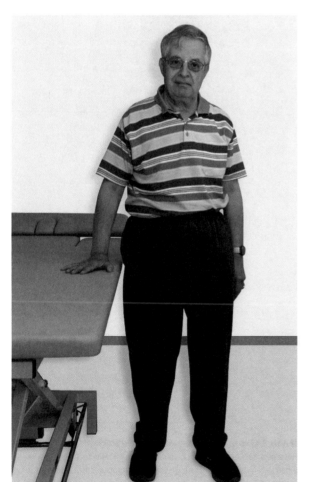

◨ **Abb. 3.40.** Fehlende Verschraubung im seitlichen Armstütz. Ellenbogen und Fingerspitzen zeigen nach lateral

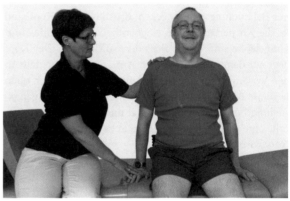

◨ **Abb. 3.41.** Ungenügende Stützfunktion des rechten Arms. Der Schultergürtel wird hochgestoßen, der Ellenbogen kommt in Überstreckung

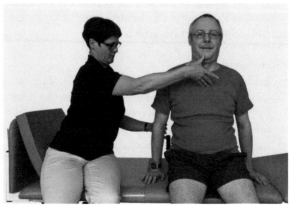

◨ **Abb. 3.42.** Kontrollierte Stützfunktion der Arme im Sitz

3.3.2 Prüfung der Stabilisationsfähigkeit des Rumpfes

Dem Begriff **Rumpf** müssen drei funktionelle Körperabschnitte zugeteilt werden.

= Körperabschnitt Kopf,
= Körperabschnitt Brustkorb,
= Körperabschnitt Becken.

> **Wichtig**
>
> Bei den **Untersuchungen** wird unterschieden zwischen
> ─ der primären Stabilisationsfähigkeit und
> ─ der Fähigkeit, weiterlaufende Bewegungen stabilisierend begrenzen zu können.

Prüfung der rotatorischen Stabilisation zwischen Becken und Brustkorb (■ Abb. 3.43)

Ausgangsstellung. Der Patient liegt in Seitlage auf einer Behandlungsbank. Becken, Brustkorb und Kopf sind in die Körperlängsachse eingeordnet. Hüft-, Knie- und Fußgelenke sind in annähernder Nullstellung. Der Kopf liegt auf dem unten liegenden Arm, welcher ebenfalls in der Verlängerung der Körperlängsachse liegt. Der oben liegende Arm liegt auf dem Körper. Bereits die Ausgangsstellung bedeutet große Labilität und setzt für die Kontrolle eine rotatorische Stabilisation zwischen Becken und Brustkorb voraus.

Bewegungsauftrag. Der Patient wird aufgefordert, »en bloc« mit Becken und Brustkorb gleichzeitig wenig nach vorne bzw. hinten zu drehen. Die Bewegung muss dabei jederzeit kontrolliert angehalten werden können.

Zur Sicherheit des Patienten steht die Therapeutin hinter oder vor dem Patienten. Ihre Hände liegen auf Becken und Brustkorb des Patienten und gehen (ohne aktive Einwirkung) in die Bewegung mit. Bei Unsicherheit kann die Therapeutin die Bewegung stoppen und unerwünschtes Fallen vermeiden.

Beurteilungskriterien

= Becken und Brustkorb drehen gleichzeitig. Ihre Querachsen (Spinaverbindung und frontotransversaler Brustkorbdurchmesser) bleiben parallel zueinander eingeordnet.
= Die Bewegung erfolgt langsam und kontinuierlich.
= Die Drehbewegung kann gestoppt werden.

Mögliche Schwierigkeiten bei ungenügender Kontrolle

= Die Ausgangsstellung kann nicht selbständig gehalten werden, als Folge deutlich verminderter Rotations-

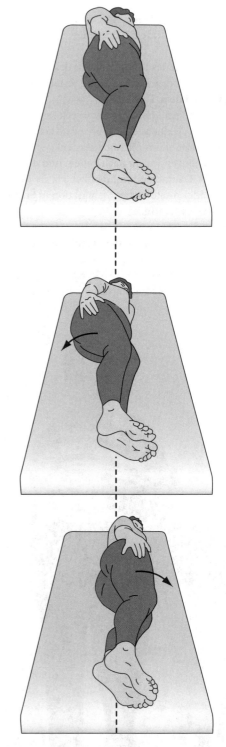

■ **Abb. 3.43 a, b.** Prüfung der rotatorischen Stabilisationsfähigkeit zwischen Becken und Brustkorb. **a** Ausgangsstellung. Das selbständige Halten der labilen Seitlage setzt bereits rotatorische Stabilisation zwischen Becken und Brustkorb voraus. **b** Der Patient wird aufgefordert, »en bloc« mit Becken und Brustkorb gleichzeitig wenig nach vorne bzw. nach hinten zu drehen. Die Bewegung muss dabei jederzeit kontrolliert angehalten werden können

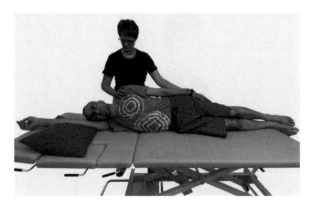

◪ **Abb. 3.44.** Ausgangsstellung mit überhängenden Füßen zur Ausschaltung einer möglichen Stabilisationshilfe

stabilisation (bedingt durch Paresen und/oder Koordinationsstörungen).

━ In der Ausgangsstellung ist ein leichter Tremor spürbar, als Ausdruck von diskreten Koordinationsstörungen.

━ Bei der Drehung werden alternierend schwankende Bewegungen beobachtet, als Ausdruck von Koordinationsstörungen.

━ Die Drehung erfolgt mit einem deutlichen Absinken und kann nicht gebremst werden, als Ausdruck von primären Paresen.

Variation. In der Ausgangsstellung sind die Füße überhängend und haben keinen Kontakt mehr mit der Behandlungsbank. Der Bewegungsauftrag bleibt unverändert (◪ Abb. 3.44).

Zeigt der Patient bei der Prüfungsdurchführung mit überhängenden Füßen mehr Mühe, ist dies ein Hinweis, dass die mangelnde Rumpfstabilisation primär über zunehmenden Druck der Füße, rotatorisch im unten liegenden Hüftgelenk, kontrolliert wurde.

> **Wichtig**
>
> Bei noch sehr diskreter Rumpfataxie können bei der Prüfung der rotatorischen Stabilisation zwischen Becken und Brustkorb kleine suchende (schwankende) Bewegungen erkannt und evt. ein leichter Rumpftremor gespürt werden.

Prüfung der lateralflexorischen Stabilisation zwischen Becken und Brustkorb (◪ Abb. 3.45)

Ausgangsstellung. Aufrechter Sitz auf leicht erhöhter Behandlungsbank. Die Körperlängsachse steht vertikal. Die Füße stehen beckenbreit auseinander und haben Bodenkontakt. Der Schultergürtel liegt auf dem Brustkorb, die Hände liegen übereinander auf dem Sternum.

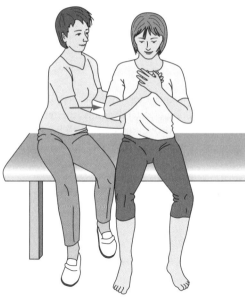

◪ **Abb. 3.45.** Prüfung der links-konkaven lateralflexorischen Stabilisationsfähigkeit im Rumpf. Die Therapeutin gibt unterhalb der Axilla, auf Brusthöhe, einen horizontal gerichteten Widerstand zur gegenüberliegenden Seite. Der Patient wird aufgefordert, seine Ausgangsstellung nicht zu verändern, den aufrechten Sitz beizubehalten

Durchführung. Die Therapeutin sitzt seitlich vom Patienten und gibt unterhalb der Axilla, auf Brusthöhe, einen horizontal gerichteten Widerstand zur gegenüberliegenden Seite. (Bei Hüftgelenkinstabilität fixiert die zweite Hand das Becken.) Der Patient wird aufgefordert, seine Ausgangsstellung nicht zu verändern, den aufrechten Sitz beizubehalten. Dies bedingt lateralflexorische Aktivität zwischen Becken und Brustkorb auf der dem Widerstand entgegengesetzten Körperseite.

> **Tipp**
>
> Bei der **Prüfung der lateralflexorischen Stabilisation** zwischen Becken und Brustkorb kann durch Fixation des Beckens die notwendige Stabilisation im Hüftgelenk ausgeschaltet werden.

Beurteilungskriterien

━ Der Abstand zwischen Bauchnabel und Incisura jugularis bleibt unverändert.

━ Der frontotransversale Brustkorbdurchmesser und die Spinaverbindungen des Beckens bleiben horizontal und parallel übereinander eingeordnet.

━ Der Kontakt Gesäß – Behandlungsbank bleibt erhalten.

━ Der Abstand Akromion – gleichseitiges Ohr bleibt unverändert.

━ Die Ruheatmung wird beibehalten.

3

Häufig auftretende Abweichungen bei ungenügender Kontrolle

▬ Der Brustkorb gibt dem Druck nach und neigt sich zur Seite, als Ausdruck mangelnder lateralflexorischer Stabilisation.

▬ Die Atmung wird angehalten, um über inspiratorische Einatemstellung die Stabilisation zu erleichtern.

▬ Der Schultergürtel wird kompensatorisch hochgezogen, oft auch als Ausdruck einer inadäquaten Kraftanstrengung.

Prüfung der extensorischen Stabilisation der BWS (◘ Abb. 3.46)

Wichtig
Durch die physiologische Krümmung überwiegen im **Brustwirbelsäulenbereich** in aufrechter Haltung die **ventral liegenden Gewichte**. Dies muss durch fallverhindernde extensorische Aktivität der BWS kontrolliert werden.

Ausgangsstellung. Aufrechter Sitz auf einer Behandlungsbank. Becken, Brustkorb und Kopf sind in die vertikal stehende Körperlängsachse eingeordnet. Findet der Patient die Einordnung nicht selbst, hilft die Therapeutin manipulativ. Die Füße haben Bodenkontakt. Die Hände liegen entspannt auf dem Oberschenkel, das Armgewicht ist abgegeben.

Durchführung. Der Patient wird aufgefordert, die beschriebene Ausgangsstellung für mindestens 1 Minute zu halten.

Beurteilungskriterien

▬ Der Abstand zwischen Bauchnabel und Incisura jugularis bleibt unverändert.

▬ Frontotransversaler Brustkorbdurchmesser und Spinaverbindung des Beckens bleiben horizontal und parallel übereinander eingeordnet.

▬ Der Abstand Akromion – Ohr bleibt beidseits unverändert.

▬ Die Atmung entspricht der Ruheatmung.

Häufig auftretende Abweichungen bei ungenügender Kontrolle (◘ Abb. 3.47)

▬ Der Brustkorb sinkt in sich zusammen, als Ausdruck mangelnder Kraft der BWS-Extensoren.

▬ Der Schultergürtel wird hochgezogen, oft als Ausdruck einer inadäquaten Kraftanstrengung.

▬ Die Atmung wird angehalten, um über eine inspiratorische Einatemstellung Stabilisation zu bekommen.

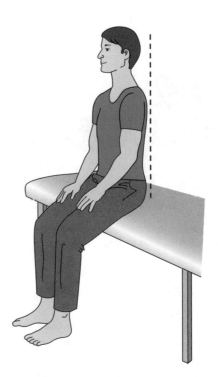

◘ **Abb. 3.46.** Prüfung der extensorischen Stabilisation der BWS. Becken, Brustkorb und Kopf sind in die vertikal stehende Körperlängsachse eingeordnet. Der Patient wird aufgefordert, diese Ausgangsstellung zu halten

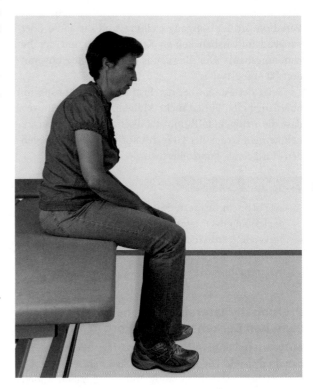

◘ **Abb. 3.47.** Bei fehlender Kraft der BWS-Extensoren kann der Brustkorb im Sitz nicht vertikal stabilisiert werden und sinkt zusammen

Bei guter Stabilisationsfähigkeit der BWS ist es dem Patienten möglich, über längere Zeit, auch bei gleichzeitiger Ablenkung wie z.B. durch angeregte Konversation, die geforderte Ausgangsstellung mühelos zu halten.

ⓘ Tipp

Bei erhöhtem Sitz bewirkt die Neigung der Oberschenkel einen Zug nach vorne/unten. Dadurch kann das Becken leichter vertikal gehalten werden, und die Gefahr einer Destabilisation der BWS ist geringer. Eine Ermüdungsdestabilisation tritt später ein.

Prüfung der aktiven Widerlagerungsfähigkeit der BWS

Von distal kommende Bewegungsimpulse der Arme müssen in der BWS durch entgegengesetzte Muskelaktivitäten aufgefangen werden. In der Funktionellen Bewegungslehre spricht man von Widerlagerung.

Definition

Widerlagerung bedeutet Begrenzung einer weiterlaufenden Bewegung.

Wichtig

Zur Prüfung wird die Nullstellung der BWS durch beschleunigte, abgestoppte Armbewegungen bewusst gefährdet.

■ Prüfung der flexorischen/extensorischen Widerlagerung der BWS (◨ Abb. 3.48)

Ausgangsstellung. Aufrechter Sitz auf einer Behandlungsbank. Becken, Brustkorb und Kopf sind in die vertikal stehende Körperlängsachse eingeordnet. Die Füße stehen beckenbreit auseinander auf dem Boden.

Durchführung. Beide Arme werden auf Brusthöhe nach vorne gestreckt. Die Hände sind verschränkt, die Ellenbogen leicht flektiert. Der Patient wird aufgefordert, die Arme in einer geradlinigen Bewegung beschleunigt nach oben bzw. unten zu bewegen und dort ohne Verzögerung zu stoppen. Die BWS darf ihre Nullstellung nicht verlieren.

Bei Stabilisationsschwierigkeiten im Hüftgelenk (bedingt durch Paresen und/oder Koordinationsschwierigkeiten) müssen Becken und/oder Oberschenkel beidseits passiv gut fixiert werden (◨ Abb. 3.49).

Wichtig

Eine beschleunigte, abgestoppte Armbewegung nach oben erfordert eine flexorische aktive Widerlagerung der BWS.
Eine beschleunigte, abgestoppte Armbewegung nach unten erfordert eine extensorische aktive Widerlagerung der BWS.

■ Prüfung der lateralflexorischen Widerlagerung der BWS (◨ Abb. 3.50)

Ausgangsstellung. Aufrechter Sitz auf einer Behandlungsbank. Becken, Brustkorb und Kopf sind in die verti-

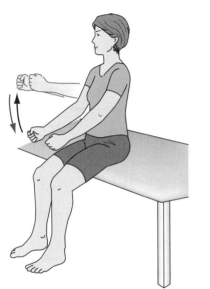
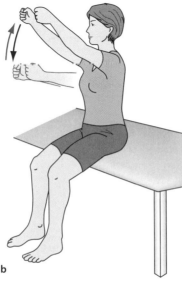

◨ Abb. 3.48 a, b. Prüfung der flexorischen/extensorischen Widerlagerungsfähigkeit der BWS. Im aufrechten Sitz wird der Patient aufgefordert, die nach vorne gestreckten Arme in einer geradlinigen Bewegung beschleunigt nach oben bzw. unten zu bewegen und dort ohne Verzögerung zu stoppen. Die BWS darf ihre Nullstellung nicht verlieren

a   b

3

kal stehende Körperlängsachse eingeordnet. Die Füße stehen beckenbreit auseinander und haben Bodenkontakt.

Durchführung. Ein Arm wird bei extendiertem Ellenbogengelenk auf Schulterhöhe seitlich nach außen gestreckt. Der Patient wird aufgefordert, den Arm in einer geradlinigen Bewegung beschleunigt nach oben bzw. nach unten zu bewegen und dort ohne Verzögerung zu stoppen. Die BWS darf ihre Nullstellung nicht verlieren.

Bei **Stabilisationsschwierigkeiten im Hüftgelenk** (bedingt durch Paresen und/oder Koordinationsschwierigkeiten) müssen der gegenüberliegende Beckenkamm und

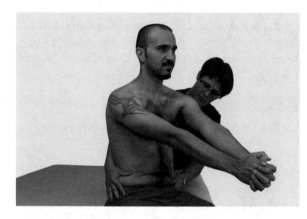

◻ **Abb. 3.49.** Prüfung der extensorischen Widerlagerung der BWS bei beschleunigten Armbewegungen, mithilfe manueller Fixation am Becken. Der Sitz über die Ecke gibt zusätzlich einen adduktorischen Halt im Hüftgelenk

der gleichseitige Oberschenkel passiv gut fixiert werden (◻ Abb. 3.51).

Wichtig		
Wird der rechte Arm schnell **nach oben** bewegt und an vorgegebener Stellung abgestoppt, so erfordert dies eine **rechts-konkave** lateralflexorische aktive Widerlagerung der BWS. Wird der rechte Arm schnell **nach unten** bewegt und an vorgegebener Stellung abgestoppt, so erfordert dies eine **links-konkave** lateralflexorische aktive Widerlagerung der BWS.		

▪ **Prüfung der rotatorischen Widerlagerung der BWS**
  (◻ Abb. 3.52)

Ausgangsstellung. Aufrechter Sitz auf einer Behandlungsbank. Becken, Brustkorb und Kopf sind in die vertikal stehende Körperlängsachse eingeordnet. Die Füße stehen beckenbreit auseinander auf dem Boden.

Durchführung. Ein Arm wird bei extendiertem Ellenbogengelenk auf Schulterhöhe seitlich nach außen gestreckt. Der Patient wird aufgefordert, den Arm in einer kreisförmigen Bewegung in schnellem Tempo zur Mitte zu bewegen und dort ohne Verzögerung zu stoppen. Der Brustkorb darf dabei nicht drehen.

Bei **Stabilisationsschwierigkeiten im Hüftgelenk** (bedingt durch Paresen und/oder Koordinationsschwierigkeiten) müssen das gleichseitige Becken und der gegenüber-

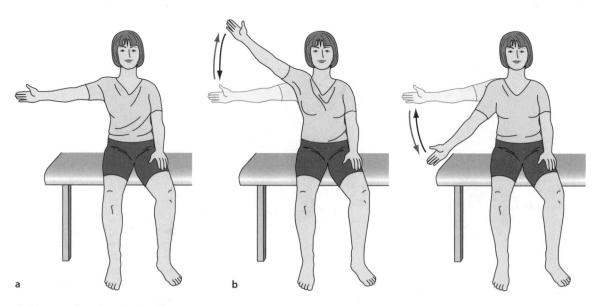

a   b

◻ **Abb. 3.50 a, b.** Prüfung der lateralflexorischen Widerlagerungsfähigkeit der BWS. Im aufrechten Sitz wird der Patient aufgefordert, den seitlich ausgestreckten Arm in einer geradlinigen Bewegung beschleunigt nach oben bzw. unten zu bewegen und dort ohne Verzögerung zu stoppen. Die BWS darf ihre Nullstellung nicht verlieren

liegende Oberschenkel entgegengesetzt zur beschleunigten Armbewegung passiv gut fixiert werden (■ Abb. 3.53).

> **Wichtig**
>
> Eine beschleunigte, abgestoppte Bewegung des **rechten Arms zur Mitte** erfordert eine **positiv-rotatorische** aktive Widerlagerung der BWS.
> Eine beschleunigte, abgestoppte Bewegung des **linken Arms zur Mitte** erfordert eine **negativ-rotatorische** aktive Widerlagerung der BWS.

Beurteilungskriterien für alle drei Widerlagerungsprüfungen

- Der Abstand zwischen Bauchnabel und Incisura jugularis bleibt unverändert.
- Der frontotransversale Brustkorbdurchmesser bleibt horizontal und frontotransversal eingestellt.
- Der frontotransversale Brustkorbdurchmesser und die Spinaverbindung des Beckens bleiben parallel übereinander eingeordnet.

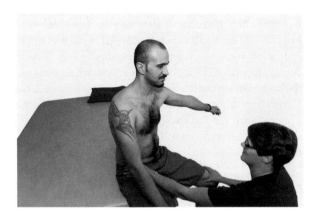

■ **Abb. 3.51.** Prüfung der lateralflexorischen Widerlagerung der BWS bei beschleunigten Armbewegungen, mithilfe manueller Fixation am gegenüberliegenden Beckenkamm und am gleichseitigen Oberschenkel. Der Sitz über die Ecke gibt zusätzlich einen adduktorischen Halt im Hüftgelenk

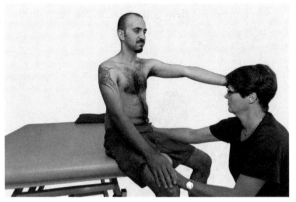

■ **Abb. 3.53.** Prüfung der rotatorischen Widerlagerung der BWS bei beschleunigten Armbewegungen, mithilfe manueller Fixation am gleichseitigen Becken und am gegenüberliegenden Oberschenkel. Der Sitz über die Ecke gibt zusätzlich einen adduktorischen Halt im Hüftgelenk

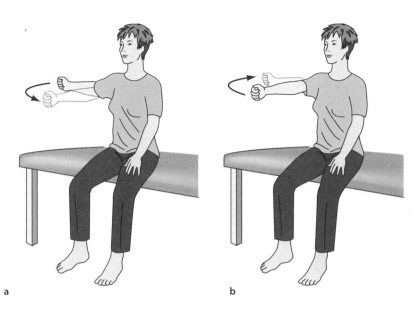

a   b

■ **Abb. 3.52 a, b.** Prüfung der rotatorischen Widerlagerungsfähigkeit der BWS. Der Patient wird aufgefordert, den seitlich ausgestreckten Arm in einer kreisförmigen Bewegung beschleunigt zur Mitte zu bewegen und dort ohne Verzögerung zu stoppen. Der Brustkorb darf nicht drehen

3

Häufig auftretende Abweichungen bei ungenügender Kontrolle (■ Abb. 3.54, Abb. 3.55)

— Die Bewegung wird zu langsam durchgeführt und/oder kann nicht gebremst werden, als Ausdruck von Koordinationsstörungen.

— Die Bewegung wird in der Endstellung nicht abgebremst und sofort in die Gegenrichtung weitergeführt. Hier wird die Kompensation der Widerlagerung durch Gegenbewegung genutzt, als Ausdruck fehlender aktiver Widerlagerung bei Koordinationsstörungen.

— Die vorgegebenen Abstände bzw. Horizontalverbindungen können nicht gehalten werden, als Ausdruck weiterlaufender Bewegungen bei fehlender Widerlagerung.

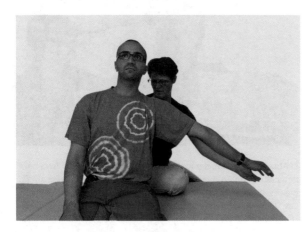

■ **Abb. 3.54.** Bei einer beschleunigten seitlichen Armbewegung nach unten kann durch fehlende lateralflexorische Stabilisation der BWS die weiterlaufende Bewegung nicht begrenzt werden

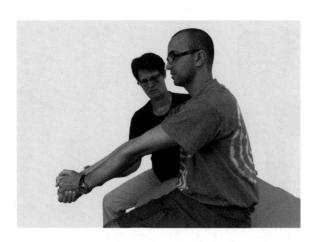

■ **Abb. 3.55.** Bei einer beschleunigten Armbewegung nach unten kann durch fehlende extensorische Stabilisation der BWS die weiterlaufende Bewegung nicht begrenzt werden

— Die BWS wird in Inspirationsstellung gehalten, als Kompensation für eine fehlende oder verminderte Stabilisation der BWS.

Prüfung der Stabilisation der eingeordneten Körperlängsachse (■ Abb. 2.34)

> **Definition**
>
> Die **Körperlängsachse** ist die Schnittlinie von Symmetrieebene und mittlerer Frontalebene (Klein-Vogelbach 2000) und steht in enger Beziehung mit der Wirbelsäule.

Bei aufrechter Haltung werden Becken, Brustkorb und Kopf in die vertikal stehende Körperlängsachse eingeordnet (■ Abb. 3.56). Kann die Einordnung von Becken, Brustkorb und Kopf in der Körperlängsachse auch **außerhalb der Vertikalen** beibehalten werden, so ist die Körperlängsachse stabilisiert. Dies gilt sowohl für die Vor- als auch die Rückneigung und schützt die Wirbelsäule vor unerwünschten und unökonomischen Schubbelastungen.

> **Wichtig**
>
> Die **Körperlängsachse ist stabilisiert**, wenn die Einordnung von Becken, Brustkorb und Kopf in die Körperlängsachse auch **außerhalb der Vertikalen** beibehalten werden kann.

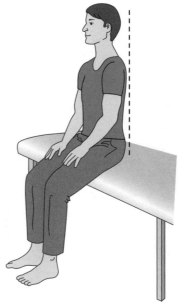

■ **Abb. 3.56.** Ausgangsstellung zur Prüfung der Stabilisation der eingeordneten Körperlängsachse

Ausgangsstellung. Aufrechter Sitz auf einer Behandlungsbank. Becken, Brustkorb und Kopf sind in die vertikale Körperlängsachse eingeordnet. Die Füße stehen auf dem Boden, beckenbreit auseinander. Der Schultergürtel liegt entspannt auf dem Brustkorb, die Hände liegen über dem Sternum verschränkt oder auf den Oberschenkeln.

Bewegungsauftrag. Der Patient wird aufgefordert, seinen Oberkörper etwas nach vorne bzw. hinten zu neigen. Becken, Brustkorb und Kopf sollen ihre Einordnung dabei nicht verlieren (◘ Abb. 3.57).

Beurteilungskriterien
 − Bei der **Vorneigung** müssen folgende Abstände erhalten bleiben:
    – Abstand Symphyse – Bauchnabel,
    – Abstand Bauchnabel – Incisura jugularis,
    – Abstand Incisura jugularis – Kinnspitze.
 − Bei der **Rückneigung** müssen folgende Abstände erhalten bleiben:
    – Abstand Bauchnabel – Incisura jugularis,
    – Abstand Incisura jugularis – Kinnspitze.

Häufig auftretende Abweichungen bei ungenügender Kontrolle (◘ Abb. 3.58, Abb. 3.59)
 − Die vorgegebenen Abstände können nicht gehalten werden, als Ausdruck einer verminderten oder fehlenden Stabilisation.
 − Die Vor- bzw. Rückneigung kann zwar kontrolliert, aber nur in kleinem Bewegungsausmaß erfolgen. Dies ist Ausdruck einer gesamthaft (Rumpf und

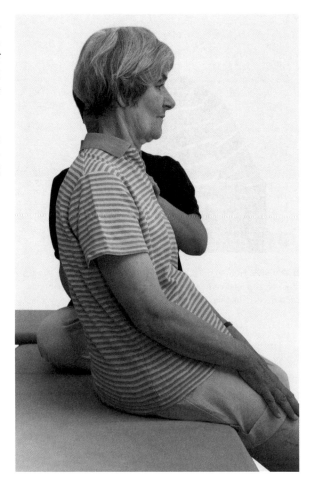

◘ **Abb. 3.58.** Rückneigung mit destabilisierter Körperlängsachse als Ausdruck mangelnder ventraler Stabilisation

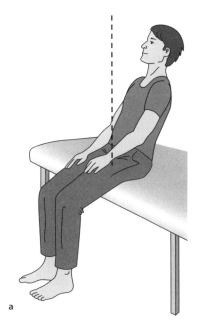
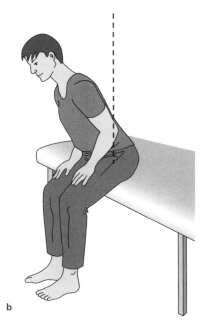

a   b

◘ **Abb. 3.57 a, b.** Prüfung der Stabilisation der Körperlängsachse. Ausgehend vom eingeordneten aufrechten Sitz wird der Patient aufgefordert, seinen Oberkörper etwas nach vorne bzw. hinten zu neigen. Becken, Brustkorb und Kopf sollen ihre Einordnung nicht verlieren

3

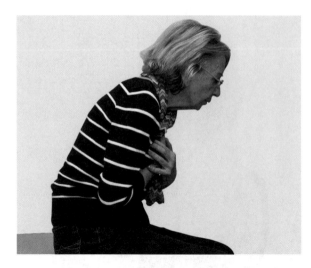

◘ Abb. 3.59. Prüfung der Stabilisation der Körperlängsachse. Als Ausdruck einer primär verminderten Hüftgelenkstabilisation bleibt das Becken fixiert, und die BWS wird kyphosiert

Hüftgelenke) verminderten dorsalen bzw. ventralen Stabilisation.
— Das Becken bleibt in der Ausgangsstellung oder in geringer Vor- bzw. Rückneigung fixiert. Bei der Rückneigung wird der Brustkorb translatorisch nach dorsal verschoben; bei der Vorneigung wird die BWS kyphosiert. Dies ist Ausdruck einer primär verminderten Hüftgelenkstabilisation.

ℹ **Tipp**

Erleichternd ist der **Sitz über die Ecke** der Behandlungsbank. Durch den medialen Kontakt der Oberschenkel mit der Bank wird die Hüftgelenkstabilität unterstützt.

3.3.3 Prüfung der Dissoziationsfähigkeit zwischen Becken, Brustkorb und Kopf

┌─ **Definition** ─────────────────────────────
│ Der Begriff **Dissoziation** kommt aus dem Lateinischen
│ und bedeutet Trennung.
└───

■ **Normeinstellung der Körperabschnitte**
— In **aufrechter Haltung** und während vieler Bewegungen ist der Körperabschnitt **Brustkorb** das »stabile Element«.
— Der Körperabschnitt **Becken** befindet sich in einem labilen Gleichgewicht und kann Bewegungen der Hüft- und Lendenwirbelsäule ausbalancieren.
— Der Körperabschnitt **Kopf** balanciert über dem Brustkorb. Er befindet sich ebenfalls in einem labilen

Gleichgewicht und reguliert von kranial die Feineinstellung der Wirbelsäulenstatik (Klein-Vogelbach 2000).

Bei neurologischen Bewegungsstörungen geht diese Selektivität und damit die Dissoziation zwischen Becken und Brustkorb bzw. zwischen Brustkorb und Kopf verloren. Der Patient beginnt, die einzelnen Körperabschnitte zunehmend fixiert zu halten.

┌─ **Wichtig** ■ ■
│ Durch kompensatorische Fixationsmuster geht die
│ Dissoziation zwischen Becken und Brustkorb bzw. zwischen Brustkorb und Kopf verloren.

Prüfung der Selektivität des Beckens bei stabilisierter BWS im Sitz (◘ Abb. 3.60)

Ausgangsstellung. Aufrechter Sitz auf einem Sitz-Schaukelbrett. Die Frontal- bzw. Sagittalebene ist labilisiert. Die Unterschenkel sind frei hängend, die Füße haben keinen Bodenkontakt.

Durchführung. Die Therapeutin bewegt vorsichtig das Brett. Der Patient wird aufgefordert, die Schaukelbewegung zuzulassen und die Stellung des Brustkorbs beizubehalten.

ℹ **Tipp**

Der **Sitz auf einem Luftkissen** ist nicht vergleichbar mit dem Sitz auf einem Schaukelbrett. Beim Luftkissen findet die Labilisierung in allen drei Ebenen gleichzeitig statt. Die einzelnen Ebenen werden aber deutlich weniger labilisiert.

Beurteilungskriterien
— Der Abstand Bauchnabel – Incisura jugularis bleibt unverändert.
— Der frontotransversale Brustkorbdurchmesser bleibt horizontal und frontotransversal eingestellt.
— Das Sternum bleibt räumlicher Fixpunkt.

Häufig auftretende Schwierigkeiten bei ungenügender Kontrolle (◘ Abb. 3.61, ◘ Abb. 3.62)
— Das Schaukelbrett kann nur mit sehr kleinem Bewegungsausschlag bewegt werden, als Ausdruck beginnender Fixierung zwischen Becken und Brustkorb.
— Bereits bei sehr kleinen Bewegungsausschlägen des Bretts verliert der Patient die kontrollierte Sitzposition. Dies zeigt meist eine bereits deutlichere Fixierung zwischen Becken und Brustkorb, wodurch die Brettkippung zuviel Gewicht in die Bewegungsrichtung bringt.

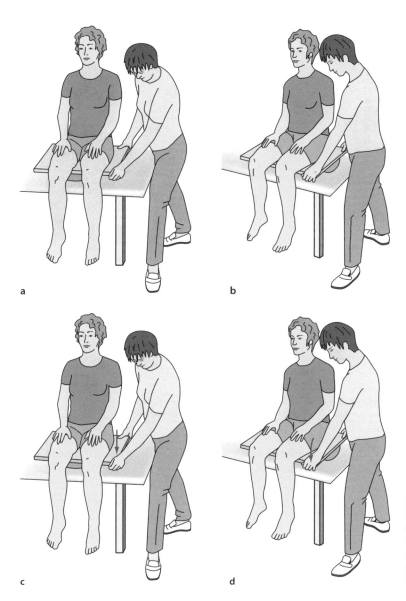

a

b

c

d

☑ **Abb. 3.60 a-d.** Sitz auf dem Schaukelbrett zur Prüfung der Selektivität des Beckens bei stabilisierter BWS. **a, b** Die Frontal- bzw. Sagittalebene ist labilisiert. **c, d** Die Therapeutin bewegt vorsichtig das Brett. Der Patient wird aufgefordert, die Schaukelbewegung zuzulassen und die Stellung des Brustkorbs zu halten

— Der Schultergürtel wird reaktiv verspannt, als Ausdruck einer deutlich erschwerten Kontrolle bei beginnender Fixierung zwischen Becken und Brustkorb.

Steigerung. Kann die Stabilisation der BWS bei gleichzeitigem »Bewegtwerden« des Beckens kontrolliert werden, wird der Patient aufgefordert, die Schaukelbrettbewegung aktiv selbst zu initiieren. Das Schaukelbrett darf die Unterlage nur kurz und nicht ruckartig berühren. Die Bedingungen der in sich stabilisierten BWS bleiben selbstverständlich erhalten.

Bei diskreten Rumpfkoordinationsstörungen können diese Anforderungen nicht erfüllt und dadurch frühzeitig erkannt werden.

ℹ️ **Tipp**

Die Höhe des Sitzschaukelbretts muss entsprechend der Konstitution des Patienten angepasst werden. Je höher die Kufen, desto kleiner die Schaukelbewegung.

Prüfung der Selektivität des Beckens bei stabilisierter BWS im Stand (☑ Abb. 3.63)

Da die Mobilität des Beckens bei stabilisierter BWS gangtypisch und ausschlaggebend für alle Gleichgewichtsreaktionen im Stand ist, wird die Dissoziation zwischen Becken und Brustkorb auch im Stand getestet.

Ausgangsstellung. Aufrechter Parallelstand bei normaler Spurbreite. Becken, Brustkorb und Kopf sind in die vertikale Körperlängsachse eingeordnet. Die Handflächen

3

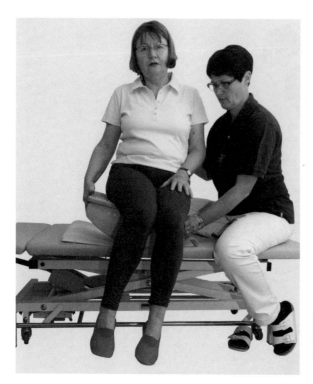

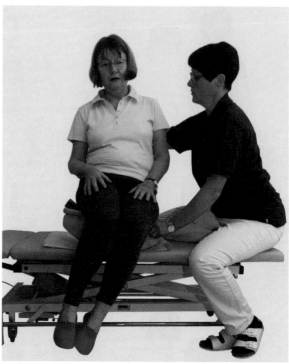

◪ **Abb. 3.61.** Achtung: Die Sitzfläche muss rutschfest sein! Aus Unsicherheit, (da die Patientin mit zunehmender Neigung zur Seite rutscht) hält sich die Patientin am Schaukelbrettrand fest

◪ **Abb. 3.62.** Auf rutschfester Unterlage kann sich die Patientin der zunehmenden Neigung des Schaukelbretts adäquat anpassen

haben Kontakt mit der Behandlungsbank, die Arme stützen leicht.

Bewegungsauftrag. Der Patient wird aufgefordert, das Becken alternierend rechts/links nach vorne zu drehen. Der Brustkorb darf von der Bewegung nicht erfasst werden.

Beurteilungskriterien
- Der frontotransversale Brustkorbdurchmesser bleibt horizontal und frontotransversal.
- Das Sternum bleibt räumlicher Fixpunkt.
- Der Abstand Akromion – Ohr bleibt beidseits unverändert.
- Die Bewegung geht flüssig, ohne Unterbrechung.

Häufig auftretende Schwierigkeiten bei ungenügender Kontrolle (◪ Abb. 3.64)
- Das Bewegungsausmaß ist klein, als Ausdruck beginnender Fixierung zwischen Becken und Brustkorb.
- Der Brustkorb wird von der weiterlaufenden Bewegung erfasst (sofort oder evt. etwas verzögert nach anfänglich dissozierter Bewegung), als Ausdruck einer Fixierung zwischen Becken und Brustkorb.
- Die Bewegung erfolgt leicht arhythmisch und/oder mit leichtem Zahnradphänomen, als Ausdruck von diskreten Koordinationsstörungen im Rumpf.

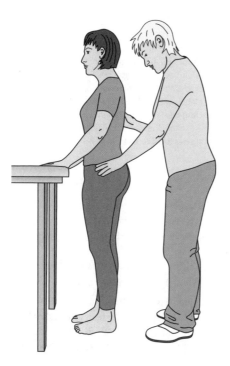

◪ **Abb. 3.63.** Aufrechter Parallelstand bei normaler Spurbreite zur Prüfung der Selektivität des Beckens bei stabilisierter BWS. Der Patient wird aufgefordert, das Becken alternierend rechts/links nach vorne zu drehen. Der Brustkorb darf nicht von der Bewegung erfasst werden

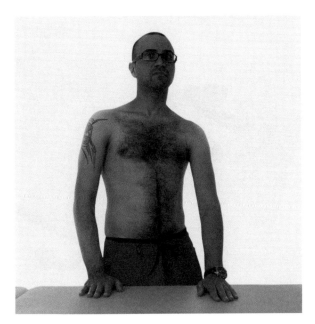

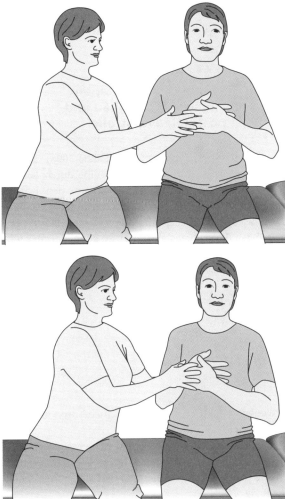

Abb. 3.64. Als Ausdruck einer Fixierung drehen Becken und Brustkorb zusammen nach hinten

Prüfung der Selektivität des Brustkorbs ohne weiterlaufende Bewegung von Becken und Kopf (Abb. 3.65)

Ausgangsstellung. Aufrechter Sitz auf einer Behandlungsbank. Becken, Brustkorb und Kopf sind in die vertikale Körperlängsachse eingeordnet. Die Füße stehen beckenbreit auseinander und haben Bodenkontakt. Der Schultergürtel liegt entspannt auf dem Brustkorb, die Hände liegen über dem Sternum verschränkt.

Bewegungsauftrag. Der Patient wird aufgefordert, den Brustkorb alternierend nach rechts/links zu drehen. Becken und Kopf dürfen von der Bewegung nicht erfasst werden.

Abb. 3.65. Prüfung der Selektivität des Brustkorbs. Der Patient wird aufgefordert, den Brustkorb alternierend nach rechts/links zu drehen. Becken und Kopf dürfen von der Bewegung nicht erfasst werden

Beurteilungskriterien
- Kniegelenke und Becken bleiben räumlicher Fixpunkt, die Spinaverbindung bleibt frontotransversal eingestellt.
- Der Abstand zwischen den Kniegelenken verändert sich nicht.
- Der Blick des Patienten bleibt geradeaus gerichtet.
- Der Abstand Akromion – Ohr bleibt beidseits unverändert.
- Die Bewegung geht flüssig, ohne Unterbrechung.

Häufig auftretende Schwierigkeiten bei ungenügender Kontrolle (Abb. 3.66)
- Der Kopf wird von der weiterlaufenden Bewegung des Brustkorbs erfasst, als Ausdruck einer Fixierung zwischen Brustkorb und Kopf.

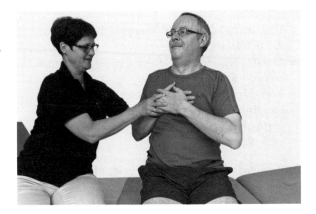

Abb. 3.66. Es findet keine selektive Drehung des Brustkorbs statt. Bedingt durch muskuläre Fixierungen wird der Kopf mitgedreht

— Das Bewegungsausmaß ist sehr klein, als Ausdruck einer Fixierung zwischen Brustkorb und
Becken.

3.3.4 Beurteilung der spontanen Gleichgewichtsfähigkeit und der posturalen Kontrolle

Teipel (1995, zitiert in Bertram u. Laube 2008) charakterisiert **Gleichgewichtsfähigkeit** als eine durch Lernen
erworbene generalisierbare Fähigkeit, um den Körper
unter allen Bedingungen im Gleichgewicht zu halten bzw.
dieses wiederherzustellen und unter verschiedensten Bedingungen Bewegungen ausführen zu können. Dabei gilt:
»Was nicht trainiert wurde, kann auch nicht beherrrscht
werden« (Bertram u. Laube 2008).

> **Wichtig**
>
> **Gleichgewichtsreaktionen** können als Haltungs-
> wahrung verstanden werden, und jeder **Bewe-
> gungsablauf** als Fortsetzung von Gleichgewichts-
> reaktionen.

Bewegen bedeutet immer ein Verschieben von körpereigenen Gewichten im Raum:
— Ist die Richtung der Gewichtsverschiebung **vertikal**,
so arbeiten die Muskeln als Heber oder Bremser, und
die Unterstützungsfläche verändert sich nur gering-
fügig.
— Sobald die Gewichtsverschiebung eine **horizontale**
Richtung erhält, löst sie automatische, leicht beob-
achtbare Gleichgewichtsreaktionen aus (Klein-Vogelbach 2000).

Man kann **drei Formen von Gleichgewichtsreaktionen**
unterscheiden:
— Veränderung der Unterstützungsfläche in Richtung
der Inititialbewegung,
— Einsatz körpereigener Gewichte in die entgegengesetzte Richtung als Ausgleich,
— Begrenzung von Gewichtsverschiebungen durch
stabilisierende Muskelaktivitäten; dabei verändert sich der Druck innerhalb der Unterstützungsfläche.

Drehen von Rückenlage in Seitenlage
- **Bewegungsverhalten der Norm (◘ Abb. 3.67)**

Bei guter Koordination und Kraft wird die Drehung in
Seitenlage durch Arm und/oder Bein eingeleitet. Ent-
scheidend ist die Konstitution des Patienten. Eingeleitet

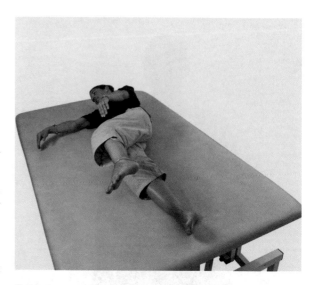

◘ **Abb. 3.67.** Spontanes Drehverhalten einer gesunden Person. Linker
Arm und linkes Bein werden zur Hilfe als beschleunigendes Gewicht
eingesetzt

durch eine **Armbewegung** nach vorne/kranial dreht der
Brustkorb zusammen mit dem von der Unterlage abge-
hobenen Kopf auf die Seite. Das Brustkorbgewicht muss
dabei über die ventrale Rumpfmuskulatur am Becken
muskulär stabilisiert werden. Somit bewirkt die Drehung
des Brustkorbs weiterlaufend auch eine Drehung des Beckens zur Seite.

Das durch die Drehung oben liegende Bein kann
die Drehbewegung durch **Abdruckaktivität** einleiten bzw.
unterstützen. Es kann beschleunigend oder bremsend auf
die Drehung einwirken:
— Soll die Drehung **beschleunigt** werden, so wird das
Bein nach dem Abdrücken, ähnlich einer Schrittbewegung, ebenfalls nach vorne gebracht.
— Soll die Drehung **gebremst** werden, so wird das Bein
nach dem Abdrücken möglichst lange hinter dem auf
der Unterlage liegenden Bein gehalten. Die Drehung
soll dadurch harmonisch fließend und nicht ruckartig erfolgen.

> **Wichtig**
>
> Ein konstitutionell **breites Becken** wirkt sich erschwe-
> rend auf das Drehen von Rücken- in Seitenlage aus.
> Es bedingt einen verstärkten Einsatz des Beins als be-
> schleunigendes Gewicht.

> ⓘ **Tipp**
>
> Die Beobachtung des spontanen Drehverhaltens gibt
> primär Hinweise über die **rotatorische Stabilisation**
> zwischen Becken und Brustkorb.

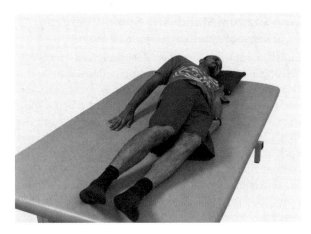

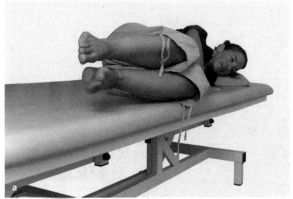

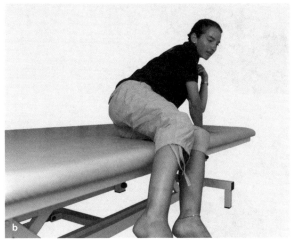

Abb. 3.68. Erschwertes Drehverhalten bei zerebellärer Ataxie. Die fehlende rotatorische Rumpfstabilisation kompensiert der Patient mit deutlicher Abdruckaktivität von rechtem Arm und Bein. Dadurch können Arm und Bein nicht als beschleunigendes Gewicht eingesetzt werden

- Abweichungen bei fehlender Kontrolle der rotatorischen Stabilisation zwischen Becken und Brustkorb (■ Abb. 3.68)
- Arm und/oder Bein werden nicht adäquat als kontrollierendes Gewicht eingesetzt.
- Deutlich verstärktes Abdrücken von Arm und/oder Bein.
- Verstärkte Druckzunahme unter Hand/Fuß, aber ein Abdrücken kann nicht stattfinden.
- Ruckartiges Drehen.
- Die Drehbewegung kann in Seitenlage nicht oder nur ungenügend gestoppt werden.
- Die Drehbewegung wird über den Zug des unten liegenden Arms, mit Griff an der Bettkante, eingeleitet.

Von Seitenlage zum Sitz
- Bewegungsverhalten der Norm (■ Abb. 3.69)

Das Aufsitzen erfordert initial eine lateralflexorische Stabilisation zwischen Becken und Brustkorb. Diese wird über Abruckaktivität eines oder beider Arme erleichtert. Gleichzeitig hilft das Gewicht der Unterschenkel; indem sie abgehoben werden, bilden sie ein Gegengewicht zum Brustkorbgewicht . Sobald die Unterschenkel frei (über der Bettkante) hängen, helfen sie als beschleunigendes Gewicht mit, das Drehmoment zu verstärken.

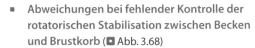

Wichtig

Konstitutionell viel Gewicht an den Beinen wirkt sich durch Verstärkung des Drehmoments erleichternd für den Lagewechsel von Seitenlage zum Sitz aus.

Abb. 3.69 a, b. Spontanes Aufsitzen einer gesunden Person aus der Seitlage. Die Beine werden initial angewinkelt an den Rumpf gehängt und kurz danach überhängend als Drehmoment genutzt. Die Arme unterstützen durch Abdrücken das Hochkommen des Oberkörpers

ℹ Tipp

Die Beobachtung des spontanen Bewegungsverhaltens bei Lagewechsel von Seitenlage zum Sitz gibt primär Hinweise über die lateralflexorische Stabilisation zwischen Becken und Brustkorb.

- Abweichungen bei fehlender Kontrolle der lateralflexorischen Stabilisation zwischen Becken und Brustkorb (■ Abb. 3.70)
- Verstärkte Abdruck- und/oder Stützaktivität der Arme.
- Das Bein wird nicht adäquat als Gegengewicht eingesetzt.
- Ruckartiges Hochstoßen zum Seitsitz.
- Deutliche Drehung nach vorne und ventrales Hochstützen des Rumpfes.
- Eine Streckung der Kniegelenke verhindert das Nutzen des Drehmoments.

3

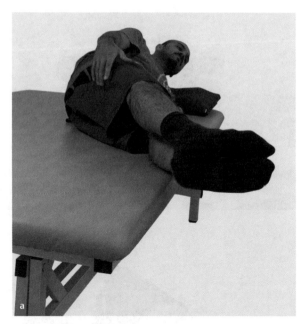

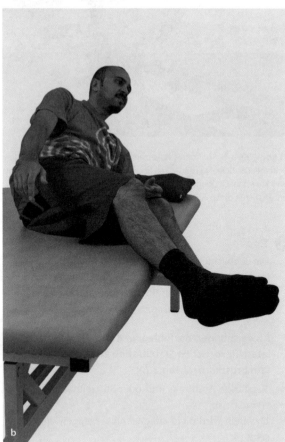

Abb. 3.70 a, b. Erschwertes Hochkommen in den Sitz bei zerebellärer Ataxie. Spontan findet keine Verankerung am Rumpf statt. Die Streckung der Kniegelenke (Hebelverlängerung) verhindert ein Nutzen des Drehmoments. Beim Hochkommen fehlt zudem eine gute Stützfunktion des linken Arms

Vom Sitz zum Stand (Sitz-Stand-Übergang)

■ **Bewegungsverhalten der Norm** (◘ Abb. 3.71)

Initial beginnt der Sitz-Stand-Übergang mit einer Vorneigung des Rumpfes (Oberkörper), flexorisch in den Hüftgelenken von proximal. Durch die Vorneigung verstärkt sich der Druck unter den Füßen, die Beine kommen dadurch in Stützfunktion. Ist der Kontakt mit der Sitzfläche aufgehoben, wird die Unterstützungsfläche nur noch durch die Füße gebildet. Mithilfe der **virtuellen Trennebene** (◘ Abb. 3.71), welche nun durch die Mitte der Unterstützungsfläche geht, können für die Bewegung vom Sitz zum Stand bremsende bzw. beschleunigende Körpergewichte beurteilt werden. Alle Gewichte vor der Trennebene wirken beschleunigend, diejenigen hinter der Trennebene bremsend.

> **Definition**
>
> Die **Trennebene** ist eine virtuelle Ebene durch den Körperschwerpunkt. Sie trennt beschleunigende und bremsende Gewichte.

Durch ein bestimmtes **Vorneigungsausmaß** kann man erreichen, dass beim Abheben des Gesäßes die beschleunigenden und bremsenden Gewichte ausgeglichen sind. Dieser Ausgleich ist für den spontanen Bewegungsablauf aber nicht zwingend. Ein Überwiegen der bremsenden Gewichte (durch wenig Vorneigung des Rumpfes) kann primär durch eine verstärkte Aktivität der Dorsalextensoren im Sprunggelenk kompensiert werden. Gleichzeitig kann ein Armschwung nach vorne das beschleunigende Gewicht unterstützen.

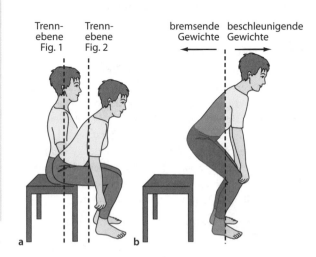

Abb. 3.71. Die Trennebene geht durch die Mitte der Unterstützungsfläche und trennt potenziell beschleunigende und bremsende Gewichte

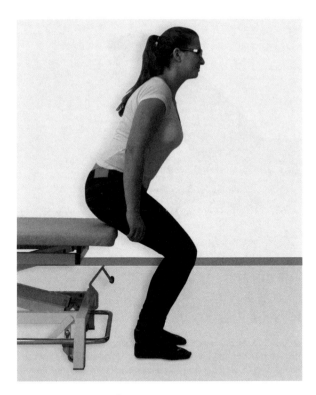

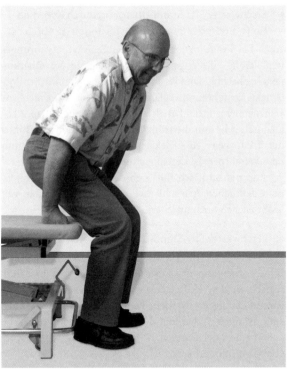

Abb. 3.72. Sitz-Stand-Übergang der Norm: Der Bewegungsablauf beginnt mit einer Vorneigung des Oberkörpers. Die bremsenden Gewichte überwiegen im Moment des Gesäßabhebens. Dies wird durch verstärkte Aktivität der Dorsalextensoren im Sprunggelenk kompensiert

Abb. 3.73. Erschwerter Sitz-Stand-Übergang bei pathologisch erhöhtem Extensionstonus. Bedingt durch die Schwierigkeit, eine Druckzunahme der Füße (insbesondere des Vorfußes) kontrollieren zu können, wird das Becken im Hüftgelenk zu wenig nach vorne geneigt. Der Patient kompensiert über verstärkten Armeinsatz

---

Wichtig

Bei intakter Wahrnehmung, guter Koordination und Kraft sowie ausreichenden Bewegungstoleranzen zeichnet sich der **spontane Sitz-Stand-Übergang** aus durch
- angepasste Vorneigung der Körperlängsachse,
- selektive muskuläre Verankerungen und
- angepassten Einsatz der Arme.

Eine wesentliche Rolle spielen Körperkonstitution und Stuhlhöhe.

■ **Erschwerter Sitz-Stand-Übergang durch unkontrollierten pathologischen Extensionstonus**

Es wird eine ungenügende oder gar fehlende **Vorneigung des Beckens** (flexorisch in den Hüftgelenken) beobachtet (■ Abb. 3.73). Dies erklärt sich primär durch die Schwierigkeit, eine Druckzunahme der Füße, insbesondere des Vorfußes, kontrollieren zu können. Die **unkontrollierte Druckzunahme** verstärkt den pathologisch erhöhten Ex-

tensionstonus und zeichnet sich durch zunehmenden Druck nach hinten aus. Das Becken weicht mit einer Drehung nach hinten aus (extensorisch in den Hüftgelenken) und verhindert dadurch die zwingende Vorneigung. Gleichzeitig zeigt sich häufig eine Abweichung der Kniegelenke nach medial, bedingt durch einen zusätzlich erhöhten pathologischen Tonus der Hüftgelenkadduktoren.

Kompensatorisch versucht der Patient nun, mithilfe der verstärkten BWS-Kyphosierung sowie einer Ventraltranslation des Kopfes beim Aufstehen genügend Gewicht nach vorne zu bringen. Gleichzeitig helfen eventuell ein verstärkter Armeinsatz und/oder die Abstützung der Kniegelenke über ein deutliches Zusammenpressen.

Bei **einseitiger unkontrollierter pathologischer Tonuserhöhung** wird der Patient versuchen, das Gewicht über das nicht bzw. weniger betroffene Bein zu bringen. Spontan wird er deshalb das bevorzugte Bein etwas zurück und zur Mitte (in die Symmetrieebene) stellen. Die Vorneigung des Oberkörpers wird zur bevorzugten Seite eingeleitet.

3

■ Erschwerter Sitz-Stand-Übergang durch Koordina-
tions- und/oder Sensibilitätsstörungen (◘ Abb. 3.74)

Auch bei Koordinations- und/oder Sensibilitätsstörungen
wird häufig eine ungenügende Vorneigung des Oberkörpers beobachtet. Dies lässt sich durch eine **beeinträchtigte
Druckwahrnehmung** erklären. Der Patient kann nicht gut
wahrnehmen, ob der Druck zu- oder abnimmt (▶ Kap. 2.1.5).
Dadurch geht ihm die Fähigkeit, Gewichte vor bzw. hinter
der Trennebene auszugleichen, verloren. Die Vorneigung
des Oberkörpers ist deshalb oft nicht adäquat.

Kompensatorisch hilft sich der Patient meist mit einem deutlichen Armschwung, oder, wenn möglich, versucht er, sich hochzuziehen.

■ Erschwerter Sitz-Stand-Übergang durch fehlende
muskuläre Stabilisation (◘ Abb. 3.75, Abb. 3.76)

Eine Vorneigung des Oberkörpers muss sowohl extensorisch in den Hüftgelenken als auch extensorisch im
Rumpf stabilisiert werden. Fehlt diese **selektive Stabilisationsfähigkeit**, bedingt durch Koordinationsschwierigkeiten und/oder Paresen, wird die Vorneigung entsprechend vermindert sein.

Kompensatorisch hilft sich der Patient mit Armschwung, Hochziehen oder auch einem ventralen Abstützen der Arme. Im Moment der Gewichtsübernahme
auf die Füße wird die Instabilität im Hüftgelenk zudem
meist durch eine Adduktion und Innenrotation im Hüftgelenk kompensiert. Dies zeigt sich durch ein Abweichen
der Kniegelenke nach medial. Auch die Vorneigung des

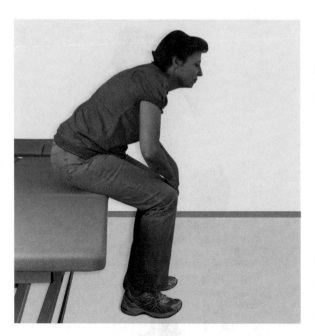

◘ **Abb. 3.75.** Erschwerter Sitz-Stand-Übergang bei deutlichen Paresen
der ventralen Rumpf- und Beinmuskulatur. Um die fehlende Kraft zu
kompensieren, wird der Oberkörper weit nach vorne geneigt. Kompensatorisch wird die zervikale Muskulatur stark beansprucht und der
Kopf translatorisch nach vorne geschoben

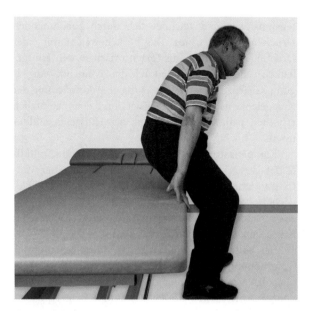

◘ **Abb. 3.74.** Erschwerter Sitz-Stand-Übergang bei zerebellärer Ataxie.
Als Ausdruck der veränderten Druckwahrnehmung der Füße wird der
Oberkörper zu wenig nach vorne geneigt

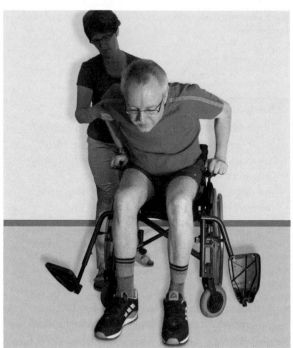

◘ **Abb. 3.76.** Erschwerter Sitz-Stand-Übergang bei deutlichen Paresen der Rumpf- und Beinmuskulatur. Die ventralen Paresen werden
mit einer übermäßigen Vorneigung des Oberkörpers kompensiert,
während die dorsalen Paresen v.a. über die Stützaktivität der Arme
kompensiert werden

Oberkörpers kann verstärkt sein, um fehlende ventrale Stabilisation zu kompensieren; z.B. beobachten wir bei Patienten mit Fußheberparesen eine deutlich vermehrte Vorneigung des Oberkörpers. Gleichzeitig wird der Patient sich aber auch vermehrt abstützen.

Der freie kontrollierte Stand

- **Anforderungen der Norm** (◘ Abb. 3.77)

Im aufrechten Zweibeinstand sind die Beine in Stützfunktion. Die Füße stehen hüftgelenkbreit auseinander. Die Kniegelenke sind leicht deblockiert, die Beinlängsachsen stehen vertikal, die Spinaverbindung des Beckens steht horizontal. Der Druck unter den Fußsohlen wirkt mit der Schwerkraft. **Gegen die Schwerkrafteinwirkung** sind deshalb fallverhindernd aktiviert:

- die Zehen extensorisch-abduktorisch,
- die oberen Sprunggelenke plantarflexorisch,
- die Kniegelenke extensorisch und
- die Hüftgelenke abduktorisch.

Eine außenrotatorische Aktivität in den Hüftgelenken verhindert eine Medialrotation der Kniegelenke und muss im Vorfuß pronatorisch aktiv widerlagert werden.

Becken, Brustkorb und Kopf sind in eine vertikal stehende Körperlängsachse eingeordnet. Fallverhindernd muss die BWS extensorisch stabilisiert werden. Bei guter Kongruenz liegt der Schultergürtel dem Brustkorb auf, die Arme hängen frei.

- **Schwierigkeiten im Stand durch unkontrollierten pathologischen Extensionstonus** (◘ Abb. 3.78)

Das Gewicht kann nicht oder nur ungenügend über die Füße gebracht werden. Der Druck unter den Füßen kann nicht kontrolliert werden und wirkt sich als ein Stoßen nach hinten aus. Dadurch entstehen folgende Gelenkstellungen:

- Durch **Rückneigung des Unterschenkels** kommt es zur Plantarflexion (von proxiamal) in den oberen Sprunggelenken.
- Durch **Rückverschiebung des Kniegelenks** kommt es zur Drehpunktverschiebung und dadurch zu einer (Hyper-)Extension im Kniegelenk.
- Durch **Rückverschiebung der Hüftgelenke** kommt es ebenfalls zur Drehpunktverschiebung und dadurch zu einer Flexionsstellung im Hüftgelenk.

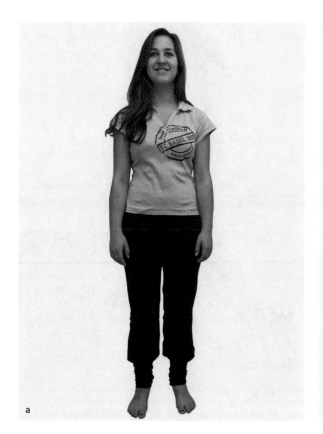
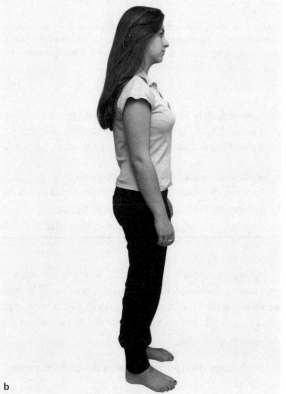

a   b

◘ **Abb. 3.77 a, b.** Kontrollierter aufrechter Parallelstand mit gut übereinander eingeordneten Körperabschnitten

3

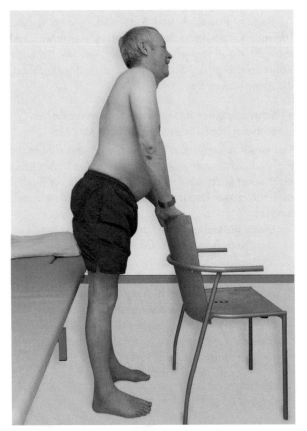

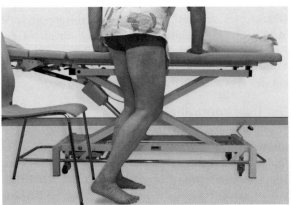

■ **Abb. 3.79.** Der unkontrollierte Druck unter den Vorfüßen (rechts>links) hat eine Fersenablösung zur Folge. Kompensatorisch sucht der Patient, sein Gleichgewicht über Kniegelenkflexion und ventrales Abstützen zu finden

■ **Abb. 3.78.** Unkontrollierter Stand mit pathologisch erhöhtem Extensionstonus. Der Druck unter den Füßen kann nicht kontrolliert werden und wirkt sich als Stoßen nach hinten aus. Kompensatorisch neigt sich der Oberkörper nach vorne

Kompensatorisch neigt sich der Oberkörper nach vorne. Dies muss als Gleichgewichtsreaktion gewertet werden. Dabei kommt es zu einer verstärkten Lordosierung der LWS.

- **Verändertes Standbild durch dominierenden Extensionstonus und deutliche Paresen** (■ Abb. 3.79)

Der verstärkte Druck des Fußes gegen den Boden bewirkt eine Fersenablösung. Dies bedeutet eine deutliche **Labilisierung**, da sich die Unterstützungsfläche verkleinert und nach vorne verschoben hat.

Kompensatorisch stehen die Kniegelenke nun in vermehrter Flexion. (Oberschenkel und Gesäß bringen ausgleichendes Gewicht nach hinten.) Der Oberkörper neigt sich deutlich nach vorne, und die Arme suchen eine ventrale Abstützung.

- **Schwierigkeiten im Stand durch deutliche Paresen** (■ Abb. 3.80, Abb. 3.81)

Deutliche Paresen der Bein- und/oder Rumpfmuskulatur können zum **Verlust der Stehfähigkeit** führen, da die

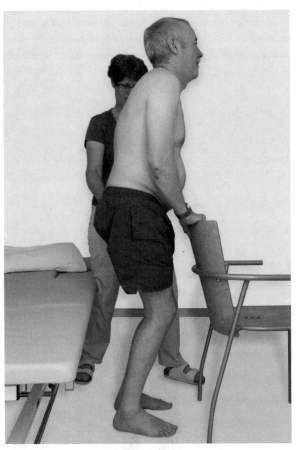

■ **Abb. 3.80.** Erschwerter Stand bei deutlichen Paresen ohne Ausnutzung vom pathologischen Extensionstonus: Knie- und Hüftgelenke können nicht stabilisiert werden. Das Gesäß droht nach hinten/unten zu sinken, die Kniegelenke nach vorne/unten. Der Oberkörper neigt sich nach vorne und kann nur über das Abstützen der Arme gehalten werden

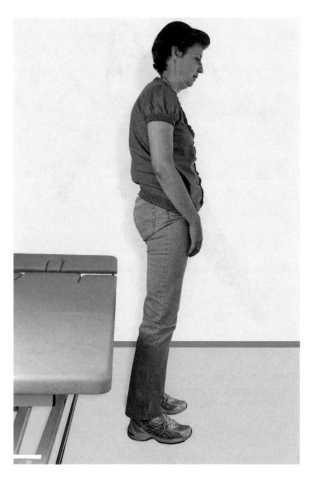

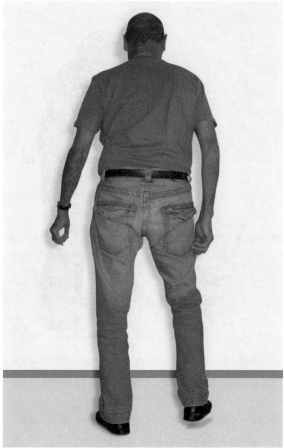

◧ **Abb. 3.81.** Freier Stand mit Ausnutzung passiver Arretierungen in Extension der Hüft- und Kniegelenke als Kompensation deutlicher Paresen der Beinmuskulatur

◧ **Abb. 3.82.** Deutlich vergrößerte Spurbreite im Gang und Stand als Ausdruck der Gleichgewichtsschwierigkeiten bei zerebellärer Symptomatik

Körpergewichte nicht mehr gegen die Schwerkraft gehalten werden können.

Als **kompensatorische Hilfe** wird sinnvollerweise pathologischer Extensionstonus (falls vorhanden) genutzt. Um die Stehfähigkeit möglichst lange zu erhalten, sucht der Körper zudem Kompensationsstrategien, um die geschwächte Muskulatur zu entlasten.

Beispiel
Bei deutlicher **Abduktorenschwäche rechts** wird der Oberkörper translatorisch ein wenig nach rechts verschoben oder lateralflexorisch nach rechts geneigt. Dies verkürzt den Lastarm für das Hüftgelenk und vermindert damit die geforderte Halteaktivität der Abduktoren.

❗ Cave
Bei **Statikabweichungen im Stand** muss immer eine verminderte Kraft bzw. Paresen in Betracht gezogen werden.

■ **Schwierigkeiten im Stand bei Koordinationsstörungen** (◧ Abb. 3.82, Abb. 3.83)

━ Die insgesamt labile Gleichgewichtslage, die im Stand gegen die Schwerkraft gehalten werden muss, versucht der Patient primär mit einer möglichst großen Unterstützungsfläche zu kompensieren. Im Stand wird deshalb spontan eine von der Norm abweichende, größere Spurbreite gewählt.

━ Mangelnde Stabilisation der Gelenke wird über das Nutzen von passiven Arretierungen (Hyperextension der Kniegelenke) oder eine verstärkte Flexionsstellung der Kniegelenke und leichte Beckenvorneigung kompensiert. Je nach Ausprägung der Symptomatik wird zudem eine Abstützmöglichkeit gesucht.

━ Meist zeigt sich auch eine deutliche muskuläre Fixierung des Schultergürtels, die ein freies Hängen der Arme unmöglich macht.

3

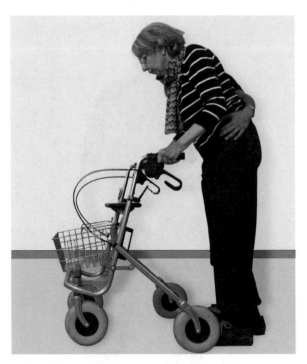

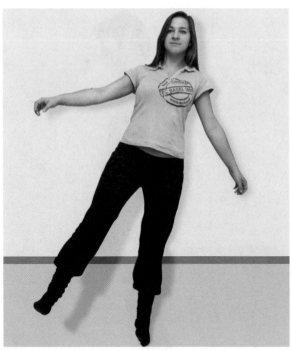

Abb. 3.83. Unsicherer Stand bei zerebellärer Ataxie. Die Patientin kann nicht ohne ventrale Abstützung stehen. Der Schultergürtel ist muskulär stark fixiert

Abb. 3.84. Gleichgewichtsreaktion der Norm bei forcierter Gewichtsverlagerung zur linken Seite. Rechter Arm und rechtes Bein werden spontan als Gegengewicht eingesetzt

Gewichtsverlagerungen zur Seite

▪ **Bewegungsverhalten der Norm (** Abb. 3.84)

Eine seitliche Gewichtsverlagerung (GV) wird durch eine Horizontalverschiebung des Beckens eingeleitet. Für die **GV nach rechts** bewegen sich rechter und linker Trochanterpunkt geradlinig nach rechts, adduktorisch im rechten, abduktorisch im linken Hüftgelenk. Gleichzeitig bewegen sich zu Beginn auch Brustkorb und Kopf translatorisch zur Seite, ohne ihre vertikale Ausgangsstellung zu verlieren. Wird die GV weiter forciert, verliert das linke Bein den Bodenkontakt und kommt in Spielfunktion. Es dient nun, im Sinne einer Gleichgewichtsreaktion als Gegengewicht. Ebenso werden der linke Arm sowie Brustkorb und Kopf als Gegengewicht eingesetzt. Der linke Arm kommt in vermehrte Abduktionsstellung, während sich auch Brustkorb und Kopf entgegengesetzt zur linken Seite zu neigen beginnen.

Wichtig		
Die **Konstitution des Patienten** bestimmt das Ausmaß der seitlichen Gewichtsverschiebung. So lassen ein kleiner Hüftgelenkabstand und ein breites Becken nur eine kleine seitliche Verschiebung zu.		

▪ **Erschwerte seitliche Gewichtsverlagerung durch pathologisch erhöhten Extensionstonus (** Abb. 3.85)

Bedingt durch die **Schwierigkeit der kontrollierten Druckzunahme der Füße**, versucht der Patient durch eine deutliche Fixation im Niveau Hüftgelenk die der Norm entsprechende Drehpunktverschiebung im Hüftgelenk zu unterdrücken. Das Becken kann nicht initial zur Seite verschoben werden.

Kompensatorisch neigt sich der Brustkorb lateralflexorisch über das zu belastende Standbein. Kann die dadurch erfolgte Druckzunahme nicht kontrolliert werden, so bewirkt dies beim belasteten Bein einen unkontrollierten Druck nach hinten. Das Kniegelenk kommt in Extension, das Hüftgelenk in Flexion. Kompensatorisch wird der Brustkorb nicht nur zur Seite, sondern auch nach vorne geneigt.

▪ **Erschwerte seitliche Gewichtsverlagerung durch Koordinations-/Sensibilitätsstörungen (** Abb. 3.86)

Bedingt durch eine **verminderte** oder **fehlende Druckwahrnehmung** bei Koordinations- und/oder Sensibilitätsstörungen kann unter dem Fuß des zu belastenden Beins kein adäquater Druck aufgebaut, und auf der Gegenseite der Druck nicht adäquat abgebaut werden. Anstelle der Druckabnahme kann bei Koordinationsstörungen sogar eine nicht adäquate Druckzunahme beobachtet werden.

Die bei Koordinationsstörungen zusätzlich verminderte Stabilisationsfähigkeit **kompensiert** der Patient mit muskulärer Fixation im Niveau Hüftgelenk und lässt dadurch keine Drehpunktverschiebung zu. Kompensatorisch neigt sich auch hier der Brustkorb lateralflexorisch über das zu belastende Standbein.

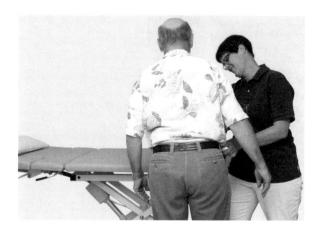

Abb. 3.85. Erschwerte seitliche Gewichtsverlagerung bei pathologisch erhöhtem Extensionstonus. Der Patient fixiert sich im Hüftgelenk und neigt kompensatorisch den Oberkörper zur Seite

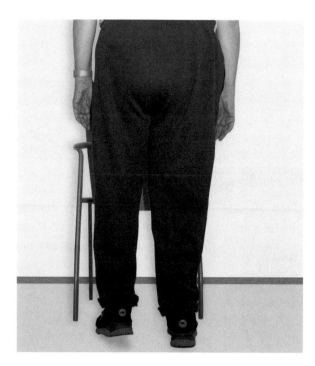

Abb. 3.86. Gewichtsverlagerung nach rechts über unerwünschtes Abdrücken links, als Ausdruck einer nicht adäquaten Gleichgewichtsreaktion bei zerebellärer Symptomatik

- **Erschwerte seitliche Gewichtsverlagerung durch deutliche Paresen** (Abb. 3.87, Abb. 2.85)

Deutliche Paresen machen eine Stabilisation des Standbeins unmöglich und lassen **keine Gewichtsübertragung** zu.

Kompensatorisch sucht der Patient primär die passive Arretierung durch Überstreckung des Kniegelenks im Standbein und Absinken des Beckens auf der Standbeinseite. Um die Stabilisation im Hüftgelenk zudem zu entlasten, wird der Brustkorb seitlich zum Standbein geneigt.

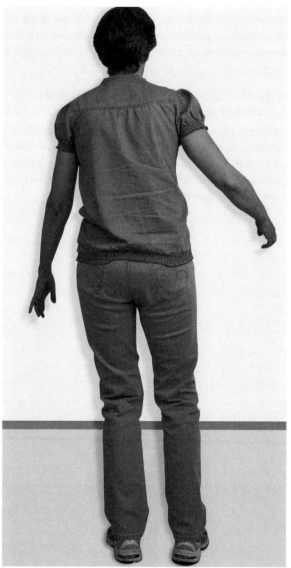

Abb. 3.87. Erschwerte Gewichtsverlagerung zur linken Seite bei deutlichen Paresen der unteren Extremität. Die Arme werden deutlich als Balancehilfe eingesetzt. Der Oberkörper beginnt sich nach links zu neigen, das Becken rechts abzusinken

Gewichtsverlagerung nach vorne

■ **Bewegungsverhalten der Norm** (◘ Abb. 3.88)

Eine Gewichtsverlagerung (GV) **nach vorne** in Richtung Vorfußbelastung wird eingeleitet durch eine geradlinige Bewegung vom rechten/linken Trochanterpunkt nach vorne. Im Hüftgelenk findet durch die entstehende Drehpunktverschiebung eine Extension statt. Becken, Brustkorb und Kopf bleiben zu Beginn in die vertikal stehende Körperlängsachse eingeordnet und bewegen sich gleichzeitig nach vorne. Im Moment der Fersenablösung wird die Unterstützungsfläche deutlich verkleinert. Nun verlieren Brustkorb und Kopf ihre vertikale Ausgangsstellung und neigen sich, im Sinne eines Gegengewichts, nach hinten. Ebenso werden die Arme als Gegengewicht genutzt, indem sie, entgegengesetzt zur Bewegungsrichtung, nach hinten schwingend eingesetzt werden.

■ **Erschwerte Gewichtsverlagerung nach vorne durch pathologisch erhöhten Extensionstonus** (◘ Abb. 3.89)

Jede Druckzunahme im Vorfuß birgt die Gefahr der pathologischen Tonuserhöhung. **Unkontrollierter Tonus** führt zu einem Hochstoßen und/oder zu einer Rückbewegung der Knie- und Hüftgelenke und **kompensatorisch** zur Vorneigung des Oberkörpers.

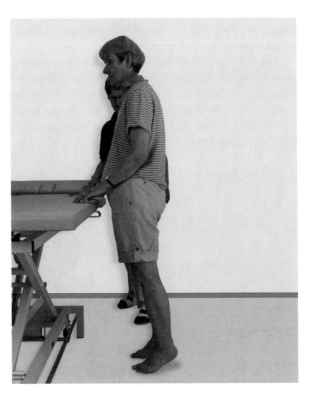

◘ **Abb. 3.89.** Erschwerte Gewichtsverlagerung nach vorne durch unkontrollierten pathologischen Extensionstonus. Der Vorfußstand wird über ein Hochstoßen mit Überstreckung der Kniegelenke erreicht

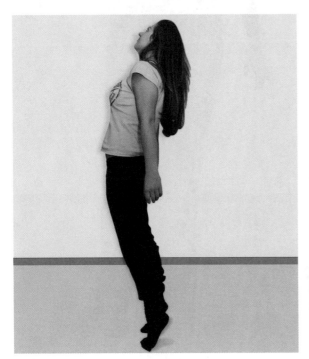

◘ **Abb. 3.88.** Gleichgewichtsreaktion der Norm bei einer forcierten Gewichtsverlagerung nach vorne. Arme, Brustkorb und Kopf gehen als spontanes Gegengewicht nach hinten

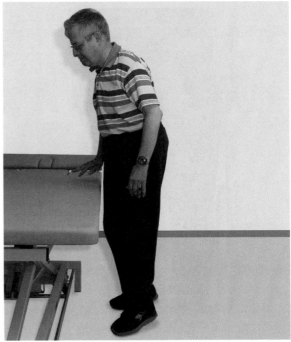

◘ **Abb. 3.90.** Gewichtsverlagerung nach vorne bei zerebellärer Ataxie. Oberkörper und Arme werden gleich zu Beginn mit in die Bewegungsrichtung gebracht und nicht als Gegengewicht genutzt

- Erschwerte Gewichtsverlagerung nach vorne durch Koordinationsstörungen (◘ Abb. 3.90)

Die Gewichtsverlagerung in Richtung **Vorfußstand** bedeutet deutliche Labilisierung des Gleichgewichts und damit große Schwierigkeiten bei bestehenden Koordinationsstörungen. Sie kann deshalb nur bei **diskreten Koordinationsstörungen** kontrolliert werden.

Neben einer deutlichen **Hemmung**, die gewünschte Gewichtsverlagerung durchzuführen, fällt bei der Durchführung auf, dass die Patienten keine spontanen Gegengewichte nutzen. Vielmehr neigt sich der Oberkörper nach vorne, und die Arme werden ebenfalls spontan in die Bewegungsrichtung geführt.

- Erschwerte Gewichtsverlagerung nach vorne durch deutlichen Paresen (◘ Abb. 3.91)

Kontrollierte Vorfußbelastung bedeutet gute pronatorische Verschraubung im Vorfuß und exzentrisch fallverhindernde Aktivität der dorsalen Muskulatur. Bei deutlichen **Paresen der Fußpronatoren**, aber auch -dorsalextensoren bzw. der dorsalen Wadenmuskulatur ist ein Vorfußstand unmöglich.

Entsprechend der von Paresen betroffenen Muskulatur sind die **Kompensationsstrategien** unterschiedlich. Sind **Paresen** eher **proximal** betont, so sucht der Patient häufig passive Arretierungen durch Überstreckung der Kniegelenke bzw. Vorneigung des Oberkörpers.

Gewichtsverlagerung nach hinten
- Bewegungsverhalten der Norm (◘ Abb. 3.92)

Eine Gewichtsverlagerung nach hinten in Richtung **Fersenbelastung** wird durch eine geradlinige Bewegung vom rechten/linken Trochanterpunkt nach hinten eingeleitet. Im Hüftgelenk findet durch die Drehpunktverschiebung eine Flexion statt. Becken, Brustkorb und Kopf bleiben zu Beginn in die vertikal stehende Körperlängsachse eingeordnet und bewegen sich gleichzeitig nach hinten. Mit der Entlastung des Vorfußes wird die **Unterstützungsfläche** deutlich **kleiner**. Nun verlieren Brustkorb und Kopf ihre vertikale Ausgangsstellung und neigen sich, im Sinne eines Gegengewichts, nach vorne. Ebenso werden die Arme als Gegengewicht genutzt, indem sie, entgegengesetzt zur Bewegungsrichtung, nach vorne schwingend eingesetzt werden.

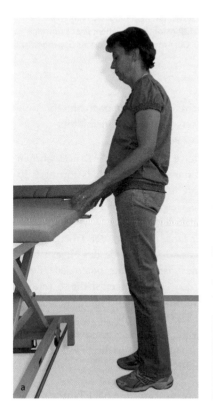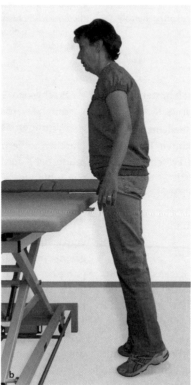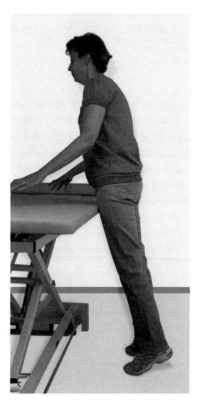

◘ **Abb. 3.91 a-c.** Gewichtsverlagerung in Richtung Vorfußstand. **a, b** Die Gewichtsverlagerung ist möglich, aber bedingt durch Paresen deutlich unsicher. Als Balancehilfe werden die Arme eingesetzt. **c** Plötzlich kann die Stellung nicht mehr kontrolliert werden. Die Patientin fällt ungebremst nach vorne, die Arme adäquat in Stützbereitschaft

3

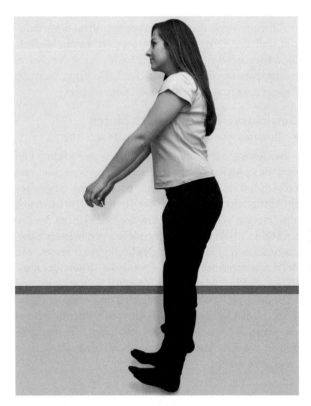

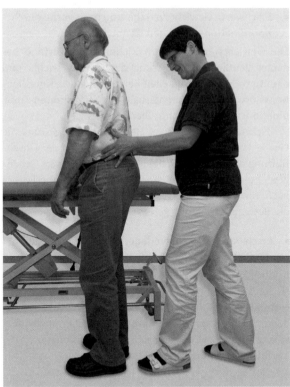

☐ **Abb. 3.92.** Gleichgewichtsreaktion der Norm bei einer forcierten Gewichtsverlagerung nach hinten. Arme und Brustkorb gehen als spontanes Gegengewicht nach vorne

☐ **Abb. 3.93.** Erschwerte Gewichtsverlagerung nach hinten bei pathologisch erhöhtem Extensionstonus. Der Patient lässt kaum eine Gewichtsverschiebung zu. Die Arme werden sofort als Gegengewicht eingesetzt

▪ **Erschwerte Gewichtsverlagerung nach hinten durch pathologisch erhöhten Extensionstonus (**☐ **Abb. 3.93)**

Eine Gewichtsverlagerung nach hinten bedeutet betonte Druckwahrnehmung der Ferse und dadurch **Tonuskontrolle**. Gleichzeitig aber bedeutet der Fersenstand bei **vertikal stehender Körperlängsachse** auch

— vermehrte dorsalextensorische Aktivität im oberen Sprunggelenk,

— flexorische Aktivität im Hüftgelenk und

— ventrale Rumpfstabilisation.

Bei **unkontrolliert pathologischem Extensionstonus** verhindert die reziproke Hemmung die Aktivierung der geforderten ventralen Muskulatur. Der Patient kann die gewünschte Gewichtsverlagerung nicht spontan ausführen.

Beim Versuch der manipulativen Führung spürt die Therapeutin beim Patienten primär eine deutliche **Hemmung**, Gewichte nach hinten zu verlagern, zudem eine deutliche Tendenz, kompensatorisch rasch die Arme nach vorne zu bringen bzw. den Oberkörper vorzuneigen.

▪ **Erschwerte Gewichtsverlagerung nach hinten durch Koordinations- und/oder Sensibilitätsstörungen (**☐ **Abb. 3.94)**

Durch eine **verminderte** oder **fehlende Druckwahrnehmung** bei Koordinations- und Sensibilitätsstörungen sowie **fehlende selektive Stabilisation** bei Koordinationsstörungen kann eine Gewichtsverlagerung nach hinten nicht kontrolliert stattfinden.

Bei manipulativer Hilfe (Führung der Trochanter) ist ein deutlicher **Widerstand** spürbar, da das Niveau Hüftgelenk muskulär fixiert ist, und die potenzielle Bewegungsbereitschaft in den Hüftgelenken dadurch verloren gegangen ist. Bei **Koordinationsstörungen** kann zudem beobachtet werden, dass die Arme nicht als Gegengewicht nach vorne gebracht werden, sondern fixiert am Körper bleiben oder ebenfalls mit in die Bewegungsrichtung nach hinten geführt werden.

▪ **Erschwerte Gewichtsverlagerung nach hinten durch deutliche Paresen (**☐ **Abb. 3.95,** Abb. 3.96)**

Kontrollierte Fersenbelastung bedeutet gute ventrale Stabilisation in OSG, Hüftgelenk und Rumpf. Bei deutli-

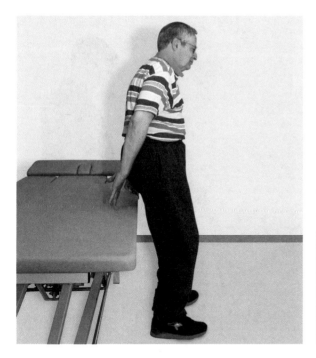

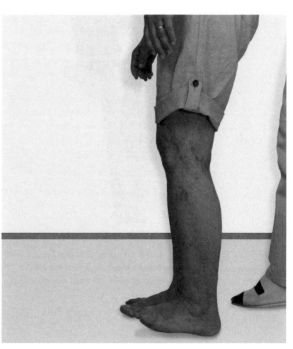

■ **Abb. 3.94.** Bei der Aufforderung zu vermehrter Fersenbelastung (bei aufrechtem Oberkörper) setzt der Patient mit zerebellärer Symptomatik, trotz großer Unsicherheit, die Arme nicht als Gegengewicht ein

■ **Abb. 3.96.** Die fehlende Aktivierung der Fußheber links erschwert eine Gewichtsverlagerung nach hinten

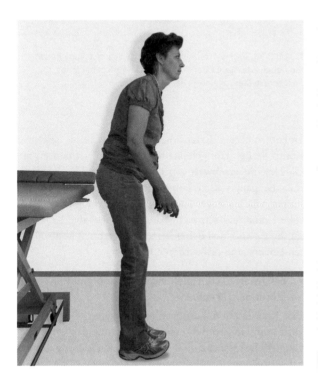

■ **Abb. 3.95.** Als Ausdruck ventraler Schwächen wird bei Gewichtsverlagerung nach hinten der Oberkörper deutlicher als der Norm entsprechend nach vorne geneigt und der Kopf translatorisch nach vorne geschoben

chen **Paresen der Fußheber**, aber auch der **ventralen Hüftgelenk-** und **Rumpfmuskeln** ist ein Fersenstand unmöglich.

Die **Kompensationsstrategien** unterscheiden sich danach, welche Muskeln von Paresen betroffen sind. Häufig wird als Gewichtsausgleich eine rasche, verstärkte Vorneigung des Oberkörpers beobachtet.

Die Schrittstellung in der Gangspur
■ **Anforderungen der Norm**

> » Die normale Gangspur ist die schmalste Spur, bei der der Fuß des Spielbeins beim Überholen des Standbeins von diesem nicht behindert wird. «
> (Klein-Vogelbach 1995)

In der geprüften Schrittstellung soll entsprechend der mediale Teil beider Fersen auf derselben Linie vorne bzw. hinten stehen, die Füße leicht divergierend, so dass die funktionellen Fußachsen parallel zur Fortbewegungsrichtung eingestellt sind (■ Abb. 3.97).

Wichtig

Die **funktionelle Fußlängsachse** ist eine gedachte Linie, welche von der lateralen Ferse zum Großzehengrundgelenk führt.

3

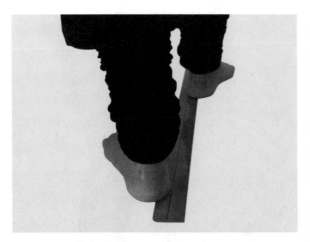

◘ Abb. 3.97. Normale Gangspur. Der mediale Teil beider Fersen steht auf derselben Linie vorne bzw. hinten. Die Füße divergieren leicht, so dass die funktionellen Fußachsen parallel der Fortbewegungsrichtung eingestellt sind

Durch die Schrittstellung in der Gangspur kommt es zur **Labilisierung in der Transversalebene**. Dadurch wird im Vergleich zum Parallelstand eine vermehrte Kontrolle der Hüftgelenkrotatoren bzw. -adduktoren gefordert.

Die Beinlängsachsen sind geneigt. Die Neigung ist abhängig von der Größe der Schrittstellung. Je größer die Neigung, desto größer die Labilisierung bzw. die **fallverhindernde Muskelaktivität**:

- Eine **kontrollierte Mehrbelastung des vorderen Beins** (durch kurzes Abheben des hinteren Beins) fordert im Hüftgelenk zusätzlich eine flexorische/abduktorische Stabilisation sowie eine flexorische/extensorische Stabilisation im Kniegelenk. Wird das vordere Bein gangtypisch im Fersenstand belastet, so müssen die Dorsalextensoren und Pronatoren fallverhindernd die Stabilisation im OSG kontrollieren.
- Eine **kontrollierte Mehrbelastung des hinteren Beins** (durch kurzes Abheben des vorderen Beins) wird adduktorisch im Hüftgelenk primär durch den M. adductor magnus kontrolliert. Gleichzeitig muss die Stellung fallverhindernd von der gesamten dorsalen Beinmuskulatur und dem M. quadriceps kontrolliert werden. Ein gangtypischer Vorfußstand muss zusätzlich durch pronatorische Verschraubung im Vorfuß und maximale Aktivität des M. triceps surae kontrolliert werden.

- **Erschwerte Schrittstellung durch pathologisch erhöhten Extensionstonus** (◘ Abb. 3.98)

Das Einnehmen einer kontrollierten Schrittstellung, welche auch **Dissoziation** bedeutet, ist bei der Symptomatik einer Paraspastizität deutlich erschwert, oft unmöglich.

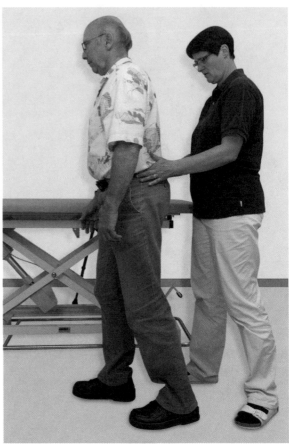

◘ Abb. 3.98. Erschwerte, deutlich verkürzte Schrittstellung bei pathologisch erhöhtem Extensionstonus. Der Patient hat Mühe, die Ausgangsstellung alleine zu halten

Unkontrollierter Extensionstonus lässt keine selektive Kontrolle der Hüftgelenkadduktoren und -rotatoren zu. Gleichzeitig erschwert ein pathologischer Extensionstonus die gangtypisch kontrollierte Vorfußbelastung des hinteren Beins oder macht diese gar unmöglich. Reziproke Hemmung schwächt zudem die selektive Kraft der Fußheber und lässt daher keinen gangtypisch kontrollierten Fersenstand des vorderen Beins zu.

- **Erschwerte Schrittstellung durch Koordinationsstörungen** (◘ Abb. 3.99)

Bei Koordinationsstörungen der unteren Extremitäten wird **kompensatorisch** eine Vergrößerung der Unterstützungsfläche gesucht. Die deutliche Labilisierung in der Schrittstellung ist deshalb meist eine zu hohe Anforderung an die Stabilisationskontrolle der Gelenke und kann deshalb nicht bzw. nur ungenügend eingenommen werden.

Bei der Aufforderung, eine gangtypische Schrittstellung einzunehmen, wird der Betroffene primär eine ver-

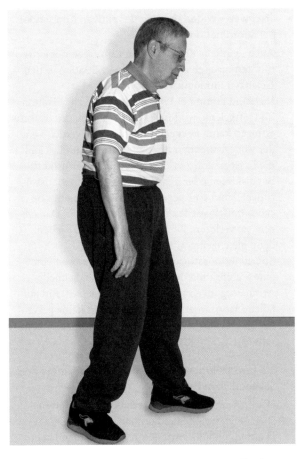

Abb. 3.99. Breite Spur in verkürzter Schrittstellung und leichte Vorneigung der Körperlängsachse als Ausdruck von Gleichgewichtsschwierigkeiten bei zerebellärer Symptomatik

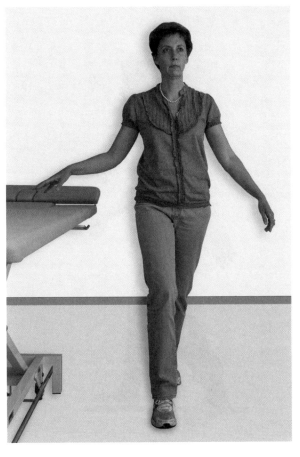

Abb. 3.100. Verstärkter Armeinsatz in der Schrittstellung als Balancehilfe bei proximalen und distalen Stabilisationsschwierigkeiten der unteren Extremitäten aufgrund zentraler Schwächen

größerte Gangspur und eine kleine Schrittgröße wählen und **kompensatorisch** viel Fixationshilfe (passive Arretierungen der Gelenke und/oder sekundärer muskulärer Hypertonus) suchen.

- **Erschwerte Schrittstellung durch deutliche Paresen** (**Abb. 3.100**)
- Deutliche Paresen der unteren Extremitäten, v.a. der **proximalen Muskulatur**, verhindern ebenfalls eine Stabilisationskontrolle der Gelenke und erschweren die Kontrolle der stark labilisierten Ausgangsstellung bzw. lassen diese gar nicht zu.
- **Kompensatorisch** kann ein seitlicher Armeinsatz als Balancehilfe beobachtet werden.
- **Distal betonte Paresen** finden eine zusätzliche Kompensation über eine deutliche Vorneigung der Körperlängsachse sowie Vermeidung von Fersen- bzw. Vorfußstand.

Gangtypische Widerlagerung des aktiven Armpendels

- **Bewegungsverhalten der Norm** (**Abb. 3.101**)
- Ein aktiver **rhythmischer Armpendel** im aufrechten Stand fordert gute Stabilisation der BWS und wird durch ein gegenläufiges Drehen vom Becken widerlagert. Diese Dissoziation zwischen Becken und Brustkorb ist für die Gleichgewichtsfähigkeit im Gang wichtig.
- Der **Schwung des rechten Arms** nach vorne löst eine Drehung des Beckens im Uhrzeigersinn aus. Entsprechend dreht das Becken im Gegenuhrzeigersinn, ausgelöst durch den linken Armschwung nach vorne.
- Das **Ausmaß der Beckendrehung** ist abhängig vom Tempo des Armpendels. Bei mäßigem Tempo wird keine Drehung sichtbar, die gegenläufige Aktivierung ist jedoch spürbar.

3

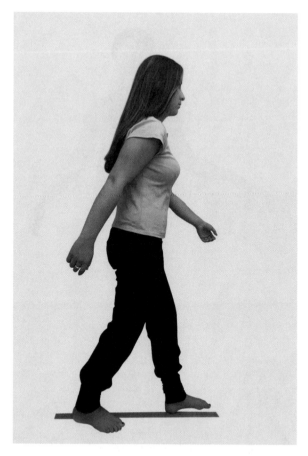

◨ **Abb. 3.101.** Widerlagerung des aktiven Armpendels in Schrittstellung. Der aktive Armschwung löst eine gegenläufige Drehung des Beckens aus

---

Wichtig

Für die **Beurteilung der spontanen Widerlagerung** wird der Patient aufgefordert, im Stand einen aktiven Armpendel auszuführen. Die Therapeutin steht hinter dem Patienten, ihre Hände liegen auf dessen Beckenkamm. Damit kann sie bereits eine kleine Drehung oder nur eine aktive Innervierung gut spüren.

■ **Erschwerte Widerlagerung des aktiven Armpendels bei pathologisch erhöhtem Extensionstonus**

Ein unkontrollierter pathologisch erhöhter Extensionstonus lässt keine selektive Stabilisation in den Gelenken zu.

Im Stand kommt es **kompensatorisch** zur Fixation im Hüftgelenk, wodurch die potenzielle Bewegungsbereitschaft verloren geht. Damit kann **keine Drehung des Beckens** erfolgen. Bei der Aufforderung, einen aktiven Armpendel auszuführen, werden Becken und Brustkorb von der weiterlaufenden Bewegung erfasst; die **Dissoziation** zwischen Becken und Brustkorb **fehlt**.

■ **Erschwerte Widerlagerung des aktiven Armpendels bei Koordinationsstörungen**

═ Auch deutliche **Koordinationsstörungen der Extremitäten** machen eine selektive Stabilisation in den Gelenken unmöglich.

═ Im Stand kommt es **kompensatorisch** zur Fixation im Hüftgelenk, wodurch keine Drehung des Beckens erfolgen kann. Becken und Brustkorb werden von der weiterlaufenden Bewegung erfasst, und es fehlt die Dissoziation zwischen Becken und Brustkorb. Bei diskreten oder beginnenden Koordinationsstörungen kann eine gegenläufige Bewegung des Beckens initial gesehen oder gespürt werden. Danach geht sie verloren; Becken und Brustkorb drehen dann gleichzeitig mit.

═ **Koordinationsstörungen im Rumpf** machen eine gute Stabilisation der BWS unmöglich. Schnelle Armbewegungen werden nicht zugelassen. Ein auffallend **langsamer Armpendel** fordert keine gegenläufige Drehung des Beckens und deutet auf Stabilisationsschwierigkeiten im Rumpf hin.

■ **Erschwerte Widerlagerung des aktiven Armpendels bei deutlichen Paresen**

═ Deutliche **Paresen der unteren Extremitäten** machen einen freien Stand unmöglich, wodurch diese Prüfung hinfällig wird. Kann der freie Stand aber noch eingenommen werden, so ist die Rotationsbewegung des Beckens hubfrei und kann auch noch bei deutlich abgeschwächten Hüftgelenkrotatoren ausgeführt werden.

═ Ebenso wie Koordinationsschwierigkeiten lassen deutliche **Paresen des Rumpfes** keine ausreichende BWS-Stabilisation zu. Der Armpendel wird deshalb zögerlich und langsam durchgeführt.

Therapieziele und ihre Evaluation

4

Individuell definierte **Therapieziele** helfen, **lösungsori-entiert** zu arbeiten, und wirken **motivierend** für Patient und Therapeut. Doch auch gut definierte Therapieziele und optimale Therapiedurchführung können die Progredienz der Krankheit nicht aufhalten. Die Wirksamkeit der Therapie bzw. die Erreichung der gesetzten Therapieziele muss deshalb kontinuierlich überprüft werden. Dazu sind unterschiedliche, validierte Assessments hilfreich.

Im folgenden Kapitel wird auf wichtige Kriterien der Therapiezielvereinbarungen, v.a. auf MS-spezifische Assessments und weitere in der MS-Therapie häufig angewandte Assessments eingegangen.

4.1   Gemeinsame Therapiezielvereinbarung

Der Patient erwartet von der Therapie oft eine Verbesserung. Dieser Wunsch ist verständlich, jedoch nicht immer realistisch. Motivation und aktive Teilnahme des Patienten in der Therapie hängen aber wesentlich von der **Zielsetzung** ab. Deshalb müssen Therapieziele gemeinsam mit dem Patienten vereinbart werden.

> **Wichtig**
>
> Therapieziele auf **Aktivitäts-/Partizipationsebene** sollen gemeinsam mit dem Patienten vereinbart werden. Therapieziele auf **Struktur-/Funktionsebene** werden von der Therapeutin ausgearbeitet und dem Patienten anschließend erläutert.

Für die Zielsetzung ist die Definition der **SMART-Ziele** hilfreich (Cott u. Finch 1990, zitiert in Hüter-Becker 2005). Die Bezeichnung »SMART« (s. engl. Wortbedeutung:von »smart«: schlau, flink, gewitzt) ergibt sich aus den Abkürzungen der in ▶ Übersicht 4.1 aufgelisteten Begriffe.

> ▢ **Übersicht 4.1. Bedeutung von SMART**
> - Spezifisch: Auf den Patienten und seine Probleme bezogen
> - Messbar: Ein Therapieziel soll quantitativ erfassbar sein
> - Achievable (ansteuerbar, erreichbar): Herausfordernd und motivierend, aber nicht frustrierend
> - Relevant bzw. realistisch: Für den Patienten sinnvoll, da notwendig und wesentlich, zugleich machbar, auch im Hinblick auf Limitationen (Krankheitsbild, Persönlichkeit, Prognose)
> - Timed (terminiert): Zeitlich begrenzt

Oft sind Patienten mit **Zielformulierungen** überfordert; zudem betrachten sie diesen Part nicht als ihre Aufgabe, sondern als diejenige der Therapeutin. Es empfiehlt sich deshalb – ebenfalls in Anlehnung an die ICF-Klassifikation – ein oder mehrere Therapieziele auf Aktivitäts- oder Partizipationsebene zusammen mit dem Patienten zu formulieren. Die **Fragen** lauten ganz einfach:
- Was möchten Sie mit der Therapie erreichen?
- Gibt es Aktivitäten in Ihrem Alltag, die heute Mühe machen, und die Sie gerne verbessern oder erhalten möchten?

Es ist davon auszugehen, dass der Patient als **Antwort** auf diese Fragen nochmals die zu Anfang geschilderte Hauptschwierigkeit nennt. Diese Antwort ist folgerichtig und weist uns den Weg zur Therapie.

Um **gezielte Therapiemaßnahmen** planen zu können, müssen, basierend auf der Problemanalyse,
- zum einen das Therapieziel auf **Aktivitäts-** oder **Partizipationsebene** formuliert werden,
- zum anderen die dazu notwendigen Therapieziele auf **Strukturebene** für das Erreichen des gemeinsam formulierten Therapieziels zusammengestellt werden.

Letztere auszuarbeiten, ist Aufgabe der Therapeutin. Es empfiehlt sich aber, dem Patienten die Therapieziele auf Strukturebene zu erklären.

4.2   Nachweis des Therapieerfolgs

Oberste Zielsetzung für Patienten mit einer chronisch-progredienten Erkrankung ist die bestmögliche Erhaltung seiner **Selbständigkeit**. Der Patient orientiert sich in seiner Einschätzung von Fortschritten oder Misserfolgen daran, ob für ihn wichtige Alltagsaktivitäten erhalten bleiben oder wiedererreicht werden können. Für den Patienten ist es z.B. nicht wichtig, **wie** er aufsteht, sondern für ihn zählt, **dass** er alleine aufstehen kann.

- **ICF-Modell**

Dieses Denken ist auch für die Therapie wegweisend und wird in der **ICF-Klassifikation** durch die Einteilung in **drei Ebenen** berücksichtigt:
- Ebene der Körperstruktur/-funktion,
- Aktivitätsebene und
- Partizipationsebene.

Bei MS-Patienten können aufgrund irreversibler Läsionen viele motorisch-sensible Ausfälle auf **Strukturebene** nicht beseitigt werden. Deren Auswirkungen auf das Bewegungsverhalten aber können unter Umständen durch gezielte Therapie beeinflusst werden. Um diesen Erfolg zu evaluieren, muss die Beurteilung des Therapieerfolgs auf Aktivitäts- oder Partizipationsebene erfolgen (Steinlin Egli 2003). Alleinige Messungen auf Strukturebene sind meist wenig erfolgversprechend. Neben einigen validierten MS-spezifischen Assessments gibt es in der Neurorehabilitation viele standardisierte, validierte Tests, welche auch in der Therapie mit MS-Patienten gut angewendet werden können (Schädler et al. 2009).

> **Wichtig**
>
> Um den Erfolg der Therapie zu evaluieren, muss die Beurteilung auf Aktivitäts- oder Partizipationsebene erfolgen. Alleinige Messungen auf Strukturebene sind meist wenig erfolgversprechend.

4.3 MS-spezifische Assessments

4.3.1 Expanded Disability Status Scale nach Kurtzke (EDSS)

Die Skala gilt als eines der meist genutzten Instrumente zur Messung von Einschränkungen der Körperstruktur/-funktion in klinischen MS-Studien zur Erforschung der MS (Balcer 2001). Zudem erlaubt die Skala dem Anwender eine schnelle Übersicht über Einschränkungen der Patienten innerhalb der von Kurtzke (1983) beschriebenen Funktionssysteme (FS):

- Pyramidenbahn: Motorik und Willkürbewegung.
- Kleinhirn: Bewegungskoordination und Gleichgewicht.
- Hirnstamm: Augenbewegungen, Gefühl und Motorik des Gesichts, Schlucken.
- Sensibilität: z.B. Verminderung des Berührungssinns.
- Blase/Mastdarm: z.B. Urininkontinenz.
- Sehfunktion: z.B. eingeschränktes Gesichtsfeld.
- Zerebrale Funktionen: Gedächtnis, Konzentration, Stimmung (z.B. Wesensveränderung, Demenz).
- Andere Funktionen: Bisher nicht genannte Befunde, die mit der MS zusammenhängen.

Des Weiteren gibt die Skala einen Eindruck über Mobilität und basale ADL-Aktivitäten (Marks 2009).

> **Wichtig**
>
> Die EDSS
> - ist ein Instrument zur Messung von Einschränkungen der Körperstruktur/-funktion.
> - gibt einen Eindruck über Mobilität und basale ADL-Aktivitäten.

■ **Skalierung der EDSS**

Die Einteilung folgt einer Skala von 0 (keine neurologischen Defizite) bis 10 (Tod infolge MS) (■ Tab. 4.1).

> **Wichtig**
>
> Ab Stufe 4 ist der Patient in seiner Mobilität bzw. Gehfähigkeit eingeschränkt.

■ Tab. 4.1. Skalierung der EDSS

Stufe	Merkmalsbeschreibung
0–3.5	Patient ist voll gehfähig, ab Stufe 1.0 aber Beeinträchtigung(en) in einem oder mehreren FS
4.0	Gehfähig ohne Pause oder Hilfe ≥500 m; ca. 12 Std/Tag auf den Beinen
4.5	Gehfähig ohne Pause oder Hilfe ≥300 m; die meiste Zeit des Tages auf den Beinen
5.0	Gehfähig ohne Pause oder Hilfe ≥200 m
5.5	Gehfähig ohne Pause oder Hilfe ≥100 m
6.0	Einseitige Gehhilfe (Krücke, Stock, Schiene) benötigt, um mind. 100 m mit oder ohne Pausen zu bewältigen
6.5	Konstante beidseitige Gehhilfe (Krücke, Stock, Schiene) benötigt, um mind. 20 m mit oder ohne Pausen zu bewältigen
7.0	Nicht in der Lage, 5 m auch mit Hilfe zu bewältigen; eigentlich an den Rollstuhl gebunden, bedient diesen aber selbst und kann den Transfer alleine durchführen; in der Regel 12 Std/Tag im Rollstuhl
7.5	Nicht in der Lage, mehr als einige Schritte durchzuführen; an den Rollstuhl gebunden, kann Hilfe beim Transfer benötigen, bewegt den Rollstuhl aber selbstr
8.0	Grundsätzlich an Bett oder Sessel gebunden oder wird im Rollstuhl umhergeschoben; die meiste Zeit des Tages jedoch außerhalb des Betts; kann Körperpflege noch selbst durchführen
8.5	Die meiste Zeit des Tages grundsätzlich an das Bett gebunden; kann Arme gelegentlich sinnvoll einsetzen; kann Teile der Körperpflege selbst durchführen
9.0	Auf fremde Hilfe angewiesener, bettgebundener Patient; kann aber kommunizieren und essen
9.5	Vollständig auf fremde Hilfe angewiesener, bettgebundener Patient; unfähig zu kommunizieren, zu essen oder zu schlucken
10.0	Tod aufgrund der MS

4

> **Wichtig**
>
> Mithilfe der EDSS kann sich die behandelnde Physio-
> therapeutin sofort ein Bild über die Mobilität bzw.
> Selbständigkeit des Patienten im Alltag machen. Um
> aber kleine Therapieerfolge nachweisen zu können,
> ist die Skala nicht sensibel genug.

4.3.2 Goal Attainment Scale (GAS)

Die Goal Attainment Scale wurde ursprünglich in der
Psychiatrie entwickelt. Heute wird sie zunehmend auch
in der Neurorehabilitation angewendet. In der Rehabilitation mit MS-Patienten wurde sie von Khan et al. (2008)
als empfindliches und nützliches Assessment beurteilt.
Durch die Orientierung an individuellen Alltagsaktivitäten kann eine Verbesserung der Selbständigkeit des Patienten gut nachgewiesen werden. Drei Merkmale kenn-
zeichnen die GAS (Kool 2009):

- Quantifizierbarkeit der Zielerreichung,
- optimale Anpassung an den einzelnen Patienten und
- gute Empfindlichkeit für Veränderungen.

> **Wichtig**
>
> Die Goal Attainment Scale (GAS) orientiert sich an
> den individuellen Alltagsaktivitäten und ermöglicht es,
> Verbesserungen bzgl. der Selbständigkeit des Patien-
> ten gut nachzuweisen.

- **Praktische Durchführung**

Therapeut und Patient formulieren gemeinsam eine Zielvereinbarung, in welcher quantitative wie auch qualitati-
ve Merkmale definiert werden können. Pro Zielbereich
werden 5 Zielniveaus definiert (◻ Tab. 4.2). Der Zielerrei-
chungsgrad wird durch einen Score von +2 bis -2 nume-
risch ausgedrückt. Das erwartete Ergebnis, welches meist
eine Verbesserung beinhaltet, wird auf Stufe 0 gesetzt
(▶ Kap. 5.2.3 und 5.5.3).

◻ **Tab. 4.2.** Zielniveaus der GAS-Skala

Zielbereich	Zielniveau
+2	Viel mehr als erwartet
+1	Etwas mehr als erwartet
0	Erwartetes Ergebnis
-1	Etwas weniger als erwartet
-2	Viel weniger als erwartet

> **Wichtig**
>
> Bei der GAS formulieren Therapeut und Patient ge-
> meinsam eine Zielvereinbarung, die quantitative wie
> auch qualitative Merkmale beinhalten kann.

Stufe 0 kann auch die Erhaltung des momentanen Zu-
stands beinhalten. Mit konkreten und objektiven Be-
schreibungen muss schriftlich festgehalten werden, wor-
an erkennbar ist, dass ein Zielniveau erreicht wird.

Beispiel

Ein Patient schildert große Angst und Unsicherheit beim
Treppensteigen.

- **Gemeinsame Zielvereinbarung:** Größere Sicherheit
  beim Treppensteigen
- **Definierte Zielniveaus:** s. folgende Tabelle

Zielbereich	Zielniveau
+2	1 Treppe alleine, ohne Halt am Geländer und ohne Begleitperson, hoch- und hinuntersteigen
+1	1 Treppe in Begleitung, aber ohne Halt am Geländer hoch- und hinuntersteigen
0	1 Treppe mit Halt am Geländer, aber ohne Begleitperson hoch- und hinuntersteigen
-1	1 Treppe mit Halt am Geländer und mit Begleitperson hoch- und hinuntersteigen
-2	1 Treppe mit Halt am Geländer und mit Begleitperson hochsteigen

Gleich zu Beginn der Messung sollte die Zielerreichungs-
dauer festgelegt werden:

- Werden schnelle Veränderungen erwartet, so kann
  die Dauer zwischen 1–3 Wochen festgelegt werden.
  Dies wird sicher bei einem stationären Rehabilitationsaufenthalt angestrebt.
- Bei einer Langzeitbetreuung ist die Dauer von
  3–6 Monaten realistisch.

4.3.3 Multiple Sclerosis Questionnaire for Physiotherapists (MSQPT®)

Um ein auf die Physiotherapie zugeschnittenes Inst-
rument zur Hand zu haben, welches das Resultat der
Intervention(en) bei MS-Patienten zu messen vermag,
entwickelte die Fachgruppe Physiotherapie bei MS (www.
FPMS.ch) einen Selbstbeurteilungsfragebogen (▶ Kap. 6,
Anhang). Dieser kann als Hilfsmittel zur Verlaufskontrolle
der physiotherapeutischen Behandlung von MS-Patienten
eingesetzt werden.

Der Fragebogen umfasst den **subjektiven Gesund-heitszustand** des Patienten und ergänzt gleichzeitig den physiotherapeutischen Befund durch die **Selbsteinschätzung** des Patienten bzgl.

- körperlicher Symptome,
- Aktivitäten und Partizipationsmöglichkeiten sowie
- Lebensqualität.

Zusätzlich erfasst er die **Selbstkompetenzerwartung** des Patienten (van der Maas u. Steinlin Egli 2009).

Die Responsivität dieses Fragebogens wurde noch nicht untersucht. Deshalb kann der Fragebogen nur teilweise als Ergebnis- und Verlaufsmessung empfohlen werden. Eine Studie zur Responsivität ist jedoch zurzeit in Bearbeitung.

> **Wichtig**
>
> Der **MSQPT®** ist ein Selbstbeurteilungsfragebogen. Er kann als Hilfsmittel zur Verlaufskontrolle der physiotherapeutischen Behandlung von MS-Patienten eingesetzt werden.

- **Praktische Durchführung**

Der Fragenbogen wird bereits zu Beginn der Therapie ausgefüllt und ergänzt die vom Therapeuten aufgenommene Anamnese. Die Antworten bilden die Ausgangswerte für die Verlaufskontrolle. Danach sollte der Fragenbogen jeweils alle **4–6 Monate** erneut ausgefüllt werden. Die Antworten werden dann mit den Ausgangswerten verglichen.

Nach einer kurzen Einleitung und Beispielbesprechung wird der MSQPT*, wenn immer möglich, **vom Patienten selbständig** ausgefüllt. Der Patient kann den Fragenbogen auch zu Hause ausfüllen. Bei **Unklarheiten** kann die Physiotherapeutin dem Patienten eine Frage genauer erklären und/oder dem Patienten helfen, seine (bereits gemachte) Meinung auf der Antwortskala richtig anzukreuzen. Die Physiotherapeutin sollte darauf achten, den Patienten beim Beantworten der Fragen so wenig wie möglich zu beeinflussen. Es geht um die persönlichen Einschätzungen des Patienten. Deswegen sollte die Physiotherapeutin eine **neutrale Haltung** einnehmen, zurückhaltend sein, aber auch, falls nötig, den Patienten zum Antworten, nicht aber zu bestimmten Antworten ermuntern.

Die **Interpretation der Resultate** bedarf – wie bei allen Fragebögen – einer Einführung. Die einzelnen Fragen können so zusammengestellt werden, dass der Patient aus seiner Sicht **zuverlässige Aussagen** machen kann zur/zu

- momentanen Gesundheitssituation,
- möglichen Aktivitäten und Partizipationen sowie
- spezifischen Schwierigkeiten wie z.B. Gleichgewichtskontrolle.

Im Weiteren können die Fragen helfen, in der Anamnese evt. nicht genannte, für die Physiotherapie aber relevante Probleme zu erkennen, z.B. Tabuthemen wie Blasenstörungen u.a.m. Zudem ist der MSQPT* nützlich, um die Therapie noch mehr auf den Alltag des Patienten abzustimmen oder die Zielsetzungen entsprechend anzupassen.

4.3.4 Six Spot Step Test (SSST)

Der SSST wurde für Patienten mit MS entwickelt, um bestimmte **Parameter** quantitativ zu erfassen:

- Gehfähigkeit,
- Motorik der unteren Extremitäten und
- Gleichgewicht (Nieuwenhuis et al. 2006).

Da die Responsivität des Tests (noch) nicht untersucht wurde, kann der SSST nur teilweise als Ergebnis- und Prognosemessung empfohlen werden. Es ist aber zu erwarten, dass die Responsivität von SSST und Messung der Gehgeschwindigkeit ähnlich ist (Kool 2009).

> **Wichtig**
>
> Der **Six Spot Step Test (SSST)** wurde für die quantitative Erfassung von Gehfähigkeit, Motorik der unteren Extremitäten und Gleichgewicht bei Patienten mit MS entwickelt.

- **Praktische Durchführung**

Auf dem Boden wird ein Feld von 1 m Breite und 5 m Länge markiert. In vorgegebenen Abständen (Abb. 4.1) werden kreisförmige Markierungen von 20 cm Durchmesser im Feld angebracht, wobei der erste Kreis (in der Mitte einer kurzen Seite) der Startpunkt ist. In die anderen Kreise werden je ein Zylinder aus Holz (Durchmesser 8 cm, Höhe 4 cm, Gewicht 134 g) platziert.

Der Patient wird aufgefordert, nach dem Startzeichen möglichst schnell im Zick-Zack von Kreis zu Kreis zu gehen (nicht zu rennen) und abwechselnd mit der Innen- und Außenkante des Fußes die Zylinder aus den Kreisen zu schieben (Abb. 4.2). Die Zeit wird in ganzen und Zehntel-Sekunden notiert.

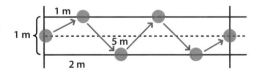

 Abb. 4.1. Markiertes Feld mit kreisförmigen Markierungen in vorgegebenen Abständen zur Durchführung des SSST

4

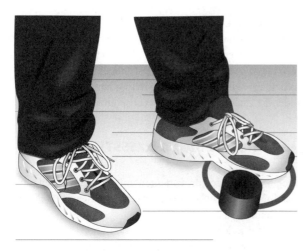

◘ Abb. 4.2. Der Patient schiebt abwechselnd mit der Innen- und Außenkante des Fußes die Zylinder aus den Kreisen

Es werden **4 Testwiederholungen** gemacht,
— die ersten 2 Durchgänge mit dem dominanten Bein,
— der 3. und 4. Durchgang mit dem nicht dominanten Bein.

Bei jeder Durchführung wird immer versucht, die Zylinder nur mit einem Bein aus den Kreisen zu schieben. Gehhilfsmittel dürfen verwendet werden, falls diese für die Sicherheit erforderlich sind. Ihr Gebrauch wird im Protokoll vermerkt. Als **Score** wird der Mittelwert der 4 Wiederholungen genommen (Nieuwenhuis et al. 2006).

4.4 Weitere validierte, in der MS-Rehabilitation häufig angewandte Assessments

4.4.1 Timed Up and Go (TUG)

Einfaches Testverfahren zur **Beurteilung der Mobilität**. Gemessen wird die Zeit in Sekunden, die der Patient braucht, um
— vom Sitz auf einem normalen Stuhl mit Armlehnen aufzustehen,
— 3 Meter zu gehen,
— sich zu drehen,
— zurück zum Stuhl zu gehen und
— sich wieder hinzusetzen (Pfeffer u. Hilfiker 2009).

> **Wichtig**
>
> Der **Timed Up and Go (TUG)** ist ein einfaches Testverfahren zur Beurteilung der Mobilität.

4.4.2 Rivermead Mobility Index (RMI)

Selbstklärender Fragebogen mit 15 Items, der zusammen mit dem Patienten ausgefüllt wird. Dabei wird die **Mobilität im Alltag** erfragt, über Aktivitäten und Lagewechsel bei:
— Rückenlage, Seitlage, Sitz, Stand, Gehen,
— Bücken und einen Gegenstand aufheben,
— Duschen/Baden,
— Treppensteigen und
— Rennen.

Ausnahme ist ein Item, das eher beobachtet wird. Die Items sind hierarchisch nach zunehmender Schwierigkeit angeordnet. Die **Skalierung** misst 1 (erfüllt) oder 0 (nicht erfüllt). Daraus wird der Totalscore berechnet.

> **Wichtig**
>
> Der **Rivermead Mobility Index (RMI)** ist ein Fragebogen mit 15 Items zur Mobilität im Alltag.

4.4.3 Gehgeschwindigkeits-/Gehtest mit Zeitnahme

Gemessen wird
— zum einen die **Zeit**, die benötigt wird, um eine definierte Strecke zu gehen (z.B. 10-m-Gehtest), und
— zum anderen die **Strecke**, die während einer definierten Zeit zurückgelegt wird (z.B. 6-min-Gehtest) (Wirz 2009).

> **Wichtig**
>
> Der **10-m-Gehtest** misst die benötigte Zeit für das Gehen einer definierten Strecke.
> Der **6-min-Gehtest** misst die gegangene Strecke in einer definierten Zeit.

4.4.4 Berg Balance Scale (BBS)

Gilt als Goldstandard für die **Beurteilung des Gleichgewichts**. Die Durchführung geschieht mittels Beobachtung von **14 standardisierten Aufgaben**:
— freies Sitzen für 2 min,
— vom Sitzen zum Stehen,
— selbständiges Stehen für 2 min,
— vom Stehen zum Sitzen,
— Transfers,
— Stehen mit geschlossenen Augen für 10 sec,

- Stehen mit geschlossenen Füßen für 1 min,
- Tandemstand für 30 sec,
- Stehen auf einem Bein,
- Gegenstand vom Fußboden aufheben,
- abwechselnd die Füße auf eine Stufe stellen,
- 360°-Drehung in beide Richtungen,
- mit ausgestreckten Armen vorwärts reichen,
- über die Schulter schauen.

Die Bewertung erfolgt nach einer Skalierung von 0 (nicht möglich) bis 4 (selbständig); Totalsumme von 0–56 Punkten (Schädler 2009).

> **Wichtig**
>
> Die **Berg Balance Scale (BBS)** gilt als Goldstandard für die Beurteilung des Gleichgewichts.

4.4.5 Nine-Hole-Peg Test (NHPT)

Einfacher, nicht zeitaufwändiger Test zur **Beurteilung der feinmotorischen Fertigkeit der Hand**. Gemessen wird die Zeit, die der Patient braucht, um 9 Holzstäbchen mit der zu untersuchenden Hand in ein Steckbrett zu stecken und wieder zu entfernen (Herren u. Kool 2009).

> **Wichtig**
>
> Der **Nine-hole-Peg Test (NHPT)** dient der Beurteilung der feinmotorischen Fertigkeit der Hand.

Fallbeispiele

In diesem Kapitel werden **fünf Patientenbeispiele** vorgestellt. Alle Untersuchungsschritte, die Prüfungsergebnisse sowie das Clinical Reasoning, welches zum nächsten Untersuchungsschritt führt, werden ausführlich beschrieben.

Häufig erwähnte Begriffe werden mit folgenden **Abkürzungen** beschrieben:

- OSG: Oberes Sprunggelenk
- KG: Kniegelenk
- HG: Hüftgelenk
- HSG: Humeroskapulargelenk
- HWS: Halswirbelsäule
- BWS: Brustwirbelsäule
- LWS: Lendenwirbelsäule
- SL: Seitenlage
- RL: Rückenlage

An die Untersuchung schließt die spezifische Problemanalyse an und darauf aufbauend die Therapiezielformulierung. Zu den einzelnen Therapiezielen werden beispielhaft je eine Übung und/oder eine Therapiemaßnahme beschrieben, welche für die Therapie mit dem Betroffenen ausgewählt wurden.

5.1 Herr D.: Patient mit primär zerebllärer Symptomatik

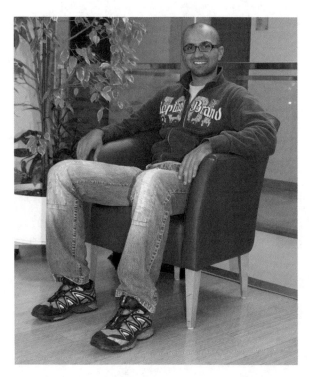

◘ Abb. 5.1. Vorstellung von Herrn D., MS-betroffen

5.1.1 Anamnese

Herr D. ist **31 Jahre** alt. Die Diagnose MS wurde 2002 gestellt. Herr D. erinnert sich, dass seine ersten Krankheitssymptome Gleichgewichtsschwierigkeiten beim Gehen waren.

Heute wohnt Herr D. selbständig in seiner Wohnung, die im 3. Stockwerk liegt; es gibt keinen Aufzug im Haus. Beim **Treppensteigen** muss Herr D. an gewissen Tagen kleinere Pausen machen. Seine Eltern und seine Schwester wohnen im selben Haus. Seine Familie unterstützt Herrn D. maßgeblich im Alltag; sie bieten Hilfe an für die Wäsche, das Einkaufen, Kochen und Putzen. In der Körperpflege ist Herr D. noch vollkommen selbständig.

Herr D. arbeitet zu **30% in einer geschützten Werkstatt**. Er ist für das Verfilmen von Akten zuständig, eine Arbeit, die ihm Freude macht, ihn aber auch immer wieder stark ermüdet. Allgemein leidet Herr D. an einer MS-typischen abnormen **Ermüdbarkeit**.

Die **Sprache** von Herrn D. ist leicht verwaschen, was sich durch Ermüdung oder unerwarteten Stress verstärken kann.

Seit der Diagnosestellung 2002 geht Herr D. regelmäßig zur **Physio-** und **Hippotherapie**. 2005 erhielt er zum Erlernen gewisser Sprechübungen zusätzlich Logopädie. Laut seiner eigenen Aussage sind diese Übungen heute wieder etwas in Vergessenheit geraten.

Herr D. nimmt folgende **Medikamente** ein:

- Tysabri (monatliche Infusion),
- Antidepressiva (täglich),
- Blasenmedikament zur Unterstützung von Inkontinenzproblemen (täglich),
- Antispastika (Lioresal; 3-mal täglich).

Patientenaussage
Aktuelle Hauptprobleme von Herrn D. sind:
- unsicheres Gehen, auch bei Auftreten von nur kleinen Hindernissen, und
- schnelle Ermüdbarkeit beim Gehen.

5.1.2 Prozess: Untersuchung und Clinical Reasoning

Clinical Reasoning. Aufgrund der beschriebenen Hauptschwierigkeit beim Gehen soll zuerst das **Gangbild** beobachtet werden (◘ Abb. 5.2).

Untersuchung. Herr D. geht ohne Hilfsmittel. Die Spurbreite ist leicht vergrößert. Es fällt ein verstärkter Haltetonus auf, mit starker Fixation im Rumpf. Der reaktive Armpendel fehlt beidseits. Vor allem nach Richtungs-

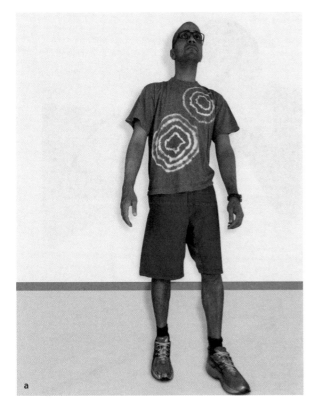

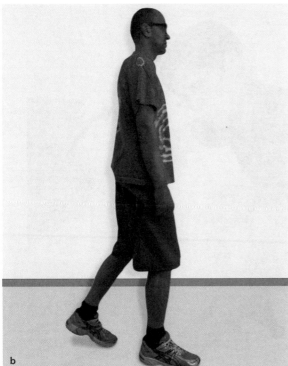

◻ Abb. 5.2 a, b. Freier Gang mit starker Fixation der extensorischen Rumpfmuskulatur und fehlendem Armpendel. Die Gefahr des Hängenbleibens des linken Fußes führt zu Stolperschritten und erhöht das Sturzrisiko

wechsel kann eine Schwierigkeit der Wegabweichung beobachtet werden. Die Schrittlänge ist verkürzt (re>li), es findet beidseits keine Vorfußbelastung statt. Die Spielbeinbewegungen links wirken zeitweise unkoordiniert. Zudem fallen Stolperschritte auf, bedingt durch ein Hängenbleiben des linken Fußes am Boden.

Fazit
Die Gangschwierigkeiten lassen eine **Ataxie** vermuten, die mit starker muskulärer Fixation kompensiert wird.

Clinical Reasoning. Die Schwierigkeiten im Gang lassen eine **Ataxie** vermuten, die mit viel muskulärer Fixation kompensiert wird. In der nachfolgenden Untersuchung werden nun vorerst zwei Unterscheidungen wichtig:
— Wird die Ataxie durch spinale oder zerebelläre Symptomatik hervorgerufen?
— Ist der verstärkte Haltetonus Ausdruck eines sekundären Hypertonus, oder
— wird auch pathologisch erhöhter Extensionstonus im Sinne der Spastizität genutzt?

Fazit
Ist der verstärkte Haltetonus Ausdruck von sekundärem Hypertonus, oder wird auch pathologisch erhöhter Extensionstonus, im Sinne der Spastizität genutzt?
→ **Klonustest**

Untersuchung. Im Sitz: Klonusprüfung beidseits (◻ Abb. 5.3).

Ergebnis. Beidseits ist der Klonus sehr leicht auslösbar; links nur knapp erschöpflich (8 sec), rechts erschöpflich. Beim anschließenden passiven Unterschenkelpendel kann aber noch kein Widerstand festgestellt werden (◻ Abb. 5.4).

Fazit
Der Klonus ist beidseits sehr leicht auslösbar, links nur knapp erschöpflich, rechts erschöpflich.
→ **Ausdruck einer latent vorhandenen Spastizität?**

Clinical Reasoning. Die deutlich gesteigerten Dehnungsreflexe sind Ausdruck einer latent vorhandenen Spastizität. Der Extensionstonus ist latent erhöht, in Ruhe kommt es aber noch zu keinem spürbaren Widerstand. Wird der latent vorhandene pathologische Tonus im Bewegungsverhalten aber genutzt, so können durch reziproke Hemmung funktionelle Kraftverluste auftreten. Da beim Gehen ein Hängenbleiben des linken Beins beobachtet wurde, wird in einem weiteren Schritt die Prüfung der Hüftflexoren und Dorsalextensoren auf selektive Kraft notwendig. Zuvor erfolgt noch die passive Beweglichkeitsprüfung.

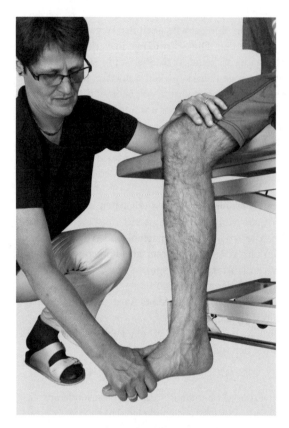

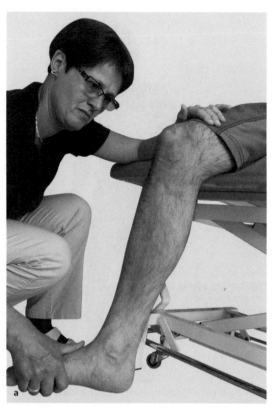

Abb. 5.3. Ausgangsstellung für den Klonustest. Über eine anschließende ruckartige Dorsalextension im oberen Sprunggelenk wird die Dehnung der Achillessehne provoziert. Die zweite Hand der Therapeutin verhindert über dem Kniegelenk ein Abheben des Oberschenkels

Fazit

Erklärt sich das Hängenbleiben des linken Beins aufgrund reziproker Hemmung durch unkontrollierten latent erhöhten pathologischen Extensionstonus oder aufgrund zentraler Paresen der Hüftflexoren und Dorsalextensoren?
→ **Prüfung der selektiven Kraft**

Untersuchung. Im Sitz: Prüfung der passiven Beweglichkeit im OSG beidseits.

Ergebnis. Die Testergebnisse ergeben keine Einschränkungen.

Untersuchung. Im Sitz: Prüfung der selektiven Kraft der Dorsalextensoren (**Abb. 5.5**).

Ergebnis. Die Endstellung in Dorsalextension kann beidseits, auch gegen Widerstand selektiv gehalten werden. Links wird der Widerstand in der Kraftprüfung als Erleichterung empfunden.

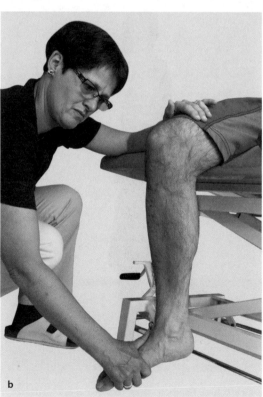

Abb. 5.4 a, b. Über einen passiven Unterschenkelpendel wird eventuell erhöhter Widerstand im Bein getestet

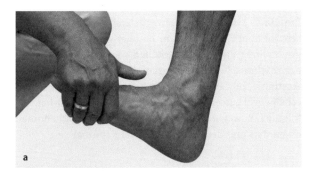

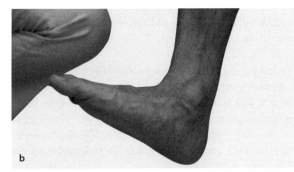

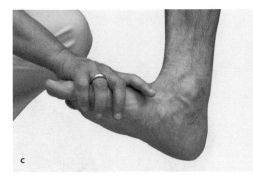

Abb. 5.5 a-c. Selektiver Krafttest der Fußheber. **a** Ausgangsstellung. **b** Die vorgegebene Fußposition kann gegen die Schwerkraft gehalten werden. **c** Auch mit dorsalextensorischem und pronatorischem Widerstand kann die Position gehalten werden

Clinical Reasoning. Die selektive Kraft der Dorsalextensoren ist nicht beeinträchtigt. Der als Erleichterung empfundene Widerstand links lässt distale Koordinationsstörungen vermuten. Zur Überprüfung wird ein Koordinationstest gewählt.

Fazit
Der als Erleichterung empfundene Widerstand bei den Kraftprüfungen der Dorsalextensoren lässt distale Koordinationsstörungen vermuten.
→ **Prüfung der Feinmotorik des Fußes**

Untersuchung. Im Sitz: Prüfung der Feinmotorik des Fußes beidseits (■ Abb. 5.6).

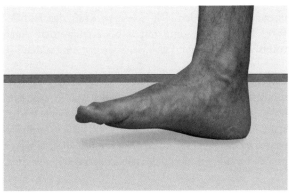

Abb. 5.6. Taktklopfen mit dem Vorfuß zur Prüfung der Feinmotorik des Fußes. Es fällt ein kleiner Bewegungsausschlag auf

Ergebnis. Das Taktklopfen rechts ist rhythmisch und flüssig. Links zeigt sich eine deutliche Arhythmie, und die Bewegung ist deutlich verlangsamt. Zudem fällt auf, dass beidseits nur ein kleines Bewegungsausmaß in Dorsalextension genutzt wird.

Fazit
Der Taktschläger rechts ist zwar rhythmisch, aber mit kleinem Bewegungsausmaß. Sind Ermüdungsparesen der Grund?
→ **Prüfung der selektiven Kraft**

Clinical Reasoning. Distale Koordinationsstörungen im Niveau OSG links werden bestätigt. Dies beeinträchtigt das Gleichgewicht im Standbein links. Der Patient kompensiert diese Schwierigkeit durch eine kleine Schrittlänge beim Gehen. Die verkürzte Schrittlänge wird aber zusätzlich durch die fehlende Vorfußbelastung hervorgerufen. Dies wiederum erklärt sich durch den latent erhöhten Extensionstonus, welcher einen kontrollierten Vorfußstand deutlich erschwert. Das beidseits auffallende kleine Bewegungsausmaß in Dorsalextension bei der Testdurchführung könnte Ausdruck von Ermüdungsparesen der Fußheber sein, und der Patient versucht unbewusst, seine Kraft etwas zu schonen. Weitere Kraftprüfungen, auch proximal sind deshalb notwendig.

Untersuchung. Prüfung der selektiven Kraft der Hüftflexoren beidseits (■ Abb. 5.7).

Ergebnis. Links kann ein Absinken des Beins nicht verhindert werden. Das Beingewicht kann nicht ohne Nutzen von pathologischem Tonus gehalten werden. Es darf deshalb keine numerische Wertung der Muskelkraft gemacht werden. Ein von außen gesetzter Widerstand wird als Erleichterung empfunden. Rechts kann das Beingewicht in einer Mittelstellung für kurze Zeit kontrolliert

übernommen werden. Die selektive Kraft der Hüftflexoren rechts kann somit mit 3- bewertet werden. Auch
rechts wird Widerstand als Erleichterung empfunden.

Clinical Reasoning. Die Untersuchung zeigt eine verminderte selektive Kraft der Hüftflexoren beidseits,
links>rechts. Der als Erleichterung empfundene Widerstand beidseits lässt auch proximal zusätzliche Koordinationsschwierigkeiten vermuten. Die Koordinationsfähigkeit
im Niveau Hüftgelenk soll deshalb isoliert getestet werden.

Fazit
Der selektive Krafttest der Hüftgelenkflexoren zeigt deutliche
Schwächen. Trotzdem wird Widerstand beidseits als Erleichte-
rung empfunden.
→ **Prüfung der Koordinationsfähigkeit im Niveau HG**

Untersuchung. In RL: Prüfung der passiven Beweglichkeit und Koordination im Niveau Hüftgelenk beidseits
(◘ Abb. 5.8).

Ergebnis. Die passive Beweglichkeit zeigt keine Einschränkungen. Rechts kann das Beingewicht in beliebiger Stellung kontrolliert gehalten werden. Beim Auftrag
der rhythmischen Bewegungsumkehr zeigt sich aber eine
Arythmie, und es wird ein Tremor spürbar. Links ist bereits beim Halteauftrag ein diskreter Tremor spürbar. Erfolgt der Bewegungsauftrag, wird ein Zahnradphänomen
erkennbar und der Tremor deutlicher spürbar.

Fazit
Die Koordinationsschwierigkeiten im Niveau HG werden
durch **Arhythmie**, **Tremor** und **Zahnradphänomen** beidseits sichtbar.

Clinical Reasoning. Im Niveau Hüftgelenk konnten also
zentrale Paresen der Flexoren sowie Koordinationsstörungen, links>rechts, nachgewiesen werden. Dies führt
zu Stabilisationsschwierigkeiten in der Standbeinphase
welche die Unsicherheiten und Gleichgewichtsschwierigkeiten im Gang erklären lassen. Es stellt sich nun die

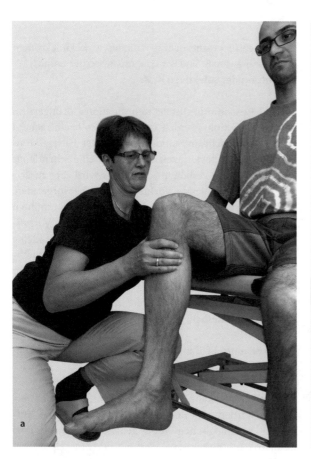
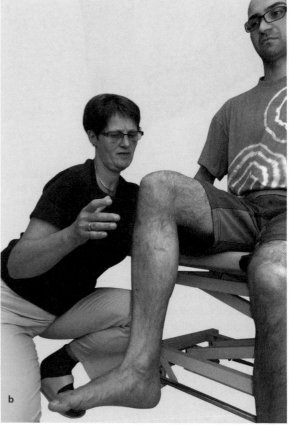

◘ **Abb. 5.7 a, b.** Selektiver Krafttest der Hüftgelenkflexoren rechts. **a** Das Bein wird passiv in Flexionsstellung des Hüftgelenks gebracht. **b** Für
einen kurzen Moment kann die Position gehalten werden. Die linke Hand der Therapeutin (im Bild nicht sichtbar) kontrolliert, dass die Vertikalstellung des Beckens erhalten bleibt

Frage nach der selektiven Kraft der Hüftgelenkrotatoren (bei extendiertem HG), die ebenfalls wesentlich für die Stabilisationsfähigkeit im Gang (Schrittstellung) mitverantwortlich sind.

Fazit

Zentrale Paresen und Koordinationsschwierigkeiten im Niveau HG verursachen Stabilisationsschwierigkeiten in der Standbeinphase, wodurch sich die Unsicherheiten und Gleichgewichtsschwierigkeiten im Gang erklären lassen.
→ **Prüfung der selektiven Kraft der HG-Rotatoren (Stabilisation in Schrittstellung)**

Untersuchung. In RL, mit hängendem Unterschenkel: Prüfung der selektiven Kraft der Hüftgelenkrotatoren (◘ Abb. 5.9).

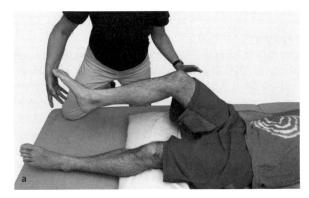

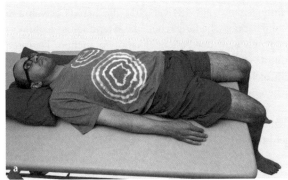

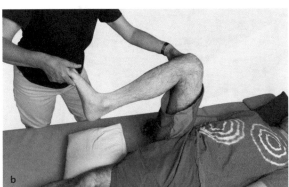

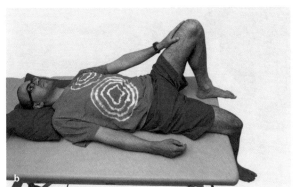

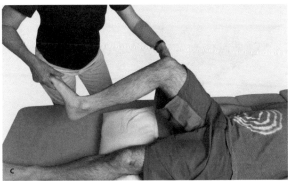

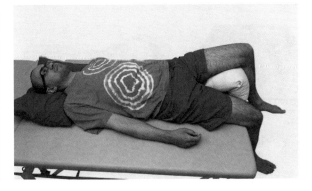

◘ **Abb. 5.8 a-c.** Prüfung der Koordinationsfähigkeit im rechten Hüftgelenk. **a** Ein Halteauftrag (Stufe 1) kann in unterschiedlichen Stellungen kontrolliert werden. **b, c** Beim Auftrag der rhythmischen Bewegungsumkehr (Stufe 3) werden ein Tremor und eine Arythmie spürbar. Die Therapeutin begleitet die Bewegung mit ihren Händen, jedoch ohne Gewichtsabnahme, um einen noch diskreten Tremor bzw. ein noch diskretes Zahnradphänomen spüren zu können

◘ **Abb. 5.9 a-c.** Prüfung der selektiven Kraft der Rotatoren im Hüftgelenk in Extensionsstellung (gangtypisch). **a** Ausgangsstellung. Die Unterschenkel sind frei hängend. **b, c** Um bei Einschränkungen der extensorischen Beweglichkeit im Hüftgelenk eine unerwünschte Lordosierung der LWS zu vermeiden, kann das nicht zu prüfende Bein aufgestellt (fordert aktive Kontrolle!) oder mit einem Kissen gut unterlagert werden

5

Ergebnis. Beidseits wird die Position außenrotatorisch mit leichtem Absinken kontrolliert. Die selektive Kraft der Außenrotatoren der Hüftgelenke beidseits kann somit mit 2+ gewertet werden (◧ Abb. 5.10). Innenrotatorisch kann die Position beidseits ohne Absinken kontrolliert gehalten werden. Die Kraft der Innenrotatoren kann somit mit 3 bewertet werden (◧ Abb. 5.11).

Clinical Reasoning

Die beidseits verminderte rotatorische Kraft in den Hüftgelenken (AR>IR) verstärkt die bereits erwähnten Stabilisationsschwierigkeiten des Standbeins. Kompensatorisch wird der Patient Fixationen suchen. Dadurch könnte die potenzielle Beweglichkeit des Beckens in Hüftgelenk und LWS und damit die Dissoziation zwischen Becken und Brustkorb verloren gehen. Als nächster Schritt wird in der Untersuchung deshalb die Dissoziationsmöglichkeit zwischen Becken und Brustkorb getestet.

Fazit

Die ebenfalls verminderte Kraft der HG-Rotatoren verstärkt die Stabilisationsschwierigkeiten. Der Patient kompensiert mit Fixationen.
→ **Prüfung der Dissoziation zwischen Becken und Brustkorb**

Untersuchung

Im Stand: Prüfung der Dissoziationsfähigkeit zwischen Becken und Brustkorb (◧ Abb. 5.12).

Ergebnis

Der Patient kann das Becken rechts- und linksrotatorisch bewegen. Der Bewegungsausschlag ist aber sehr klein, und die weiterlaufende rotatorische Bewegung der BWS kann nur teilweise begrenzt werden. Auch Kreisbewegungen des Beckens kann der Patient geführt in beide Drehrichtungen ausführen (◧ Abb. 5.13). Allerdings ist die Kreisführung leicht arhythmisch, und der Patient

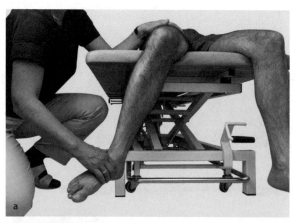

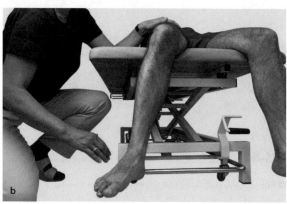

◧ **Abb. 5.10 a, b.** Prüfung der selektiven Kraft der Außenrotatoren im Hüftgelenk. **a** Der Patient wird aufgefordert, die Stellung, wenn möglich, zu halten. **b** Mit leichtem Absinken kann eine außenrotatorische Stellung kontrolliert gehalten werden

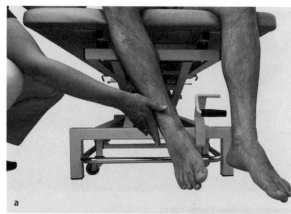

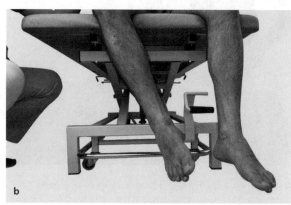

◧ **Abb. 5.11 a, b.** Prüfung der selektiven Kraft der Innenrotatoren im Hüftgelenk. **a** Der Patient wird aufgefordert, die Stellung, wenn möglich, zu halten. **b** Die innenrotatorische Stellung kann für kurze Zeit kontrolliert gehalten werden

braucht nach eigenen Aussagen viel Konzentration zur Prüfungsdurchführung. Bei beiden Beckenbewegungen fällt zudem ein deutlicher Kopftremor auf.

Clinical Reasoning. Die kleinen Bewegungsausschläge sind mit beginnenden, erst diskreten Fixationen zu erklären. Diese und der auftretende Kopftremor lassen zusätzliche Koordinationsschwierigkeiten im Rumpf vermuten. In einem nächsten Schritt soll deshalb die Rumpfkoordination getestet werden.

Fazit
Kleine Bewegungsausschläge bei den Beckenbewegungen deuten auf beginnende Fixierungen hin.
→ **Prüfung der Rumpfkoordination**

Untersuchung. In Seitenlage: Prüfung der rotatorischen Stabilisationsfähigkeit zwischen Becken und Brustkorb (◨ Abb. 5.14).

Ergebnis. Der Patient kann die instabile Seitenlage einnehmen und unter vermehrter Konzentration halten. Ein kontrolliertes Vor- und Zurückdrehen kann nicht erfolgen. Die Drehungen können nicht vom Patienten kontrolliert werden. Zudem ist am ganzen Rumpf ein deutlicher Tremor spürbar.

Fazit
Aufgrund einer erschwerten rotatorischen Stabilisationsfähigkeit zwischen Becken und Brustkorb kann die instabile Seitlage nur mit vermehrter Konzentration

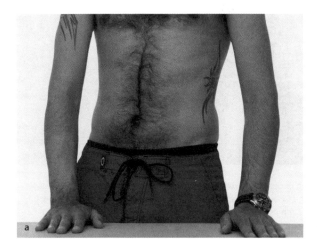
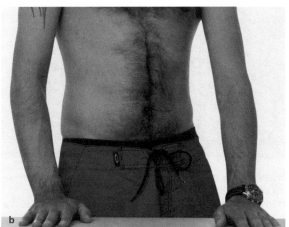

◨ **Abb. 5.12 a, b.** Prüfung der Dissoziationsfähigkeit zwischen Becken und Brustkorb. Es findet ein kleiner rotatorischer Bewegungsausschlag vom Becken statt. Die weiterlaufende Bewegung des Brustkorbs kann nur teilweise begrenzt werden

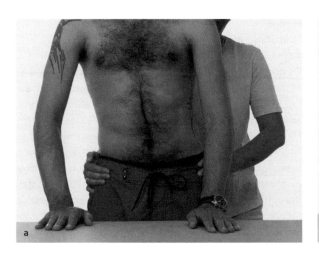
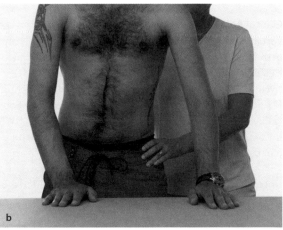

◨ **Abb. 5.13 a, b.** Eine geführte Kreisbewegung des Beckens ist möglich, allerdings mit spürbarer Arhythmie

5

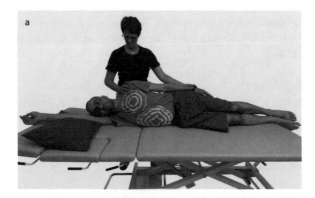

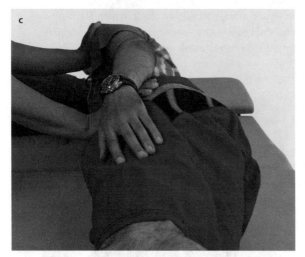

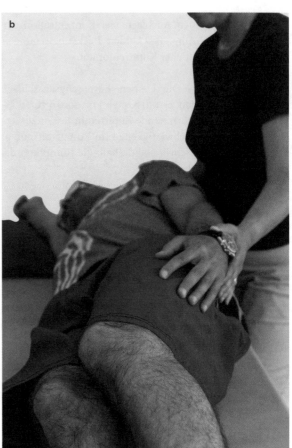

◘ Abb. 5.14 a-c. Prüfung der rotatorischen Stabilisationsfähigkeit zwischen Becken und Brustkorb. a Ausgangsstellung ist eine labile Seitlage mit überhängenden Füßen. Unter vermehrter Konzentration und Anstrengung kann die Stellung gehalten werden. b, c Die Aufforderung, Becken und Brustkorb gleichzeitig etwas nach hinten bzw. vorne zu drehen, kann der Patient nicht ohne Hilfe ausführen

gehalten werden; Drehungen können nicht kontrolliert werden.

→ **Weitere Prüfungen der Rumpfstabilisation**

Clinical Reasoning. Die Prüfung macht deutlich, dass die vorhandenen Koordinationsstörungen auch den Rumpf betreffen. Für die vom Patienten beschriebenen Schwierigkeiten im Gang ist deshalb die Frage nach der selektiven Stabilisationsfähigkeit der BWS zusätzlich wichtig. Da der Patient den freien Sitz gut einnehmen und kontrollieren kann, wird die Stabilisationsfähigkeit der BWS im Sinne der Widerlagerungsfähigkeit von beschleunigten, begrenzten Armbewegungen getestet.

Untersuchung. Im Sitz: Prüfung der aktiven Widerlagerungsfähigkeit der BWS (◘ Abb. 5.15).

Ergebnis. Die Widerlagerungsfähigkeit der BWS ist rotatorisch und lateralflexorsich deutlich vermindert.

Fazit
Die Widerlagerungsfähigkeit der BWS ist deutlich vermindert; der Patient kompensiert mit einem extensorischen Fixationsmuster.

→ **Prüfung der ventralen Rumpfmuskulatur**

Clinical Reasoning. Die damit verbundene fehlende Stabilisationsfähigkeit der BWS im Gang erklärt weiter die im Bewegungsverhalten auffallenden Fixationen. Diese zeigen sich vor allem in einem erhöhten extensorischen Haltetonus. Da bei den Extremitäten die ventrale Muskulatur (Hüftgelenkflexoren, Fußheber) auch deutlich von zentralen Schwächen betroffen ist, stellt sich die Frage eventueller zusätzlicher zentraler Paresen der ventralen Rumpfmuskulatur. Um die ventrale Rumpfmuskulatur möglichst unabhängig von der Hüftgelenkmuskulatur zu prüfen, soll der Test nicht durch eine Gewichtsverschiebung im Sitzen, sondern in Rückenlage durchgeführt werden (◘ Abb. 5.84).

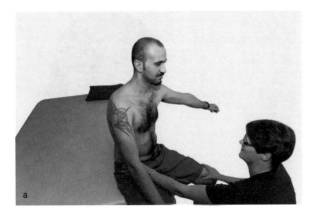

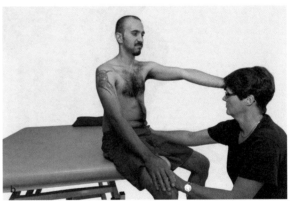

Abb. 5.15 a, b. Prüfung der Widerlagerungsfähigkeit der BWS. **a** Eine schnelle Armbewegung nach unten bzw. oben kann nicht widerlagert werden und führt weiterlaufend zu einer Lateralflexion der BWS. **b** Prüfung der rotatorischen Widerlagerung der BWS. Die Armbewegung zur Mitte wird deutlich verlangsamt durchgeführt

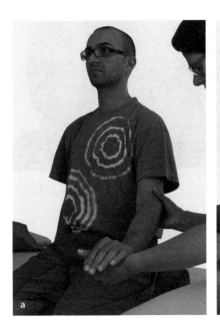

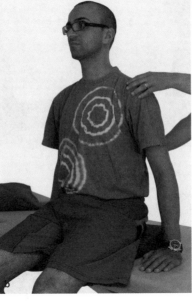

Abb. 5.16 a, b. Prüfung der Stützaktivität des linken Arms. **a** Die Stellung des Arms kann gegen den Stauchungsimpuls (in Richtung Armlängsachse) der Therapeutin kontrolliert gehalten werden. **b** Ein korrekter seitlicher Armstütz kann eingenommen werden

Untersuchung. In RL: Prüfung der selektiven Kraft der Bauchmuskulatur.

Ergebnis. Die Untersuchungen konnten keine zentrale Schwächen der ventralen Rumpfmuskulatur bestätigen. Der Patient kann sowohl die gerade als auch die schräge Bauchmuskulatur selektiv gegen die Schwerkraft einsetzen.

Clinical Reasoning. Im Rumpf konnten keine Paresen, wohl aber deutliche Koordinationsschwierigkeiten nachgewiesen werden. Vor allem auch im Hinblick auf einen möglichen Einsatz von Stöcken als Gehhilfsmittel ist es deshalb wichtig zu wissen, ob die BWS-Instabilität eine gute Stützfunktion der Arme verhindert.

Fazit
Im Rumpf konnten keine Paresen, jedoch Koordinationsschwierigkeiten nachgewiesen werden.
→ **Prüfung der Stützfunktion der Arme im Hinblick auf einen möglichen Einsatz von Stöcken als Gehhilfsmittel**

Untersuchung. Im Sitz: Prüfung der Stützfunktion der Arme (Abb. 5.16).

Ergebnis. Der Patient vermag beide Arme gegen die Druckeinwirkung des Therapeuten zu stabilisieren. Ebenso kann er beidseits einen korrekten vertikalen Armstütz einnehmen und kontrollieren.

5

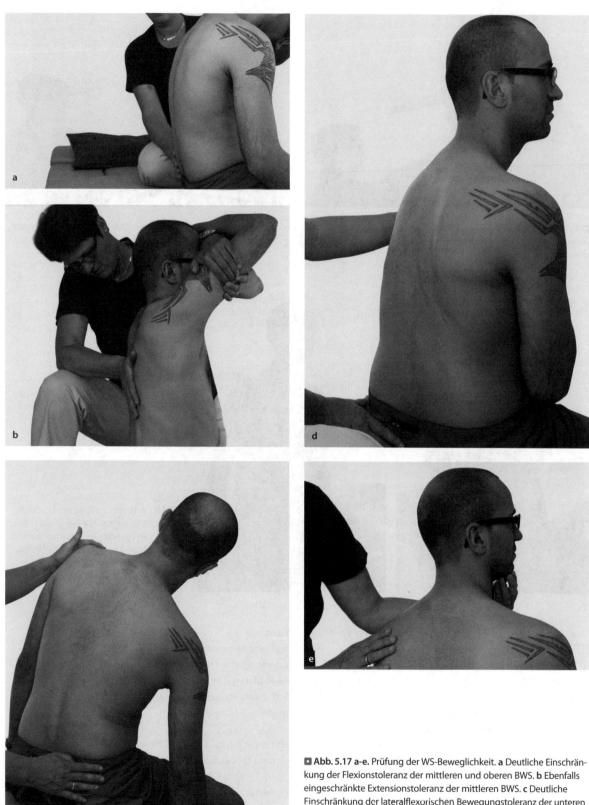

■ **Abb. 5.17 a-e.** Prüfung der WS-Beweglichkeit. **a** Deutliche Einschränkung der Flexionstoleranz der mittleren und oberen BWS. **b** Ebenfalls eingeschränkte Extensionstoleranz der mittleren BWS. **c** Deutliche Finschränkung der lateralflexorischen Bewegungstoleranz der unteren und mittleren BWS. **d** Kleine Rotationstoleranz der BWS mit kompensatorischer Translation nach links. **e** Eingeschränkte Rotationstoleranz (positiv rotatorisch) der HWS

Clinical Reasoning. Die noch gut erhaltene Stützaktivität der Arme würde einen kompensatorischen Stockeinsatz zulassen. Der im Bewegungsverhalten aber auffallend erhöhte extensorische Haltetonus lässt noch vermuten, dass es in der Folge zu Beweglichkeitseinschränkungen der WS kommen könnte. Eine Prüfung der WS-Beweglichkeit ist deshalb wichtig.

Fazit

Der im Bewegungsverhalten auffallend erhöhte extensorische Haltetonus lässt Beweglichkeitseinschränkungen der WS vermuten.

→ **Prüfung der WS-Beweglichkeit**

Untersuchung. Im Sitz : Prüfung der Beweglichkeit der WS (■ Abb. 5.17).

Ergebnis. In der mittleren und oberen BWS zeigen sich deutliche Einschränkungen der Flexionstoleranz. Die Extensionstoleranz ist in der mittleren BWS eingeschränkt, die lateralflexorische Bewegungstoleranz deutlich in der unteren und mittleren BWS. Rotatorisch zeigt sich thorakal eine kleine Bewegungstoleranz, in der HWS ist die passive Bewegung im Uhrzeigersinn eingeschränkt. Die LWS zeigt eine unerwartet freie Beweglichkeit.

Fazit

Der verstärkte extensorische Haltetonus mit kompensatorischer Fixationen führt zu deutlichen **Beweglichkeitseinschränkungen in der BWS**.

Clinical Reasoning. Die bis jetzt durchgeführten Untersuchungen geben deutliche Hinweise auf eine im Vordergrund stehende zerebelläre Ataxie. Um eine zusätzliche spinale Ataxie auszuschließen, müssen die Tests noch mit Prüfungen der Oberflächen- und Tiefensensibilität ergänzt werden.

Fazit

Die Untersuchungen geben deutliche Hinweise auf eine im Vordergrund stehende zerebelläre Ataxie. Des Weiteren muss geprüft werden, ob eine spinale Ataxie vorliegt.

→ **Prüfung der Oberflächen- und Tiefensensibilität**

Untersuchung. Im Sitz: Prüfung des Berührungsempfindens der Fußsohle sowie der Bewegungs- und Vibrationsempfindung der unteren Extremitäten (■ Abb. 5.18).

Ergebnis. Die Untersuchung der Sensibilität zeigt keine weiteren Schwierigkeiten. Oberflächen- und Tiefensensibilität der unteren Extremitäten sind unauffällig und

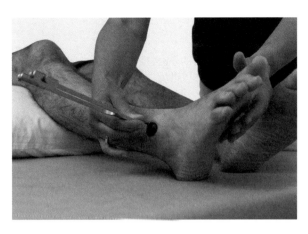

■ **Abb. 5.18.** Prüfung der Vibrationsempfindung der unteren Extremität

somit nicht Ursache der beschriebenen Gleichgewichtsschwierigkeiten im Gang.

Clinical Reasoning. Die bis dahin festgehaltenen Untersuchungsergebnisse lassen die vom Patienten beschriebenen Gehschwierigkeiten und die daraus folgenden notwendigen Kompensationen erklären. Es ist nun möglich, das individuelle Problem als Hypothese formulieren zu können.

5.1.3 Problemformulierung und Therapieziele

Problemanalyse

Die von Herrn D. beschriebene Unsicherheit und rasche Ermüdbarkeit beim Gehen lässt sich durch eine im Vordergrund stehende **zerebelläre Symptomatik** erklären. Sie zeigt sich in Form einer deutlichen **Hüftgelenk-** und **Rumpfataxie**.

Zusätzlich erschwerend auf den Gang wirken deutliche **zentrale Paresen**, v.a. der Hüftgelenkflexoren und -rotatoren sowie der Fußheber links.

Der Patient versucht, die fehlende Stabilisation mit muskulären Fixationen zu kompensieren. Dabei nutzt er auch **pathologisch erhöhten Tonus** im Sinne der Spastizität, wobei es durch reziproke Hemmung zu einem weiteren Kraftverlust v.a. der ventralen Muskulatur der unteren Extremitäten kommt. Dies zeigt sich deutlich im Hängenbleiben des linken Beins/Fußes beim Gehen.

Bedingt durch die kompensatorischen Fixationen besteht allgemein die Gefahr der **Beweglichkeitseinschränkungen**. Diese können aber bis heute erst im Rumpf (**BWS**) nachgewiesen werden.

5

Therapieziele

- Aktivitätsebene
- — Verbesserung der Gangsicherheit (Assessment: Timed Get Up and Walk),
- — Verlängerung der aktuellen Gehstrecke (Assessment: 6-min-Gehtest).

- Strukturebene
- — Verbesserung der Hüftgelenkstabilität im Standbein links,
- — Verbesserung der passiven BWS-Beweglichkeit,
- — Verbesserung der Rumpfstabilisation,
- — Erhalten der selektiven Kraft der Hüftgelenkflexoren und -rotatoren beidseits sowie der Fußheber links,
- — Erhalten der Dissoziationsfähigkeit zwischen Becken und Brustkorb,
- — Verminderung der Ermüdbarkeit,
- — Abklärung unterstützender Hilfsmittel.

5.1.4 Einblick in die Therapie

Herr D. kommt einmal wöchentlich zur ambulanten Physiotherapie und einmal wöchentlich zur Hippotherapie-K. Bedingt durch die Arbeitszeit am Morgen sind die **Therapiezeiten** auf den Nachmittag gelegt. Da Herr D. an einer **starken Ermüdbarkeit v.a. nachmittags** leidet, ist dies nicht optimal. Leider können bei der Arbeitszeit aber keine Anpassungen gemacht werden.

Herr D. kennt auch für ihn angepasste **Heimübungen**. Er gibt aber zu, diese (obwohl sie gut in den Alltag integrierbar wären) nur selten auszuführen. Eine regelmäßige wöchentliche Therapie und Kontrolle der Übungen sind deshalb wichtig.

Im Folgenden werden Maßnahmen und/oder Übungsbeispiele zu den einzelnen Therapiezielen vorgestellt, welche für die Therapie mit Herrn D. ausgewählt wurden. Heimprogrammübungen sind speziell gekennzeichnet.

Therapieziel: Verbesserung der Hüftgelenkstabilität im Standbein links

- Kontrollierte Gewichtsverschiebung zum Einbeinstand links (◘ Abb. 5.19)

Ausgangsstellung. Aufrechter Parallelstand vor einer Behandlungsbank. Die Füße stehen hüftgelenkbreit auseinander, die Fußsohlen haben Bodenkontakt. Becken, Brustkorb und Kopf sind vertikal ausgerichtet und übereinander eingeordnet. Die Arme hängen frei.

Bewegungsauftrag. Der Patient wird aufgefordert, sein Becken horizontal nach links zu verschieben, bis der Druck unter der Fußsohle links deutlich zugenommen, der Druck unter der rechten Fußsohle deutlich abgenommen hat. Brustkorb und Kopf sollen dabei mittransportiert werden.

Kontrollkriterien
- — Die Spinaverbindung und der frontotransversale Brustkorbdurchmeser bleiben horizontal. (Das Becken sinkt nicht ab, der Brustkorb neigt sich nicht zur Seite.)
- — Großzehenballe und laterale Ferse des linken Fußes haben guten Bodenkontakt. Der Druck hat deutlich zugenommen.

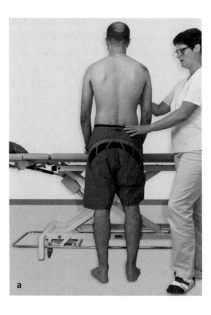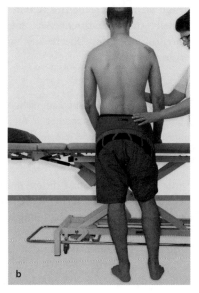

◘ **Abb. 5.19 a, b.** Kontrollierte Gewichtsverschiebung zum Einbeinstand links. **a** Gewohnte Haltung im Parallelstand. Mit einer leichten Translation des Brustkorbs nach rechts versucht der Patient der erschwerten Standbeinkontrolle links auszuweichen. **b** Mit manipulativer Hilfe kann der Patient eine kontrollierte Gewichtsverschiebung mit Mehrbelastung des linken Standbeins durchführen

- Der Druck unter der rechten Fußsohle hat deutlich abgenommen, die Ferse hat den Bodenkontakt aber nicht verloren.
- Das linke Kniegelenk steht über dem linken Fuß, die Patella schaut nach vorne.

ⓘ Tipp

Patienten mit einer **zerebellären Symptomatik** haben oft Mühe mit adäquaten Druckveränderungen. Übungen mit Druckveränderungen sind daher eine sehr gute Wahrnehmungsschulung.

Heimprogramm. Herr D. soll diese Übung neben dem Tisch, jeweils vor dem Essen durchführen.

Therapieziel: Verbesserung der Hüftgelenkstabilität im Standbein links und Erhalten der selektiven Kraft der Hüftgelenkrotatoren

- **Kontrollierte Schrittstellung (⬛ Abb. 5.20)**

Ausgangsstellung. Schrittstellung neben einer Behandlungsbank. Das linke Bein steht hinten, der linke Fuß divergiert leicht, das linke Kniegelenk ist deblockiert. Die linke Hand liegt auf der Behandlungsbank und vergrößert dadurch die potenzielle Unterstützungsfläche. Der rechte Fuß ist vorne auf einem Luftkissen abgestellt. Becken, Brustkorb und Kopf sind vertikal ausgerichtet und übereinander eingeordnet.

Bewegungsauftrag. Der Patient wird aufgefordert, mit dem rechten Fuß mit möglichst geringem Druck kleine Schaukelbewegungen auf dem Luftkissen durchzuführen. Die linke Hand darf sich leicht auf der Behandlungsbank stützen, das linke Bein darf seine Position nicht verändern.

Kontrollkriterien.
- Becken, Brustkorb und Kopf bleiben vertikal ausgerichtet und übereinander eingeordnet. Der Oberkörper neigt sich nicht nach vorne.
- Das Kniegelenk im Standbein links bewahrt seine deblockierte Stellung.
- Der Brustkorb neigt sich nicht zur Seite.
- Der Druck unter der linken Hand ist nach wie vor gering.

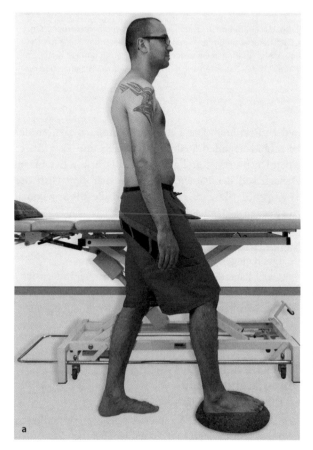

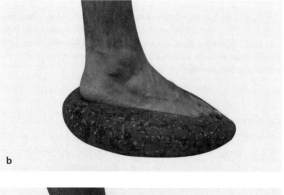

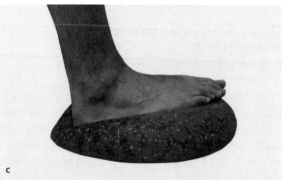

⬛ **Abb. 5.20 a-c.** Übung »Kontrollierte Schrittstellung«. **a** Ausgangsstellung. **b, c** Zur reaktiven Mehrbelastung des hinteren Beins wird der Patient aufgefordert, mit dem Fuß des vorderen Beins auf dem Ballkissen kleine Schaukelbewegungen auszuführen

5

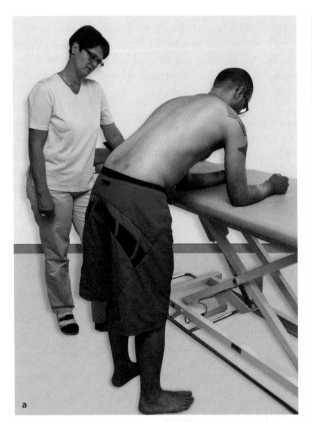
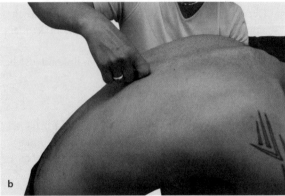
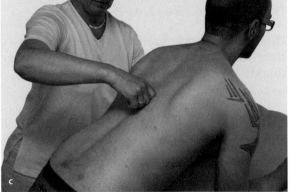

◨ **Abb. 5.21 a-c.** Übung »Katzenbuckel im Unterarmstütz«. **a** Ausgangsstellung. **b** Mobilisation in Flexion. Der Patient wird aufgefordert, den Rücken gegen einen leichten manuellen Widerstand maximal zu flektieren. Die Therapeutin umfasst an der zu mobilisierenden Stelle mit Daumen und Zeigefinger einen Dornfortsatz und gibt leichten Druck in Extension. **c** Mobilisation in Extension. Die Therapeutin umfasst an der zu mobilisierenden Stelle mit Daumen und Zeigefinger einen Dornfortsatz und fordert den Patienten auf, sich diesem Griff zu entziehen und die BWS maximal zu strecken

Variationsmöglichkeiten
— Vergrößerung der Schrittstellung.
— Das hintere Bein hat mit der Ferse keinen Bodenkontakt. Die Belastung muss durch pronatorische Verschraubung des Vorfußes kontrolliert werden.

Therapieziel: Verbesserung der BWS-Beweglichkeit
▪ Übung: »Katzenbuckel« im Unterarmstütz (◨ Abb. 5.22)

Ausgangsstellung. Stand vor einem Behandlungstisch. Die Füße stehen hüftgelenkbreit auseinander, die Fußsohlen haben Bodenkontakt. Becken, Brustkorb und Kopf sind in der Körperlängsachse eingeordnet und nach vorne geneigt. Die Unterarme haben Kontakt mit dem Tisch, ihre Längsachse zeigt nach vorne. Die Oberarme stehen vertikal, das Schultergelenk steht über dem Ellenbogen.

Bewegungsauftrag. Der Patient wird zuerst aufgefordert, gegen leichten manuellen Widerstand den Rücken maxi-

mal zu flektieren. Die Therapeutin umfasst dazu an der zu mobilisierenden Stelle mit Daumen und Zeigefinger einen Dornfortsatz und gibt leichten Druck in Extension. Danach soll der Patient versuchen, sich dem Griff der Therapeutin aktiv zu entziehen, und die BWS maximal zu strecken.

Kontrollkriterien
— Die Kniegelenke bleiben deblockiert.
— Der Abstand re/li Schulter – re/li Ohr verändert sich nicht.
— Die Schultergelenke bleiben über den Ellenbogen stehen. Sie verschieben sich nicht.
— Die Ruheatmung kann beibehalten werden.

Therapieziel: Verbesserung der Rumpfstabilisation
▪ Hippotherapie-K (◨ Abb. 5.22)

Um dieses wichtige Therapieziel schwerpunktmäßig zu betonen, kommt Herrr D. einmal wöchentlich zusätzlich

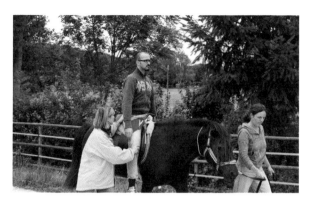

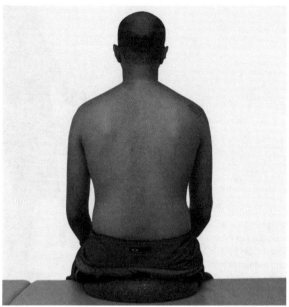

Abb. 5.22. Rumpftraining in der Hippotherapie-K. Während das Pferd im Schritt geht, wird das Becken des Patienten in selektiven mehrdimensionalen Bewegungen mitgenommen. Die Therapeutin kann dies manipulativ unterstützen. Der Brustkorb soll von der weiterlaufenden Bewegung nicht erfasst werden

zur Hippotherapie-K. Es wird aber auch mit klassischen Therapieübungen auf das Therapieziel der Rumpfstabilisation eingegangen.

- Übung: »Beckenschaukel« auf dem Luftkissen
  (Abb. 5.23)

Ausgangsstellung. Aufrechter Sitz auf einem Luftkissen. Die Füße haben Bodenkontakt. Die Hände sind verschränkt über dem Brustbein.

Bewegungsauftrag. Auf dem Luftkissen sitzend soll der Patient versuchen, leichte Schaukelbewegungen nach rechts/links auszuführen, ohne den Brustkorb in die Schaukelbewegung miteinzubeziehen.

Kontrollkriterien
- Der Brustkorb bleibt relativ räumlicher Fixpunkt, der Brustkorbdurchmeser bleibt horizontal.
- Die Distanz Bauchnabel – Sternum bleibt erhalten, der Brustkorb steht vertikal im Raum.
- Die Schaukelbewegung wird nicht über ein Stoßen der Füße ausgelöst. Der Druck unter den Fußsohlen nimmt nicht zu.
- Rechte und linke Schulter bleiben auf dem Brustkorb liegen und werden nicht hochgezogen.

Variationsmöglichkeiten
- Anstelle der Schaukelbewegungen können auch Kreisbewegungen des Beckens in beide Drehrichtungen ausgeführt werden.
- Anstelle eines Luftkissens kann ein großer Gymnastikball eingesetzt werden. Dabei muss die Rolltendenz des Balls mit den Füßen gut kontrolliert werden können. (Achtung: Gefahr der Tonussteigerung!)

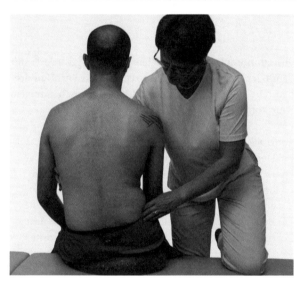

Abb. 5.23 a, b. Übung »Beckenschaukel«. a Ausgangsstellung im Sitz auf einem Luftkissen. b Der Patient wird aufgefordert, mit Gesäß/Becken alternierend nach rechts/links zu schaukeln. Der Brustkorb soll von der weiterlaufenden Bewegung nicht erfasst werden

Therapieziel: Erhalten der Dissoziationsfähigkeit zwischen Becken und Brustkorb
- Übung: »Beckenmobile« (Abb. 5.24)

Ausgangsstellung. Aufrechter Parallelstand vor einer Behandlungsbank. Die Kniegelenke sind beidseits leicht flektiert. Rechte und linke Handfläche haben Kontakt mit der Behandlungsbank. Becken, Brustkorb und Kopf sind vertikal ausgerichtet und übereinander eingeordnet.

5

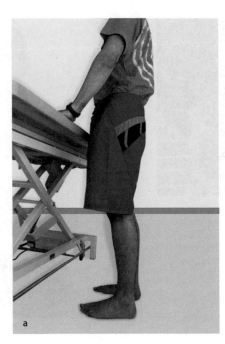
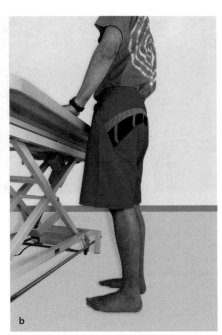

◘ Abb. 5.24 a, b. Übung »Becken-mobile«. Der Patient wird aufge-fordert, das Becken alternierend und möglichst rhythmisch zu drehen. Der Brustkorb soll als Fix-punkt stehen bleiben. Dies wird durch ein ventrales Abstützen der Hände erleichtert

Bewegungsauftrag. Der Patient wird aufgefordert, mit dem Becken abwechselnd nach rechts/links vorne zu drehen. Die Bewegung soll möglichst rhythmisch erfolgen. Brustkorb und Kopf dürfen nicht mitdrehen.

Kontrollkriterien

- Der Blick des Patienten bleibt geradeaus gerichtet.
- Der Brustkorbdurchmesser bleibt absoluter räumlicher Fixpunkt und wird von der Drehung nicht erfasst.
- Beide Kniegelenke bleiben deblockiert, rechte und linke Patella schauen ununterbrochen nach vorne.
- Die Spinaverbindung bleibt während der Drehung horizontal.
- Die Drehung des Beckens erfolgt möglichst flüssig.

Variationsmöglichkeiten
Erschwerung:

- Anstelle des Drehens können auch Kreisbewegungen des Beckens in beide Drehrichtungen ausgeführt werden.
- Zusätzlich zu den Kreisbewegungen des Beckens können noch Kreisbewegungen der rechten/linken Hand auf der Behandlungsbank durchgeführt werden (◘ Abb. 5.25). Die Handkreisbewegungen gehen in dieselbe Drehrichtung oder sogar in zum Beckenkreis entgegengesetzter Drehrichtung. Damit werden Becken- und Handkoordination gleichzeitig gefordert – eine hohe Schwierigkeitsstufe, die einem Patienten mit diskreter Ataxie durchaus auch Spaß bereiten kann.

Erleichterung:

- Der Brustkorb findet dorsale Anlehnung an der Wand, während das Becken (losgelöst von der Wand) drehen kann. Die Arme können bei Bedarf ebenfalls an der Wand abstützen.

Heimprogramm. Herr D. soll diese Übung täglich beim Zähneputzen vor dem Waschbecken durchführen.

Therapieziel: Erhalten der selektiven Kraft der Hüftgelenkflexoren und Erhalten der selektiven Kraft der Fußheber

- Übung: »Wandsteher« (◘ Abb. 5.26)

Ausgangsstellung. Stand, angelehnt an eine Wand. Die Fersen stehen eine knappe Fußlänge von der Wand entfernt, die Kniegelenke sind deblockiert. Gesäß und Brustkorb haben dorsalen Kontakt mit der Wand. Der Kopf steht in gewohnter Haltung über dem Brustkorb, evt. hat er ebenfalls Kontakt mit der Wand (abhängig von BWS- und HWS-Krümmungen). Die Arme hängen frei.

Bewegungsauftrag. Ziel ist es, möglichst senkrecht, ohne Mithilfe der Arme, in den freien Stand zu kommen. Initial soll der Druck unter den Fersen bewusst verstärkt werden. Der Druck unter dem Vorfuß wird kleiner, die Zehen werden entlastet. Wie von virtuellen Seilen gezogen, sollen Becken, Brustkorb und Kopf gleichzeitig und miteinander nach vorne kommen, bis der freie Stand erreicht ist.

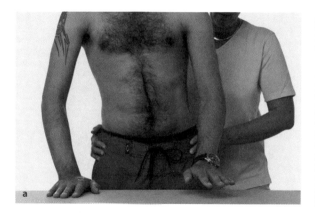
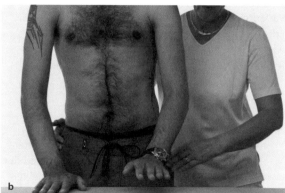

Abb. 5.25 a, b. Koordinationsschulung. Becken und linke Hand führen gleichzeitig eine Kreisbewegung durch

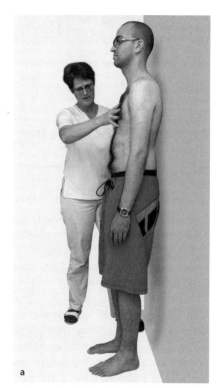
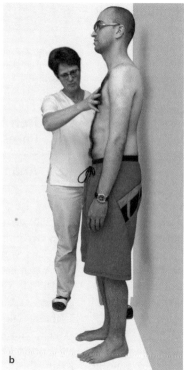
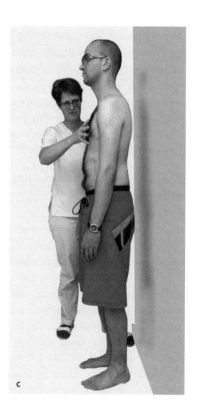

Abb. 5.26 a-c. Übung »Wandsteher«. **a** Ausgangsstellung angelehnt an einer Wand. **b, c** Becken und Brustkorb sollen sich gleichzeitig von der Wand lösen und nach vorne kommen, bis der aufrechte Stand erreicht ist

Kontrollkriterien

— Die Kniegelenke bleiben deblockiert, sie dürfen nicht nach hinten verschoben werden.

— Die Körperlängsachse bleibt stabilisiert.

— Folgende Abstände verändern sich nicht:
 – Bauchnabel – Sternum,
 – Sternum – Incisura jugularis,
 – Incisura jugularis – Kinnspitze.

— Kein Abdrehen von Becken und/oder Brustkorb. (Die Querachsen von Becken, Brustkorb und Kopf bleiben horizontal, frontotransversal und übereinander eingeordnet.)

— Der Schultergürtel bleibt auf dem Brustkorb liegen, die Abstände zwischen Akromioklavikulargelenk und Ohr verkleinern sich nicht.

— Die Arme hängen frei und bleiben nahe am Körper.

Variationsmöglichkeiten

Erleichterung:

━ Die Füße etwas näher zur Wand stellen.

━ Die Arme mit angewinkelten Ellenbogen als Schwunghilfe einsetzen.

Erschwerung:

━ Den Bewegungsauftrag mit einseitiger Mehrbelastung durchführen, indem der Fuß des nicht zu trainierenden Beins etwas vorgestellt wird. Während der Bewegungsdurchführung darf es beim vorgestellten Bein zu keiner Druckzunahme kommen.

Heimprogramm. Herr D. soll diese Übung im Büro, angelehnt an der Tür, vor der Kaffeepause durchführen.

Therapieziel: Verminderung der Ermüdbarkeit

▪ Medizinische Trainingstherapie

Um dieses Therapieziel zu verfolgen, trainiert der Patient heute nach guter Instruktion zusätzlich zur Einzeltherapie selbstständig mit folgenden medizinischen Trainingsgeräten: Aerobes Training mit Fahrradergometer, Crosswalker, Legpress und Arm- und Rumpfübungen am Zugapparat.

Therapieziel: Abklärung unterstützender Hilfsmittel

▪ Einsatz eines Gehstocks

Gleichgewichtshilfe und Unterstützung des Spielbeins. Das Hängenbleiben des linken Fußes v.a. nach längerem Gehen und bei einer gewissen Ermüdung stellt ein Sturzrisiko dar. Zusammen mit dem Patienten wurde der Einsatz eines Stocks besprochen. Herr D. kaufte sich einen **Teleskopstock**, welchen er bequem in der Tasche mitführen kann und später bei Bedarf (steigende Ermüdung) jederzeit zur Hand hat.

Vergrößerung der Unterstützungsfläche und damit Gleichgewichtshilfe. Es wurde ein **Handstock** gewählt, welcher im Unterschied zum Unterarmstock die bessere Flexibiliät für das spontane Platzieren bei Gleichgewichtsproblemen bietet. Zudem wurde zur Entlastung des Handgelenks auf einen anatomischen Handgriff geachtet.

Unterstützung des Spielbeins (◘ Abb. 5.27). Die zentralen Paresen v.a. der Flexoren des linken Hüftgelenks erschweren die Spielbeinaktivität. Durch den bewussten Einsatz des Stocks auf der linken Seite und den gelernten Abdruck im Moment der beginnenden Schwungphase links kann ein Stockeinsatz die Spielbeinaktivität für den Patienten gut spürbar unterstützen.

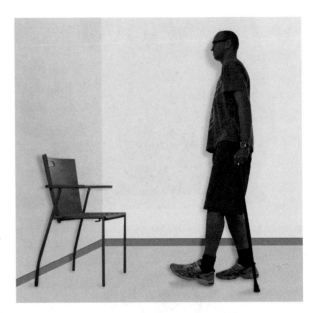

◘ **Abb. 5.27.** Zur Unterstützung der erschwerten Spielbeinaktivität links wird auf derselben Seite mit dem Stock ein bewusster Abdruck gemacht

5.2   Herr W.: Patient mit primär zentralen Paresen

5.2.1   Anamnese

Herr W. ist **51 Jahre** alt. Die Diagnose MS wurde im Jahr 2001 gestellt. Erste Symptome waren Schwierigkeiten beim Gehen. Herr W. erinnert sich an einen schwankenden Gang, vor allem bei Ermüdung, sowie ein Flattern in den Augen nach körperlicher Anstrengung.

Die MS verlief zuerst ohne Schübe mit leichter Progredienz, später dann schubartig in Abständen von ca. 2 Jahren. Die Schübe manifestierten sich immer mit akutem, zunehmendem Kraftverlust, obwohl der Patient auf Kortisontherapie gut ansprach. Die Progredienz des Kraftverlusts konnte jedoch nicht aufgehalten werden. Heute zeigt sich ein **sekundär-progredienter Verlauf**.

Die zunehmenden Gehschwierigkeiten führten 2007 zu einem Sturz mit Milzruptur, was eine mehrwöchige Hospitalisation mit anschließender Rehabilitation zur Folge hatte. Seither geht der Patient am **Rollator**, für weitere Strecken benutzt er einen **Rollstuhl**.

Herr W. ist verheiratet und Vater von 3 Kindern, die in Ausbildung bzw. noch im Schulalter sind. Zusammen mit seiner Familie wohnt er in einem Einfamilienhaus, welches behindertengerecht umgebaut wurde, auch ein Treppenlift wurde eingebaut. Herr W. ist **selbständig**, nimmt aber kleine Hilfen dankbar an, z.B. beim Anziehen der Jacke oder Schuhebinden.

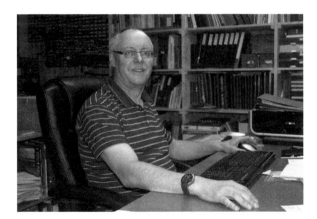

Abb. 5.28. Vorstellung von Herrn W., MS-betroffen

Beruflich arbeitet Herr W. zu **50% als Verkaufsinge-nieur** in einer Firma für Herstellung von industriellen Messgeräten. Er erhält eine IV-Rente für 50%. Im Büro ist der Patient mit einem Rollator selbständig mobil. Im Rollstuhl wäre er aus baulichen Gründen (schwere Türen) auf Hilfe angewiesen.

Seine **Hobbies** (Tauchen, Sportschießen, Feuerwehr und Oldtimer) musste Herr W. krankheitsbedingt aufgeben. Heute hat er mit Photographieren und Filmen neue Hobbies gefunden. Allgemein schränkt ihn aber eine bestehende **Fatigue** in seinen Aktivitäten deutlich ein.

Herr W. wird von einem Neurologen mit Zusatzausbildung in Homöopathie betreut. Nachdem eine Betaferontherapie aufgrund der störenden Nebenwirkungen abgebrochen werden musste, nimmt Herr W. ausschließlich **homöopathische Medikamente**.

Zur Zeit kommt Herr W. 2-mal wöchentlich zur ambulanten Physiotherapie und 1-mal wöchentlich zur Hippotherapie-K. Zusätzlich besucht er noch eine Sprachgestaltungstherapie, in welcher viel über die Atmung gearbeitet wird. Eine Atlastherapie hat Herr W. wieder abgebrochen, da er keinen Erfolg verspürte.

Patientenaussage
Als **aktuelles Hauptproblem** gibt Herr W. den zunehmenden Verlust an Mobilität an. Jede Bewegung, jede Aktivität erfordert viel Kraft, Konzentration und Zeit. Aufstehen, Gehen, aber auch Duschen, Anziehen etc. gehen nur noch sehr langsam und mühsam.

5.2.2 Prozess: Untersuchung und Clinical Reasoning

Clinical Reasoning/Untersuchung. Herr W. kommt im Rollstuhl zur Therapie. Um vom Rollstuhl zur Behand-

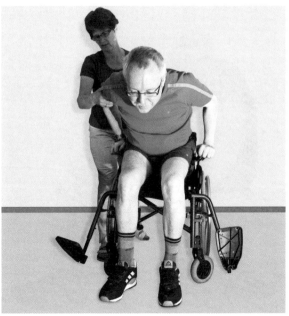

Abb. 5.29. Transfer aus dem Rollstuhl. Mit verstärkter Vorneigung des Oberkörpers, deutlichem Abstützen der Hände und unter großer Anstrengung wird ein Halbstand erreicht

lungsbank zu wechseln, müssen zuerst die Fußraster des Rollstuhls entfernt werden. Dafür benötigt Herr W. Hilfe. Während die Fußraster entfernt werden, versucht Herr W. mithilfe beider Arme die Beine etwas anzuheben.

Mit verstärkter Vorneigung des Oberkörpers und deutlichem Abstützen der Hände kommt Herr W. langsam und mit großem Aufwand in einen Halbstand (**Abb. 5.29**) und schließlich wieder zum Sitz auf der Bank. Beim anschließenden Versuch, noch etwas nach hinten zu rutschen, kommt es zu spastischen Automatismen im Sinne deblockierter Streckreflexe beider Beine (**Abb. 5.30**).

Fazit
Der selbständige Transfer vom Rollstuhl zur Behandlungsliege lässt deutliche Schwächen sowie spastische Automatismen erkennen. Dies könnte Beweglichkeitseinschränkungen zur Folge haben.
→ **Prüfung der passiven Beweglichkeit der Fuß- und Hüftgelenke**

Clinical Reasoning. Die große Schwierigkeit bei diesem Transfer macht das Problem der ausgeprägten Paresen der unteren Extremitäten und evt. auch des Rumpfes deutlich. Gleichzeitig erkennt man das Auftreten von unkontrolliertem pathologischem Tonus (spastische Automatismen) in beiden Beinen. Beides – die ausgeprägten

5

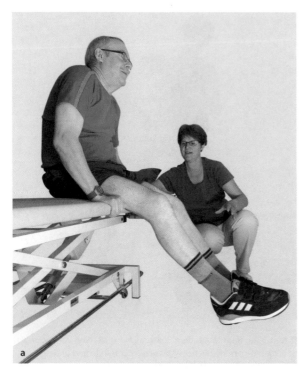

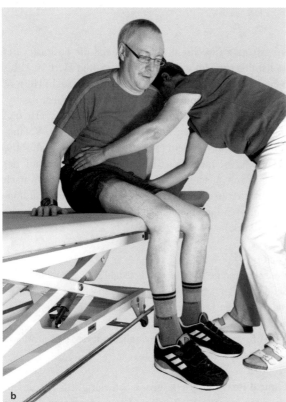

Paresen sowie der unkontrollierte pathologische Tonus – kann zu Beweglichkeitseinschränkungen führen. Die passive Beweglichkeit der Fuß- und Hüftgelenke soll deshalb als Erstes geprüft werden.

Untersuchung. Im Sitz: Prüfung der passiven OSG-Beweglichkeit beidseits (🅾 Abb. 5.31).

Ergebnis. Die Dorsalextension ist beidseits eingeschränkt, die Nullstellung wird gerade noch erreicht. Bei der Prüfung ist zudem ein deutlicher tonusbedingter Widerstand spürbar. In der Folge soll deshalb das Ausmaß der Spastizität nach Ashworth gemessen und anschließend die passive Beweglichkeit der Hüftgelenke geprüft werden.

Fazit
Die passive Beweglichkeit in den OSG ist eingeschränkt. Tonusbedingter Widerstand ist spürbar.
→ **Beurteilung der Spastizität**

Untersuchung. In RL: Beurteilung der Spastizität nach Ashworth.

Ergebnis. Auf der Ashworth-Skala wird beidseitig ein 3er-Wert gemessen.

Untersuchung. In RL: Prüfung der passiven Beweglichkeit der Hüftgelenke (🅾 Abb. 5.32).

Ergebnis. Extension, Flexion und Rotation sind beidseits frei, die Abduktion ist tonusbedingt (kein harter Stopp) beidseits eingeschränkt.

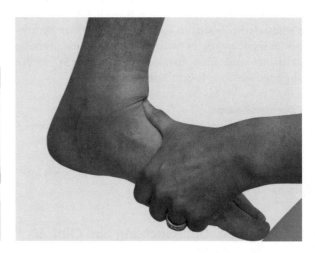

🅾 **Abb. 5.30 a, b.** Spontanes Bewegungsverhalten beim selbständigen Versuch nach hinten zu rutschen. **a** Es treten spastische Automatismen (deblockierte Streckreflexe) auf. **b** In der Therapie wird das kontrollierte wechselseitige Zurückrutschen geübt

🅾 **Abb. 5.31.** Durch eine Rückbewegung des Unterschenkels und passives Anheben des Fußes bis zum Bewegungsende wird die Dorsalextension im Sprunggelenk von proximal und distal ausgeschöpft. Eine passive Nullstellung im Gelenk wird knapp erreicht

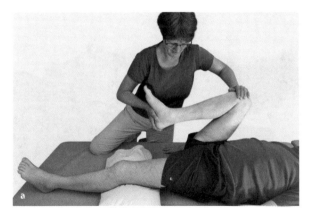

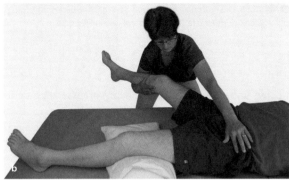

Abb. 5.32 a, b. Prüfung der passiven Beweglichkeit der Hüftgelenke. **a** Die Extensionstoleranz im linken Hüftgelenk wird über eine maximale Flexionsbewegung des rechten Beins geprüft. Die Therapeutin beobachtet die erwünschte weiterlaufende Beckendrehung, flexorisch in der LWS und extensorisch im linken Hüftgelenk. **b** Die Abduktionstoleranz im linken Hüftgelenk wird über eine maximale Abduktionsbewegung des rechten Beins geprüft. Die Therapeutin beobachtet die weiterlaufende Beckenbewegung, lateralflexorisch in der LWS und abduktorisch im linken Hüftgelenk. Bei einer tonusbedingten Einschränkung ist ein bremsender Widerstand spürbar

Fazit
Die passive Beweglichkeit der Hüftgelenke ist nur in Abduktion tonusbedingt leicht eingeschränkt. Die vorwiegend sitzende Position im Alltag lässt jedoch Einschränkungen der LWS-Beweglichkeit vermuten.
→ **Prüfung der LWS-Beweglichkeit**

Clinical Reasoning. Die passive Hüftgelenkbeweglichkeit ist trotz deutlicher Spastizität erfreulich gut. Da der Patient im Alltag vorwiegend sitzt, muss auch die passive LWS-Beweglichkeit geprüft werden.
  Untersuchung. In RL: Prüfung der LWS-Beweglichkeit (»Päcklistellung«) (■ Abb. 5.33).

Ergebnis. Beide Knie können gut bis zum Bauch gebracht werden. Allerdings beschreibt der Patient ein leichtes lumbales Ziehen.

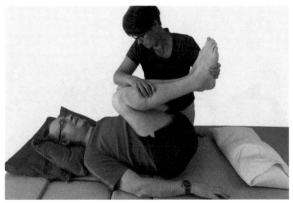

■ Abb. 5.33. Zur Prüfung der passiven LWS-Beweglichkeit werden beide Knie zum Bauch geführt. Ein vom Patienten wahrgenommenes muskuläres Ziehen deutet auf eine verminderte Dehnbarkeit der lumbalen paravertebralen Muskulatur hin

Fazit
Ein lumbales Ziehen in der »Päcklistellung« deutet auf muskuläre lumbale Verkürzungen hin.
→ **Prüfung der LWS-Beweglichkeit in Seitlage**

Clinical Reasoning. Das beschriebene Ziehen deutet auf eine muskuläre Verkürzung der lumbalen Muskulatur hin. Die Beweglichkeit der LWS muss deshalb noch genauer in Seitlage geprüft werden. Vor dem Wechsel in Seitlage soll aber noch die rotatorische Beweglichkeit zwischen Becken und Brustkorb getestet werden. Diese ist Voraussetzung für eine potenzielle Beweglichkeit des Beckens in der LWS. Diese könnte durch kompensatorische Fixationen im Rumpf beeinträchtigt sein.

Fazit
Mit der Drehung von RL zur SL wird zusätzlich noch die rotatorische Beweglichkeit zwischen Becken und Brustkorb getestet. Sie ist leicht eingeschränkt.
→ **Beginnende Fixierungen erkennbar**

Untersuchung. In RL: Prüfung der rotatorischen Bewegungstoleranz zwischen Becken und Brustkorb (■ Abb. 5.34).

Ergebnis. Der Patient beschreibt beidseits lateral am Rumpf ein leichtes Ziehen sowie ein deutlicheres Ziehen ventral im Schultergelenk. Die Beweglichkeit zwischen Becken und Brustkorb ist leicht eingeschränkt.

Fazit
Ein deutliches Ziehen ventral im Schultergelenk zeigt eine Verkürzung des M. pectoralis an.
→ **Prüfung der passiven Beweglichkeit im Schultergelenk**

5

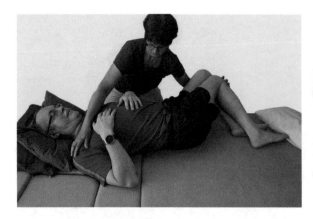

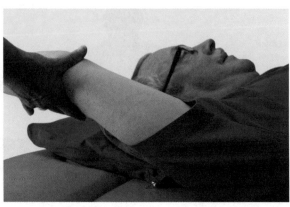

Abb. 5.34. Zur Prüfung der rotatorischen Bewegungstoleranz zwischen Becken und Brustkorb werden die angewinkelten Beine passiv zur Seite geführt. Eine weiterlaufende Drehung des Brustkorbs deutet auf eine beginnende Fixierung zwischen Becken und Brustkorb hin

Abb. 5.35. Die Prüfung der passiven Beweglichkeit im Humeroskapulargelenk zeigt eine leichte Einschränkung in Flexion

Clinical Reasoning. Die leichten Einschränkungen deuten auf beginnende Fixationen im Rumpf hin. Der M. pectoralis ist verkürzt. Dies erklärt sich gut durch die kyphosierte Sitzhaltung des Patienten mit Protraktion der Schultern. Vermutlich führt der Patient auch nur noch selten Über-Kopf-Bewegungen aus. In RL sollte deshalb auch noch die Prüfung der passiven Beweglichkeit im Humeroskapulargelenk durchgeführt werden, bevor die passive Beweglichkeit der LWS noch spezifischer in SL geprüft wird.

Untersuchung. In RL: Prüfung der passiven Beweglichkeit im Humeroskapulargelenk beidseits (**Abb. 5.35**).

Ergebnis. Die Flexion im HSG ist beidseits muskulär leicht eingeschränkt. In Abduktion und Rotation gibt es keine Einschränkungen.

Fazit
Im **Schultergelenk** ist nur die **Flexion** beidseitig leicht eingeschränkt.

Untersuchung. In SL: Prüfung der passiven LWS-Beweglichkeit in Flexion und Extension (**Abb. 5.36**).

Ergebnis. In Extension ist die Beweglichkeit eingeschränkt, in Flexion ist sie endgradig leicht eingeschränkt (muskuläres Ziehen).

Fazit
Die **LWS-Beweglichkeit** ist in Extension und Flexion eingeschränkt.

Clinical Reasoning. Um die heutige Selbständigkeit bei den Transfers zu erhalten, muss die Stehfähigkeit des Pa-

tienten unbedingt erhalten bleiben. Voraussetzung dafür ist einerseits angemessene Bewegungstoleranz in LWS und Hüftgelenken sowie verbleibende Muskelkraft. Letztere soll deshalb geprüft werden.

Fazit
Um den selbständigen Transfer zu erhalten, muss die Stehfähigkeit erhalten bleiben.
→ **Prüfung der Kraft der HG-Abduktoren**

Untersuchung. In SL: Prüfung der selektiven Kraft der HG-Abduktoren beidseits (**Abb. 5.37**).

Ergebnis. Beidseits ist keine selektive Halteaktivität gegen die Schwerkraft vorhanden. Pathologischer Extensionstonus (**Abb. 5.38**) wird sofort genutzt. Es kann deshalb keine numerische Wertung der Muskelkraft gemacht werden.

Fazit
Eine selektive Halteaktivität der Hüftgelenkabduktoren gegen die Schwerkraft ist nicht vorhanden. Bei der Prüfung wird sofort pathologischer Extensionstonus genutzt.
→ **Es kann keine numerische Wertung der Muskelkraft gemacht werden**

Clinical Reasoning. Beim Lagewechsel von SL zu SL wurde der Patient aufgefordert, in RL mit aufgestellten Beinen etwas zur Seite zu rutschen. Sobald die Füße von der Therapeutin fixiert werden, kann der Patient das Gesäß gut gegen die Schwerkraft abheben (**Abb. 5.39**). Ein Wegrutschen der Füße konnte er aber nicht selber kontrollieren. Dies deutet auf verbleibende Kraft der Hüftgelenkextensoren und fehlende Kraft der Kniegelenkflexoren. Dies soll in der Folge getestet werden.

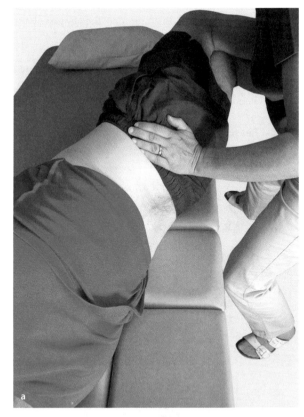

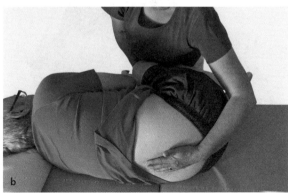

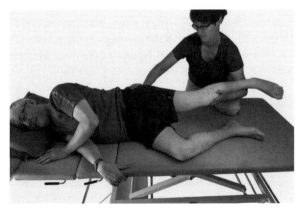

■ **Abb. 5.37.** Stabile Seitlage mit angewinkeltem Bein zur Prüfung der selektiven Kraft der HG-Abduktoren links. Das zu prüfende Bein wird im Kniegelenk tonuskontrollierend leicht flektiert

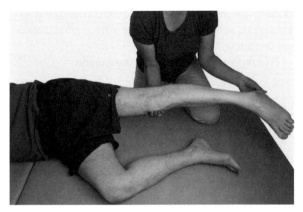

■ **Abb. 5.38.** Zur Prüfung der selektiven Kraft der HG-Abduktoren wird der Patient aufgefordert, das Gewicht des Beins zu übernehmen. Durch unkontrollierten pathologischen Extensionstonus kommt das Kniegelenk in Extensionsstellung

■ **Abb. 5.36 a, b.** Prüfung der passiven LWS-Beweglichkeit. **a** Aus Seitlage wird die Extension der LWS geprüft. Dazu werden beide Beine mit deutlicher Flexion in den Kniegelenken von der Therapeutin umfasst und nach hinten geführt. **b** Bei maximaler Flexion der Hüft- und Kniegelenke wird manuell die passive Beweglichkeit in Flexion geprüft

Fazit

In Rückenlage mit angewinkelten Beinen kann der Patient ein Wegrutschen der Füße nicht selber kontrollieren.
→ **Prüfung der Kraft der KG-Flexoren**

Untersuchung. In BL: Prüfung der selektiven Kraft der Kniegelenkflexoren beidseits (■ Abb. 5.40).

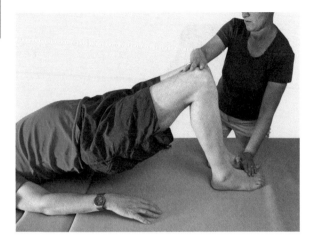

■ **Abb. 5.39.** Bei fixierten Füßen kann das Gesäß von der Unterlage abgehoben werden

5

Ergebnis. Beim Halteauftrag sinkt der Unterschenkel langsam ab. Es ist kein Nutzen von pathologischem Tonus erkennbar. Die Kraft ist beidseits mit einem Muskelwert von 2+ zu werten.

Clinical Reasoning. Die deutlichen Paresen in Hüft- und Kniegelenk beeinträchtigen die Stabilisationsfähigkeit im Stand. Die Stehfähigkeit könnte evt. durch den pathologischen Extensionstonus unterstützt werden. Gleichzeitig wird die Stabilisationsfähigkeit der Rumpfmuskulatur von Bedeutung sein. In einem nächsten Schritt soll deshalb noch im Liegen die ventrale Rumpfmuskulatur getestet werden, bevor der Stand beurteilt werden kann.

Fazit
Deutliche Paresen in Hüft- und Kniegelenk beeinträchtigen die Stabilisationsfähigkeit im Stand. Zum Erhalten der Stehfähigkeit ist die Stabilisationsfähigkeit der Rumpfmuskulatur von Bedeutung.
→ **Prüfung der ventralen Rumpfmuskulatur**

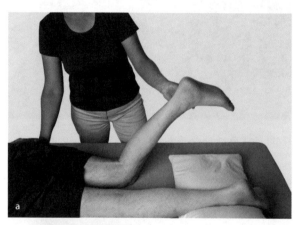

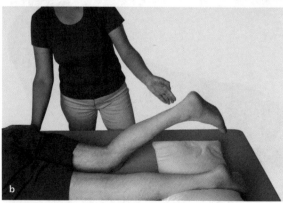

◻ **Abb. 5.40 a, b.** Prüfung der selektiven Kraft der Kniegelenkflexoren. **a** Ausgangsstellung. **b** Der Unterschenkel kann nicht in der vorgegebenen Stellung gehalten werden

Untersuchung. In RL: Prüfung der Bauchmuskulatur (◻ Abb. 5.41).

Ergebnis. Gerade und schräge Bauchmuskulatur können gegen die Schwerkraft für kurze Zeit aktiviert werden, entsprechend einem Muskelwert von 3-.

Clinical Reasoning. Die ventrale Rumpfmuskulatur kann bei der Rumpfstabilisation mithelfen. Ventrale Stützakti-

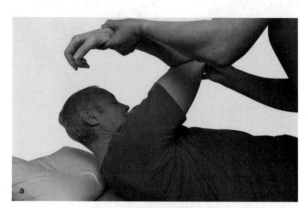

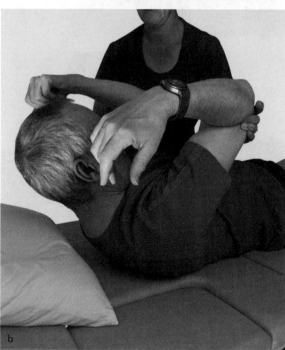

◻ **Abb. 5.41 a, b.** Kraftprüfung der Bauchmuskulatur. **a** Zur Prüfung der schrägen Bauchmuskulatur wird der Patient aufgefordert, den angewinkelten Arm (mit leichter Außenrotation im Schultergelenk) in der Verlängerung des Oberarms in Richtung Decke zu stoßen. Kopf und Schulterblatt sollen sich von der Unterlage abheben. **b** Zur Prüfung der geraden Bauchmuskulatur sollen beide Ellenbogen gleichzeitig nach oben streben, während sich Brustkorb und Kopf von der Unterlage abheben sollen

vität (ventrale Verspannung) im Stand wird die Stabilisation sicher erleichtern. Es bleibt nun die Frage nach der verbleibenden Kraft der Hüftgelenkflexoren. Kann eine ventrale Verspannung auch auf Höhe der Hüftgelenke erwartet werden?

Fazit
Die Kraft der BM entspricht einem Wert von -3 und kann damit durch ventrale Verspannung eine Stützaktivität erleichtern.
→ **Prüfung der ventralen HG-Muskulatur**

Untersuchung. In RL: Prüfung der selektiven Kraft der Hüftgelenkflexoren beidseits (◨ Abb. 5.42 a).

Ergebnis. Beidseits besteht keine Möglichkeit, Gewicht im Sinne der flexorischen Verankerung im Hüftgelenk zu übernehmen. Sofort wird pathologischer Extensionstonus genutzt, welcher vom Patienten nicht kontrolliert werden kann (◨ Abb. 5.42 b). Es kann deshalb keine numerische Wertung der Muskelkraft gemacht werden.

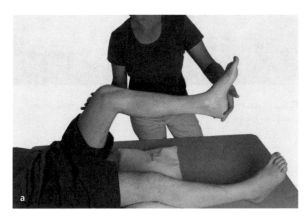

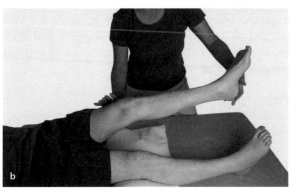

◨ **Abb. 5.42 a, b.** Prüfung der selektiven Kraft der Hüftgelenkflexoren. **a** Ausgangsstellung. Der Patient wird aufgefordert, das Bein in der vorgegebenen Stellung zu halten. **b** Die Stellung kann nicht gehalten werden. Durch unkontrollierten Extensionstonus kommt das Kniegelenk in vermehrte Extensionsstellung

Clinical Reasoning. Die ventrale Stabilisation im Stand ist durch ausgeprägte Paresen der beidseitigen Hüftgelenkflexoren erschwert. Die Bauchmuskulatur kann eine reduzierte Rumpfstabilisation übernehmen. Es fehlt noch die Beurteilung der extensorischen Stabilisation.

Fazit
Ausgeprägte Paresen der HG-Flexoren lassen keine ventrale Verspannung in Stützaktivität zu.
→ **Prüfung der extensorischen Rumpfstabilisation**

Untersuchung. Im Sitz: Beurteilung des freien Sitzens und Prüfung der korrekten Einordnung der KLA.

Ergebnis. Der spontane Sitz ist destabilisiert (◨ Abb. 5.43 a). Die Einordnung der KLA ist schwierig und kann vom Patienten nicht gehalten werden (◨ Abb. 5.43 b).

Clinical Reasoning. Die Schwierigkeit, einen aufrechten Sitz halten zu können, zeigt eine verminderte Kraft, um die BWS gegen die Schwerkrafteinwirkung extensorisch stabilisieren zu können. Die Einordnung der KLA ist erschwert durch die Einschränkung der passiven Beweglichkeit der LWS in EXT, welche bereits in Seitlage geprüft wurde. Die Einordnung könnte aber noch zusätzlich durch ein Beweglichkeitsdefizit innerhalb der BWS erschwert sein.

Fazit
Die Einordnung der KLA im Sitz ist erschwert.
→ **Prüfung der BWS-Beweglichkeit**

Untersuchung. Im Sitz: Prüfung der passiven BWS-Beweglichkeit (◨ Abb. 5.44).

Ergebnis. Die BWS-Ext ist eingeschränkt. Der Patient erreicht knapp die Nullstellung. Die Flex ist in der mittleren und oberen BWS eingeschränkt, die Bewegung findet primär im thorakolumbalen Übergang statt.

Fazit
Die **Beweglichkeit der BWS** ist deutlich eingeschränkt.

Clinical Reasoning. Die extensorische Stabilisation im Rumpf (BWS) ist durch Beweglichkeitseinschränkungen innerhalb der BWS (zusätzlich zu den bestehenden Paresen) erschwert.

Fazit
Der aufrechte Sitz kann kaum gehalten werden.
→ **Die extensorische Stabilisation der BWS ist durch Paresen und Beweglichkeitseinschränkungen erschwert**

5

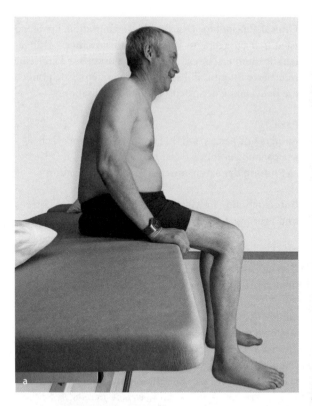

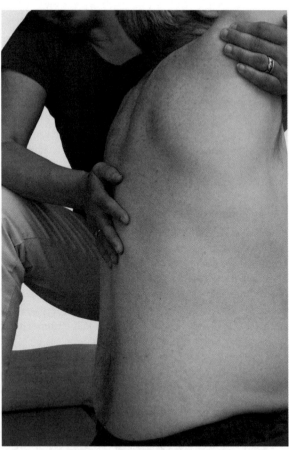

Abb. 5.44. Prüfung der BWS-Beweglichkeit. Die Extensionsbewegung ist eingeschränkt

Untersuchung. Der Patient wird nun aufgefordert, in den Stand zu kommen. Er darf sich dabei ventral an einer Stuhllehne halten.

Ergebnis. Spontan steht der Patient mit deutlicher Vorneigung des Oberkörpers; beide Beine sind in den Kniegelenken hyperextendiert. Die ganzen Fußsohlen haben Bodenkontakt (Abb. 5.45).

Fazit

Spontaner Stand mit ventraler Abstützung: Deutliche Vorneigung des Oberkörpers und Überstreckung der KG.
→ **Auswirkungen der ausgeprägten Paresen sichtbar; pathologischer Extensionstonus wird genutzt**

Clinical Reasoning. Der spontane Stand zeigt deutlich die Auswirkungen der ausgeprägten Paresen, welche mit pathologischem Tonus kompensiert werden. Die Beinachsen neigen nach hinten, der Oberkörper neigt sich kompensatorisch nach vorne. Die Kniegelenke werden in Hyperex-

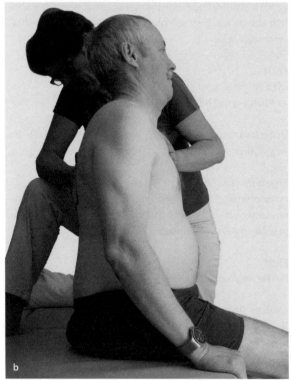

Abb. 5.43 a, b. Beurteilung des freien Sitzes. **a** Spontaner, destabilisierter Sitz. **b** Ein aufrechter, in die Körperlängsachse eingeordneter Sitz kann mit Hilfe (ohne Einordnung des Kopfes) knapp eingenommen werden

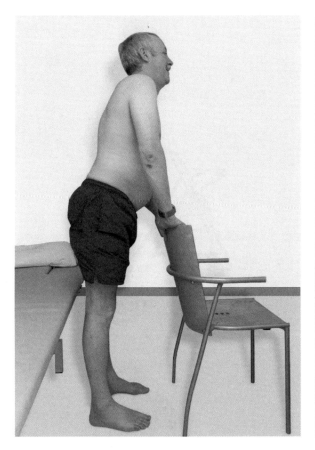

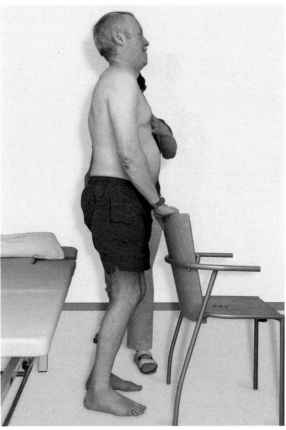

◘ Abb. 5.45. Spontaner Stand mit deutlicher Vorneigung des Oberkörpers und überstreckten Kniegelenken

◘ Abb. 5.46. Mit Hilfe kann für kurze Zeit ein korrigierter Parallelstand, allerdings mit etwas verstärkter Kniegelenkflexion (Ausdruck der Paresen) eingenommen werden

tension passiv arretiert. Es stellt sich die Frage, ob ein kontrollierter Stand mit Hilfe eingenommen werden könnte.

Untersuchung. Beurteilung des aufrechten Stands.

Ergebnis. Während die Therapeutin manipulativ hilft, Becken und Brustkorb übereinander einzuordnen, wird der Patient aufgefordert, sich bewusst auf der Stuhllehne abzustützen und die Kniegelenke, wenn möglich, in einer deblockierten Stellung zu halten (◘ Abb. 5.46). Mit Hilfe der Therapeutin kann ein korrekter Parallelstand eingenommen werden.

Clinical Reasoning. Mithilfe der ventralen Verspannung durch die bewusste Stützaktivität der Arme und einer Gewichtsabnahme durch die manuelle Hilfe der Therapeutin kann die verbleibende Kraft der Hüftgelenkextensoren sowie des Quadrizeps rekrutiert und dadurch der Stand korrigiert werden. Es stellt sich nun die Frage, ob auch eine Gewichtsverschiebung zur Seite kontrolliert werden kann.

Fazit
Mithilfe der Therapeutin und ventraler Abstützung kann ein korrigierter Stand für kurze Zeit eingenommen werden.
→ **Prüfung der kontrollierten Gewichtsverschiebung zur Seite**

Untersuchung. Im Stand: Prüfung der kontrollierten Gewichtsverschiebung zur Seite.

Ergebnis. Bei vermehrter einseitiger Belastung wird es sehr schwierig, die Hüft-und Kniegelenkkontrolle zu halten. Der Patient verliert zunehmend die Kraft. Das Becken neigt sich wieder nach vorne, und die Flexionsstellung in den Kniegelenken nimmt zu (◘ Abb. 5.47).

Clinical Reasoning. Ein kontrollierter Parallelstand ist mit Hilfe für kurze Zeit möglich, Gewichtsverschiebungen können aber nicht kontrolliert werden. Für das Gehen müssen deutliche Kompensationen gefunden werden.

5

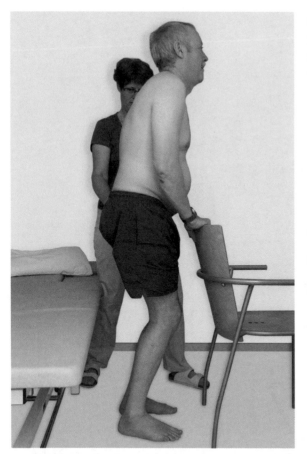

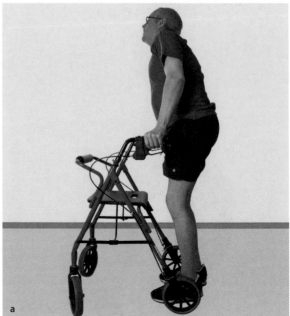

a

■ **Abb. 5.47.** Bei der Aufforderung, das Gewicht zur Seite zu verschieben, neigen sich Becken und Oberkörper wieder nach vorne, und die Flexionsstellung der Kniegelenke verstärkt sich

Fazit
Gewichtsverschiebungen zur Seite können nicht kontrolliert werden.
→ **Beurteilung der Kompensationen beim Gehen mit dem Rollator**

Untersuchung. Beurteilung des Gehens am Rollator (■ Abb. 5.48).

Ergebnis. Das Gehen geht nur sehr mühsam und ist stark ermüdend. Die Hauptschwierigkeit liegt in der fehlenden Kraft, das Spielbein nach vorne zu bringen. Für die Spielbeinphase links nutzt der Patient einen Duchenne nach rechts, um das linke Bein in Kokontraktion lateral an den Rumpf zu hängen und mit einer Rumpfrotation nach rechts etwas nach vorne zu bringen (■ Abb. 5.49 b). Das Spielbein rechts kommt nicht in Kokontraktion, sondern wird im Kniegelenk leicht gebeugt. Die Schwungphase erfolgt ebenfalls über eine Rumpfrotation und ein gleichzeitiges betontes Hoch-

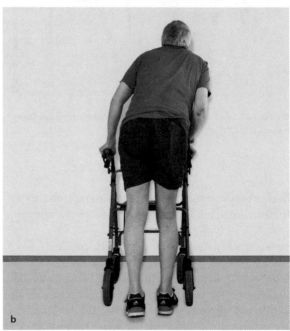

b

■ **Abb. 5.48 a, b.** Mühsames Gehen am Rollator mit Duchenne nach rechts und deutlicher Kompensation der zervikalen Muskulatur

stoßen (mit vermehrter Vorfußbelastung) des linken Standbeins, welches zuvor in einer deutlichen Knieflexionsstellung war (■ Abb. 5.49 b, c).

Clinical Reasoning. Der Patient kompensiert seinen ausgeprägten Kraftverlust äußerst geschickt. Kompensatorisch werden vor allem noch erhaltene Rumpfaktivitäten

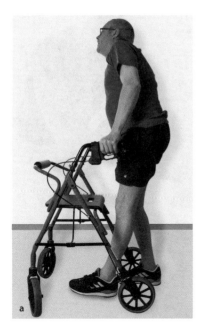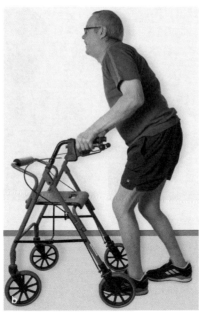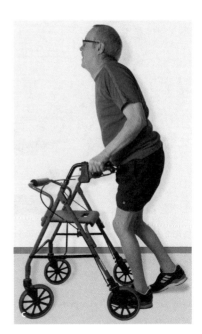

Abb. 5.49 a-c. Gangbild. **a** Das linke Bein wird in der Schwungphase in Kokontraktion lateral an den Rumpf gehängt und über Rumpfrotation nach vorne gebracht. **b**, **c** Das rechte Bein wird über ein Hochstoßen des linken Beins und Rumpfrotation nach vorne gebracht

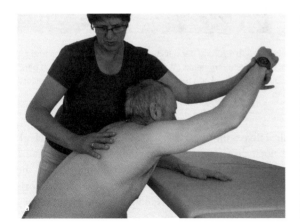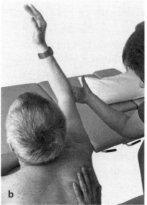

Abb. 5.50 a, b. Selektive Kraftprüfung des M. trapezius ascendens. **a** Angepasste Prüfung. Bei Vorneigung des abgestützten Oberkörpers soll der Arm in Flexionsstellung bei gleichzeitiger aktiver Skapuladepression gehalten werden. Für den Muskelwert 3 muss eine selbständige Übernahme des Armgewichts für kurze Zeit möglich sein. (Entsprechend können auch die übrigen Schulterblattfixatoren angepasst getestet werden.) **b** Für Werte über 3 kann Widerstand an der Skapula gegeben werden

sowie pathologischer Extensionstonus genutzt (Hochstoßen links und Kokontraktion rechts). Ein Gehen ohne Rollator wäre undenkbar. Es ist deshalb wichtig, auch die Kraft der Muskulatur für eine funktionelle Stützaktivität der Arme zu prüfen.

Fazit
Beim Gehen werden kompensatorisch vor allem noch erhaltene Rumpfaktivitäten sowie pathologischer Extensionstonus genutzt. Ein Gehen ohne Rollator wäre unmöglich.
→ **Prüfung der Stützaktivität der Arme**

Untersuchung. Im Sitz: Prüfung der selektiven Kraft von Trapezius ascendens, Rhomboidei, Serratus anterior und Triceps brachii (Abb. 5.50, Abb. 5.51).

Ergebnis. Die Kraft von Trapezius ascendens und Rhomboidei ist beidseits mit 3- zu bewerten. Die selektive Kraft

5

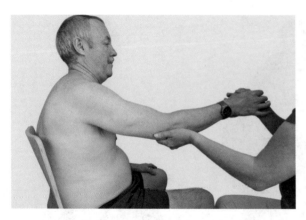

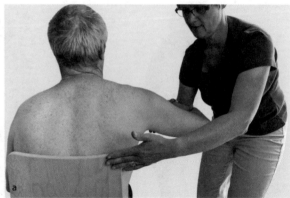

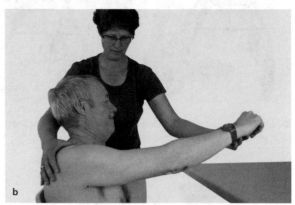

◘ **Abb. 5.51.** Angepasste Prüfung der selektiven Kraft des M. serratus. Für den Muskelwert 4 muss eine Stauchung in Richtung der Armlängsachse bei guter Skapulafixation erwidert werden können

von Serratus und Triceps brachii entspricht beidseits dem Muskelwert 4.

Clinical Reasoning. Aufgrund der noch gut vorhandenen Stützaktivität der Arme kann die stark reduzierte Muskelkraft von Rumpf und unteren Extremitäten kompensiert werden. Allerdings besteht aufgrund der reduzierten selektiven Kraft der Schulterblattstabilisatoren die Gefahr der zervikalen Überlastung.

Da der Patient in seiner Anamnese auch von Feinmotorikschwierigkeiten der Hände (z.B. beim Anziehen) gesprochen hat, sind weitere Prüfungen der Finger-Hand-Koordination, aber auch der selektiven Kraft im Humeroskapulargelenk erforderlich.

Fazit
▬ Die stark reduzierte Muskelkraft von Rumpf und unteren Extremitäten kann über noch gut vorhandene Stützaktivität der Arme kompensiert werden.
→ **Die reduzierte Kraft der Schulterblattstabilisatoren birgt die Gefahr der zervikalen Überlastung**
▬ Anfänglich hat der Patient auch von Feinmotorikschwierigkeiten der Hände erzählt.
→ **Prüfung der Finger-Hand-Koordination sowie der Kraft der Schultermuskulatur**

Untersuchung. Im Sitz: Prüfung der selektiven Kraft der Flexoren und Abduktoren sowie der Retroversion im Humeroskapulargelenk (◘ Abb. 5.52, Abb. 5.53).

Ergebnis. Rechts ist die selektive Kraft der Flexoren und Abduktoren reduziert. Sie können mit einem Muskelwert von 3- bewertet werden. Ebenso ist die selektive Kraft der Retroversion reduziert und muss mit 2+ bewertet werden.

◘ **Abb. 5.52 a, b.** Prüfung der selektiven Kraft der Abduktoren und Flexoren des Schultergelenks (M. deltoideus pars acromialis und pars clavicularis). Der Arm kann für kurze Zeit in Mittelstellung kontrolliert werden

Clinical Reasoning. Die Paresen im Niveau Schultergelenk sind noch diskret. Sie könnten aber, im Zusammenhang mit den deutlichen Paresen der Rumpfmuskulatur, die Auswirkungen einer eventuell verminderten feinmotorischen Geschicklichkeit der Hand funktionell verstärken.

Obwohl proximal keine Anzeichen von Koordinationsstörungen sichtbar waren, soll nun die Finger-Hand-Koordination noch geprüft werden.

Fazit
Diskrete Paresen im Niveau Schultergelenk können zusammen mit deutlichen Paresen der Rumpfmuskulatur die Auswirkungen einer evt. verminderten feinmotorischen Handgeschicklichkeit funktionell verstärken.
→ **Prüfung der Finger-Hand-Koordination**

Untersuchung. Im Sitz: Prüfung der Koordination im Niveau Handgelenk (◘ Abb. 5.54).

Ergebnis. Das Taktklopfen ist beidseits diskret arhythmisch. Die Widerlagerung im Handgelenk ist ungenügend.

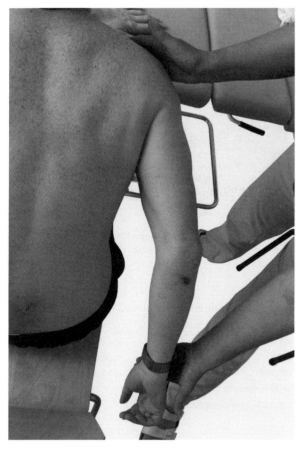

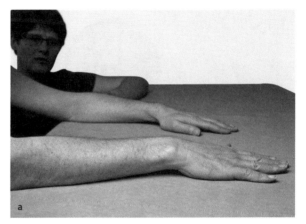

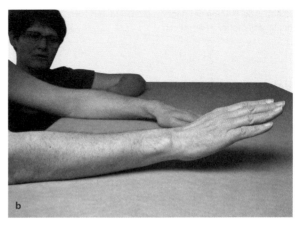

◘ Abb. 5.53. Angepasste Prüfung der selektiven Kraft der Retroversion des Arms, ebenfalls in abgestützter Vorneigung des Oberkörpers. Beim Auftrag, das Armgewicht selbständig zu übernehmen, sinkt der Arm leicht ab

◘ Abb. 5.54 a, b. Prüfung der Koordination im Handgelenk. **a** Ausgangsstellung. Der Patient wird aufgefordert, rhythmisch den Takt zu klopfen. **b** Bei fehlender Widerlagerung im Handgelenk geht bei der Dorsalextension der Kontakt des Handgelenks mit der Unterlage verloren

Clinical Reasoning. Die leichte Arhythmie und die ungenügende Widerlagerung im Niveau Handgelenk deuten auf diskrete distale Koordinationsschwierigkeiten hin. Da der Patient v.a. Schwierigkeiten bei Greiffunktionen angibt, muss die Lumbrikalfunktion der Hand noch getestet werden. Ebenso soll die Prüfung der Fingerkoordination nochmals einen Hinweis auf distale Koordinationsschwierigkeiten geben.

Fazit

Ungenügende Widerlagerung im Handgelenk beim Taktklopfen deutet auf diskrete distale Koordinationsschwierigkeiten.
→ **Prüfung der Greiffunktion**

Untersuchung. Im Sitz: Prüfung des Lumbrikalgriffs.

Ergebnis. Der Lumbrikalgriff ist links gut möglich, rechts wird die Stellung mit übermäßigem Krafteinsatz gehalten (◘ Abb. 5.55).

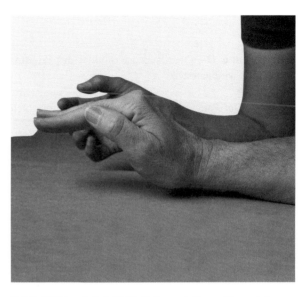

◘ Abb. 5.55. Lumbrikalgriff. Die Stellung wird kontrolliert gehalten, jedoch mit übermäßigem Krafteinsatz

5

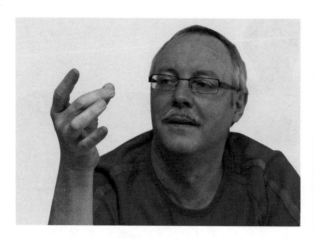

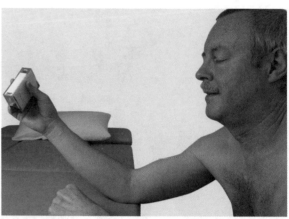

◘ Abb. 5.56. Prüfung der Fingerkoordination. Das korrekte Treffen der Daumenspitze ist unsicher

◘ Abb. 5.57. Prüfung der Stereognosie. Mit geschlossenen Augen erkennt der Patient den Gegenstand sofort

Untersuchung. Im Sitz: Prüfung der Fingerkoordination.

Ergebnis. Die Fingerkoordination ist rechts leicht erschwert (◘ Abb. 5.56), links nur bei erhöhtem Tempo.

Clinical Reasoning. Die Greiffunktion der rechten Hand ist durch diskrete Koordinationsschwierigkeiten in Fingern/Hand beeinträchtigt. Erschwerend für das Greifen würde sich eine zusätzliche Sensibilitäts- und/oder Wahrnehmungsstörung der Hände auswirken.

Fazit
Die Greiffunktion ist durch diskrete Koordinationsschwierigkeiten in Fingern/Hand beeinträchtigt.
→ **Prüfung von Sensibilität und Wahrnehmung der Hand**

Untersuchung. Die Oberflächensensibilität der Handinnenflächen wird getestet.

Ergebnis. Der Patient erkennt keinen Seitenunterschied und kann die Berührung gut wahrnehmen.

Untersuchung. Im Sitz: Prüfung komplexer sensibler Leistungen (Stereognosie) (◘ Abb. 5.57).

Ergebnis. Das Erkennen von 3 unbekannten Gegenständen mit geschlossenen Augen bereitet dem Patienten keine Mühe.

Clinical Reasoning. Die Greiffunktion v.a. der rechten Hand wird durch Koordinationsschwierigkeiten in Fingern/Hand beeinträchtigt. Durch die ebenfalls bestehenden Paresen in Schultergelenk und Rumpf wird die die

proximale Stabilisation beeinträchtigt. Dies verstärkt die Handproblematik zusätzlich.

Fazit
Sensibilität und Wahrnehmung der Hand sind gut. Die **Handproblematik** wird jedoch durch die proximalen Stabilisationsprobleme zusätzlich beeinträchtigt.

5.2.3 Problemformulierung und Therapieziele

Problemanalyse

Die **Steh-** und **Gehfähigkeit** des Patienten wird durch ausgeprägte zentrale Paresen der unteren Extremitäten (distal und proximal) sowie der Rumpfmuskulatur stark beeinträchtigt. Verstärkt wird die Problematik zudem durch eine abnorme Ermüdbarkeit und eine allgemein verminderte Kondition des Patienten.

Kompensatorisch nutzt der Patient verbleibende Kraft v.a. der ventralen Rumpfmuskulatur. Über die **noch gute Stützaktivität der Arme** kann eine verbesserte ventrale Stabilität erreicht werden.

Die beidseits erhöhte pathologische Reflexaktivität in den Beinen kann der Patient im Stand im Sinne einer Extensionsspastik nutzen. **Spastische Automatismen**, v.a. bei gewünschten, nicht durchführbaren Hüftgelenkflexionsbewegungen im Sitz, behindern den Patienten bei Alltagsaktivitäten (z.B. beim Anziehen) allerdings stark.

Die ebenfalls beeinträchtigte **Greiffunktion v.a. der rechten Hand** erklärt sich durch Koordinationsschwierigkeiten in Fingern und Hand. Die Problematik wird durch die Paresen in Schultergelenk und Rumpf zusätzlich ver-

Zielbereich	Zielniveau
+2	Selbständiger Transfer RS – Auto; mit aktivem Abstützen der Arme aus dem RS und kurzem freiem Stand ohne Halt an der Autotür
+1	Selbständiger Transfer RS – Auto; mit aktivem Abstützen der Arme aus dem RS und anschließendem Halt an der Autotür
0	Selbständiger Transfer RS – Auto; mit Hochziehen und Halt an der Autotür, ohne weitere Hilfsmittel
-1	Selbständiger Transfer RS – Auto; mit Hochziehen und Halt an der Autotür sowie Nutzen eines Drehkissens auf dem Autositz
-2	Transfer RS – Auto; mit Hochziehen und Halt an der Autotür, Nutzen eines Drehkissens auf dem Autositz und Mithilfe durch Zweitperson

◻ **Tab. 5.1.** Goal Attainment Scale für das Ziel von Herrn W.: Selbständigkeit beim Transfer Rollstuhl – Auto

stärkt, da damit die proximale Stabilisation, als Voraussetzung für eine gute Armfunktion, fehlt.

Therapieziele
- **Aktivitäts-/Partizipationsebene**
- Erhalten der Gehfähigkeit am Rollator und damit Erhalten der Berufstätigkeit (Assessment: 10-m-Gehstrecke),
- Erhalten der Stehfähigkeit und damit Erhalten der Selbständigkeit bei Transfers (Assessment: GAS mit definiertem Ziel: Selbständigkeit beim Transfer Rollstuhl – Auto) (GAS für Herrn W., ◻ Tab. 5.1).

- **Strukturebene**
- Erhalten der passiven Beweglichkeit von
  - OSG in Dorsalextension (bds.),
  - HG in Abduktion (bds.);
- Verbesserung der passiven Beweglichkeit von
  - LWS und BWS in Extension,
  - Humeroskapulargelenk in Flexion;
- Erhalten des Extensorentonus und der Stützaktivität der unteren Extremitäten,
- Erhalten der noch vorhandenen selektiven Kraft im Rumpf,
- Erhalten der Dissoziation zwischen Becken und Brustkorb,
- Erhalten der Stützaktivität der Arme/Verbesserung der selektiven Kraft der Schulterblattmuskulatur,
- Verbesserung der allgemeinen Kondition,
- Lockerung der zervikal und lumbal überlasteten Muskulatur.

5.2.4 Einblick in die Therapie

Herr W. kommt aktuell 2-mal wöchentlich zur ambulanten Therapie und 1-mal wöchentlich zur Hippotherapie.

Die intensive Therapie rechtfertigt sich mit dem Ziel, die **Arbeitsfähigkeit** des Patienten trotz seiner deutlichen Behinderung **zu erhalten**. Des Weiteren ist Herr W. auch bei vielen Kontrollübungen auf Hilfestellungen angewiesen.

Im Folgenden werden zu jedem Therapieziel Maßnahmen und/oder Übungsbeispiele vorgestellt, welche für die Therapie mit Herrn W. ausgewählt wurden. Dazu gehören auch Übungen für zu Hause.

Therapieziel: Erhalten der passiven Beweglichkeit der Hüftgelenke in Abduktion
- **Kontrollierte Dehnstellung im Reitsitz** (◻ Abb. 5.58)

Ausgangsstellung. Sitz auf einem Stuhl, der Rückenlehne zugewandt. Die Füße stehen unter den Kniegelenken. Die Fersen haben guten Bodenkontakt. Das Gesäß ist gleichmäßig belastet. Die medialen Seiten der Oberschenkel berühren die Stuhllehne seitlich, wobei ein leichtes Ziehen der Adduktoren spürbar sein darf. Die Unterarme stützen vorne auf der Armlehne.

Übungsauftrag. Diese Stellung soll zu Hause täglich während ca. 10 Minuten eingenommen und gehalten werden. Als Steigerung kann der Patient den Oberkörper mit den Armen etwas nach vorne zur Stuhllehne ziehen. Dabei dreht das Becken in den Hüftgelenken flexorisch nach vorne-unten. In dieser Stellung sollte der Patient etwas verweilen und dann wieder zurück in die Ausgangsstellung bewegen; eventuell mehrmals wiederholen (◻ Abb. 5.58).

Kontrollkriterien
- Die Fersen behalten den Bodenkontakt, und der Druck innerhalb des Vorfußes nimmt nicht zu.
- Die Füße bleiben an Ort und Stelle; kein Wegrutschen nach vorne!
- Der Kontakt der Oberschenkelinnenseite mit der Stuhllehne löst keinen unangenehmen Druck oder

5

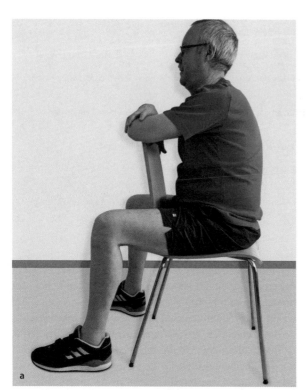

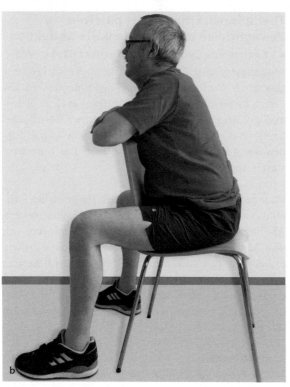

Schmerz aus. Der leichte Dehnschmerz muss als »Wohlweh« empfunden werden.

— Das Becken weicht nicht nach hinten aus (Extension in den Hüftgelenken).

Therapieziel: Erhalten der passiven Beweglichkeit in Dorsalextension in den OSG beidseits

■ Kontrollierte Dehnstellung mit betonter Fersenbelastung (◘ Abb. 5.59)

Ausgangsstellung. Sitz auf einem Stuhl. Der Oberkörper lehnt dorsal an. Die Füße stehen etwas hinter den Kniegelenken. Unter den Vorfüßen liegt ein 2–3 cm dickes (Telefon-)Buch, und die Ferse hat immer noch guten Bodenkontakt, wobei ein leichtes Ziehen in der Wadenmuskulatur gespürt werden darf.

Übungsauftrag. Diese Stellung soll zu Hause täglich für ca. 10 Minuten eingenommen und gehalten werden.

Kontrollkriterien

— Die Fersen behalten Bodenkontakt, und der Druck innerhalb des Vorfußes nimmt nicht zu. Die Zehen sind locker. Kein Krallen!

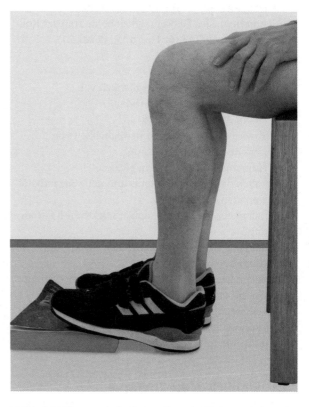

◘ **Abb. 5.58 a, b.** Übung »Kontrollierter Reitsitz«. **a** Der Reitsitz als therapeutische Dehnstellung der Hüftgelenkadduktoren. **b** Als Steigerung zieht der Patient seinen Oberkörper mit den Armen zur Stuhllehne. Die dadurch entstehende Lordosierung der LWS verstärkt die Dehnung der Adduktoren

◘ **Abb. 5.59.** Therapeutische Dehnstellung der Wadenmuskulatur. Der Patient kontrolliert gut, dass es zu keiner Druckverstärkung unter den Vorfüßen kommt

= Das Becken hält seine Stellung und weicht nicht nach hinten aus. Der Druck des Beckens gegen die Stuhllehne darf nicht zunehmen.

= Der Abstand zwischen den Kniegelenken bleibt gleich. Kein Abweichen nach innen!

Therapieziel: Verbessern der passiven Beweglichkeit von BWS und LWS in EXT

- **Mobilisation im Sitz mit großem Gymnastikball**

Ausgangsstellung. Sitz auf einer breiten Behandlungsbank. Die Hüftgelenke sind in leichter Abduktionsstellung. Die Füße haben Bodenkontakt. Die Therapeutin sitzt auf einem großen Gymnastikball hinter dem Patienten, ihre Füße stehen auf TP-Höhe des Patienten. Der Ball dient dem Patienten als Lehne. Die Oberarme des Patienten liegen entspannt über den Oberschenkeln der Therapeutin, die Unterarme hängen frei. Die Therapeutin greift von ventral über die Schulter des Patienten und hält von lateral den Brustkorb unterhalb der Axilla. Die Fingerspitzen der Therapeutin schauen nach hinten (◘ Abb. 5.60 a).

Bewegungsausführung. Die Therapeutin rollt auf dem Ball vor und wieder zurück, während sie den Brustkorb des Patienten unverändert hält. Der Patient wird aufgefordert, die daraus folgende Bewegung zuzulassen. Das Vorrollen des Balls bewirkt eine Flexionsbewegung des Beckens in den Hüftgelenken, weiterlaufend extensorisch in LWS und BWS. Durch das Abheben ihrer Fersen beim Vorrollen sowie einen leichten Zug nach vorne/oben unterstützt die Therapeutin die Mobilisation der BWS in Extension. Durch das Rückrollen des Balls neigt sich das Becken wieder nach hinten, extensorisch in den Hüftgelenken und weiterlaufend flexorisch in LWS und BWS. Das Ballrollen soll rhythmisch und in stetem Wechsel vor und zurück erfolgen (◘ Abb. 5.60 b).

Kontrollkriterien

= Der Fuß-Bodenkontakt bleibt erhalten.
= Der Abstand zwischen den Kniegelenken bleibt unverändert.
= Die Arme bleiben unverändert freihängend.
= Die Ruheatmung wird beibehalten.
= Der Patient empfindet die Bewegung/Mobilisation als wohltuend.

Variationsmöglichkeiten. Die Therapeutin initiiert ein seitliches Rollen des Balls. Dieses führt weiterlaufend zu einer lateralflexorischen Mobilisation von LWS und BWS. Durch einseitiges Abheben der Ferse in Richtung des rollenden Balls sowie einen leichten Zug nach seitlich/oben unterstützt die Therapeutin die Mobilisation in Lateralflexion (◘ Abb. 5.60 c).

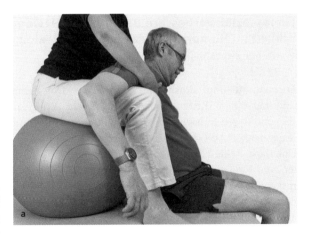

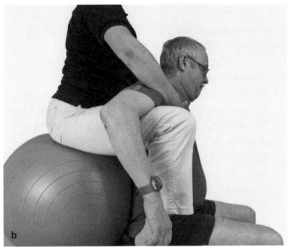

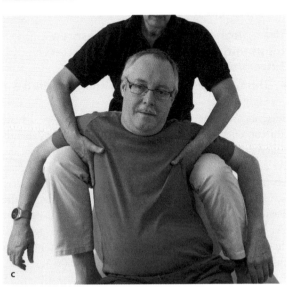

◘ **Abb. 5.60 a-c.** Mobilisationsübung für LWS und BWS. **a** Ausgangsstellung. Der Rücken des Patienten hat Kontakt mit dem Ball. **b** Die Therapeutin lässt den Ball nach vorne rollen und gibt gleichzeitig einen leichten Zug auf den Brustkorb des Patienten. **c** Mobilisation in Lateralflexion durch seitliches Ballrollen

5

Therapieziel: Verbessern der passiven Beweglichkeit im Humeroskapulargelenk in Flexion

- Übung: »Hirtebüeblistellung« aus Rückenlage (■ Abb. 5.61)

Ausgangsstellung. Entspannte Rückenlage. Die Beine sind mit einem Kissen unter den Kniegelenken gelagert und liegen in leichter Flexionsstellung in Hüft- und Kniegelenken beidseits. Die LWS hat Kontakt mit der Unterlage. Beide Hände sind verschränkt und liegen unter dem Kopf (in deutlicher Flexionsstellung im Humeroskapular- und Ellenbogengelenk). Die dorsalen Seiten der Ober- und Unterarme liegen auf der Unterlage oder einem Kissen. Im ventralen Schulterbereich muss ein leichtes Ziehen empfunden werden.

Übungsauftrag. Diese Stellung soll täglich für ca. 10 Minuten eingenommen und gehalten werden.

Kontrollkriterien
- Die Beine liegen entspannt. Der Druck unter den Kniegelenken gegen das Kissen darf nicht zunehmen.
- Der Abstand zwischen den Kniegelenken bleibt gleich groß.
- Die LWS liegt der Unterlage auf, der Druck darf nicht abnehmen.
- Im ventralen Schulterbereich verspürt der Patient ein leichtes Ziehen, welches vom Patienten als »Wohlweh« empfunden wird.
- Die Arme behalten den Kontakt mit den Kissen bzw. der Unterlage.

Therapieziel: Erhalten des Extensorentonus und der Stützaktivität der unteren Extremitäten

- Therapie im Stehtisch: Vertikalisierung mithilfe des Stehtischs

Ausgangsstellung. Rückenlage auf einer Stehliege. Brustkorb und Becken haben dorsalen Kontakt mit der Behandlungsbank. Der Kopf ist mit einem Kissen unterstützt, die Arme liegen seitlich neben dem Brustkorb und haben ebenfalls Kontakt mit der Behandlungsbank. Die Unterschenkel sind mit einem Lagerungskissen unterlagert, die Fersen sind dorsal frei und ca. eine halbe Fußlänge von der Behandlungsbank entfernt. Knie- und Hüftgelenke sind dadurch beidseits leicht flektiert. Die Fußsohlen haben Kontakt mit dem Fußbrett der Stehliege (■ Abb. 5.62).

Fixation mit Bandagen. Eine Unterschenkelbandage fixiert unterhalb der Kniegelenke und verhindert später im Stehen eine vermehrte Flexion in den Kniegelenken (Zusammensinken der Beine bei fehlender Muskelkraft) (■ Abb. 5.63).

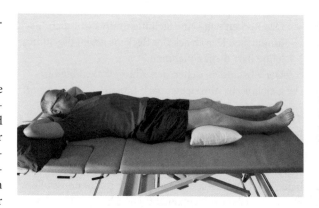

■ **Abb. 5.61.** Übung »Hirtebüeblistellung« zur Dehnung der ventralen Schultergelenkmuskulatur. Die Arme werden in der Endstellung gut mit Kissen unterlagert. Ein zusätzliches Kissen unter den Kniegelenken verhindert eine unerwünschte pathologische Tonuszunahme

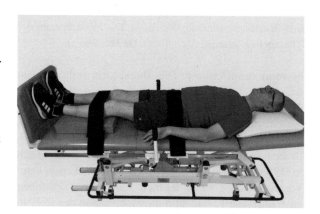

■ **Abb. 5.62.** Ausgangsstellung vor der Vertikalisierung mithilfe eines Stehtischs. Die Unterschenkel sind unterlagert, damit die Fersen dorsal ca. eine halbe Fußlänge von der Behandlungsbank entfernt sind. Diese Anpassung ist wichtig, damit bei der Vertikalisierung das Körpergewicht in Bezug auf die Unterstützungsfläche ausgeglichen ist

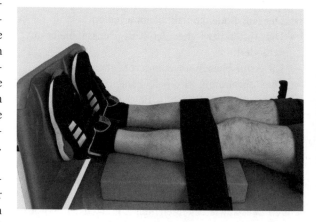

■ **Abb. 5.63.** Die Unterschenkelbandage fixiert unterhalb der Kniegelenke und verhindert beim Stehen ein Nach-vorne-Sinken der Beine

Eine **Beckenbandage** fixiert das Becken und verhindert später im Stehen (bei fehlender Muskelkraft) eine Vorneigung (Flexion) des Beckens in den Hüftgelenken (◨ Abb. 5.64).

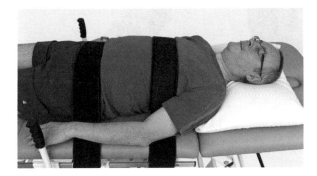

◨ **Abb. 5.64.** Die Beckenbandage fixiert auf Höhe der Spinae und verhindert dadurch beim Stehen eine Vorneigung des Beckens. Eine zusätzliche Thoraxbandage wird nur bei sehr großer Rumpfinstabilität benötigt

Übungsdurchführung. Die Behandlungsbank (Stehtisch) wird nun schrittweise vertikalisiert. Die Ausgangsstellung des Patienten wird nicht verändert. Zunehmende Neigung bedeutet abnehmende dorsale Gewichtsabgabe von Brustkorb und Becken und damit zunehmende Gewichtsübertragung auf die Füße. Fallverhindernder Extensionstonus wird dadurch angesprochen (◨ Abb. 5.65).

Variationsmöglichkeiten. Vergleiche ► Kap. 2.1.2.

- **Therapie im Stehtisch und Stehtraining im Standing: Tägliches Stehen mittels Wandstanding zu Hause** (► Kap. 2.1.2)

Um die Stützaktivität der Beine zu erhalten und die Gewichtsübernahme eventuell noch zu verbessern, führt der Patient zu Hause mittels montiertem Wandstanding ein tägliches Stehtraining von 15–20 Minuten durch (◨ Abb. 5.66). Der Platz für das Wandstanding wurde so gewählt, dass der Patient während des Stehens fernschauen kann.

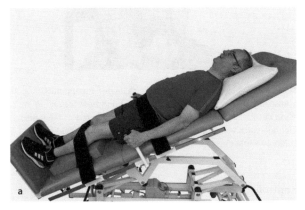

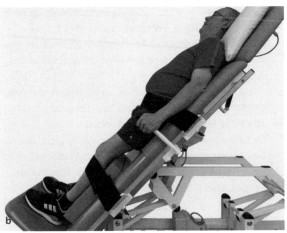

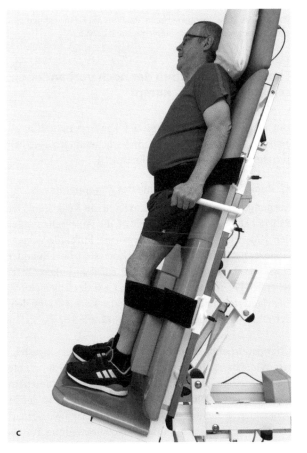

◨ **Abb. 5.65 a-c.** Der Stehtisch wird schrittweise vertikalisiert. Der Patient soll weder Schwindel noch Angst verspüren

5

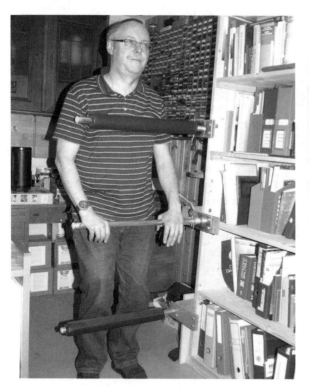

◘ Abb. 5.66. Stehtraining am Home-Standing. Mit Fixationsstangen und Gesäßbandage wird der aufrechte Stand gehalten

Therapieziel: Erhalten der noch vorhandenen selektiven Kraft im Rumpf

■ Hippotherapie-K

Um dieses wichtige Therapieziel schwerpunktmäßig zu betonen, kommt Herr W. einmal wöchentlich zusätzlich zur Hippotherapie-K (vgl. Fallbeispiel 1).

■ Rumpfstabilisation mithilfe des Zugapparats

Ausgangsstellung. Sitz auf einem Stuhl mit Keilkissen. Der Patient hat die Beine leicht gespreizt, die Füße stehen unter den Knien und haben mit der ganzen Fußsohle Bodenkontakt. Becken, Brustkorb und Kopf sind übereinander eingeordnet. Die linke Hand stützt auf dem linken Oberschenkel. Die rechte Hand hält den Griff des Zugapparats. Die Hand steht in der Verlängerung der Körperdiagonalen, der Ellenbogen ist leicht deblockiert (◘ Abb. 5.67 a).

Übungsdurchführung. Gegen einen dosiert eingestellten Widerstand des Zugapparats (1 kg) zieht die rechte Hand in einer Diagonalbewegung nach vorne/unten in Richtung linkes Knie. Der Ellenbogen bleibt in leicht deblockierter Stellung (◘ Abb. 5.67 b). Danach wieder zurück in die Ausgangsstellung. Diagonalbewegung 10- bis 12-mal wiederholen. Übungsdurchführung entsprechend auch auf der Gegenseite ausführen.

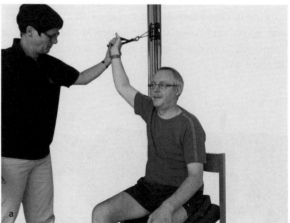

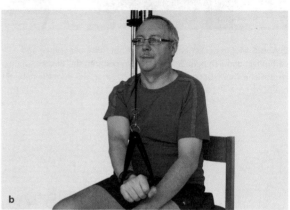

◘ Abb. 5.67 a, b. Rumpfstabilisation mithilfe des Zugapparats. a Ausgangsstellung. b Während der Ausatmung zieht die rechte Hand des Patienten gegen einen dosiert eingestellten Widerstand diagonal nach vorne unten. Der Patient achtet darauf, dass es zu keiner weiterlaufenden BWS-Flexion kommt

Kontrollkriterien
━ Das Becken bleibt vertikal.
━ Der Abstand Sternum – Bauchnabel bleibt gleich groß.
━ Der Abstand Kinn – Sternum bleibt gleich groß.
━ Der Brustkorb dreht nicht. (Der Brustkorbdurchmesser bleibt parallel zur Spinaverbindung des Beckens eingestellt.)
━ Die Flexionsstellung im Ellenbogen nimmt nicht zu, die deblockierte Stellung wird beibehalten.
━ Die Füße behalten den Bodenkontakt.
━ Der Abstand zwischen den Knien bleibt gleich groß.
━ Die Ausatmung erfolgt während der Armbewegung nach unten gegen den Widerstand, die Einatmung bei der Rückführung des Arms nach oben.

Variationsmöglichkeiten
━ Anstelle des Zugapparats kann die Übung auch mit einem Theraband durchgeführt werden. Dieses sollte

in Verlängerung der Körperdiagonale z.B. an einem Fenster oder Schrankgriff angebracht werden.

Therapieziel: Erhalten der Dissoziation zwischen Becken und Brustkorb

- **Hubfreie Rotation des Brustkorbs (**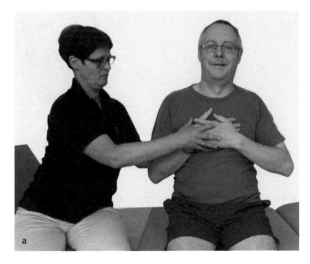** Abb. 5.68)**

Ausgangsstellung. Sitz auf einem Stuhl oder einer Behandlungsbank. Der Patient hat die Beine leicht gespreizt, die Füße stehen unter den Knien und haben mit der ganzen Fußsohle Bodenkontakt. Becken, Brustkorb und Kopf sind übereinander eingeordnet. Die Hände liegen verschränkt über dem Brustbein. Der Blick ist nach vorne gerichtet

Übungsdurchführung. Der Brustkorb dreht rhythmisch alternierend nach rechts/links. Becken und Kopf werden von der Bewegung nicht erfasst. Die Bewegung soll 10- bis 15-mal wiederholt werden.

Kontrollkriterien
- Der Blick bleibt geradeaus gerichtet, der Kopf dreht nicht mit. (Der frontotransversale Kopfdurchmesser bleibt parallel zur Spinaverbindung des Beckens eingestellt.)
- Folgende Abstände verändern sich nicht:
  - Abstand rechte/linke Schulter – rechtes/linkes Ohr,
  - Abstand Sternum – Bauchnabel,
  - Abstand Kinn – Sternum.
- Das Becken dreht nicht mit. (Die Spinaverbindung bleibt parallel zum frontotransversalen Kopfdurchmesser eingestellt.)
- Die Kniegelenke bleiben räumlicher Fixpunkt, der Abstand zwischen den Kniegelenken verändert sich nicht.
- Die Füße behalten mit der ganzen Fußsohle Bodenkontakt.
- Die Ruheatmung wird beibehalten.

Therapieziel: Erhalten der Stützaktivität der Arme und Verbesserung der selektiven Kraft der Schulterblattmuskulatur

- **Seitlicher Armstütz (**** Abb. 5.69)**

Vergleiche Therapie mithilfe des Stehtischs.

Ausgangsstellung. Sitz auf einer (Behandlungs-)Bank oder einem breiten Stuhl ohne Armlehnen. Der Patient stellt die Beine leicht gespreizt, die Füße stehen unter den Knien und haben mit der ganzen Fußsohle Bodenkontakt. Becken, Brustkorb und Kopf sind übereinander eingeordnet. Die Händflächen (Anpassung: geschlossene Faust) des Patienten haben auf Höhe des rechten/linken Trochanterpunkts Kontakt mit der Sitzfläche. Die Fingerspitzen schauen nach vorne. Die Ellenbogen sind leicht deblockiert, die Ellenbogenspitze schaut nach hinten.

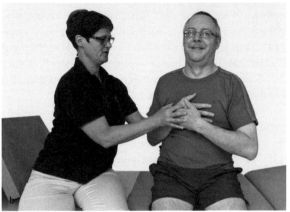

■ **Abb. 5.68 a, b.** Dissoziation zwischen Becken und Brustkorb. Der Patient wird aufgefordert, im aufrechten Sitz den Brustkorb alternierend nach rechts/links zu drehen. Das Becken darf von der weiterlaufenden Bewegung nicht erfasst werden

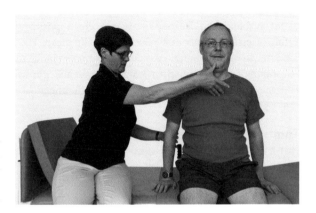

■ **Abb. 5.69.** Kontrollierter seitlicher Armstütz. Der Patient wird aufgefordert, den Druck unter den Handflächen kontinuierlich zu erhöhen, ohne dabei die Ellenbogen zu strecken bzw. die Schultern hochzuziehen. Gleichzeitig spannen beide Schulterblattspitzen nach unten/wenig medial

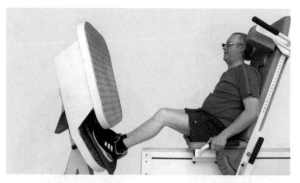

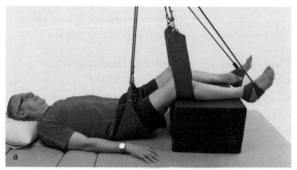

◘ **Abb. 5.70.** Kontrolliertes Training an der Legpress mit angepasstem Widerstand. Der Patient achtet auf gute Druckerhöhung unter den Fersen und vermeidet ein Abweichen der Kniegelenke nach medial

Übungsdurchführung. Initial soll der Patient (evt. gegen leichten Widerstand der Therapeutin) die rechte und linke Schulterblattspitze nach unten/wenig medial spannen. Danach soll der Druck unter beiden Handflächen/Fäusten zunehmen, ohne die Ellenbogen zu strecken oder den Schultergürtel hochzustoßen. Den Druck unter den Fäusten für einige Sekunden halten.

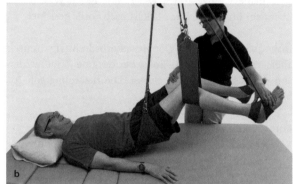

Kontrollkriterien
- Folgende Abstände verändern sich nicht:
  - Abstand rechte/linke Schulter – rechtes/linkes Ohr,
  - Abstand Kinn – Sternum,
  - Abstand Sternum – Bauchnabel.
- Die Ellenbogen bleiben in deblockierter Stellung, die Ellenbogenspitzen schauen nach hinten.
- Die Ruheatmung bleibt beibehalten.

Therapieziel: Verbesserung der allgemeinen Kondition

Ausdauer- und Krafttraining zeigen bei Fatigue und der damit verbundenen Dekonditionierung einen positiven Erfolg (Mertin u. Vaney 1999; Beer 2008). Um dieses Therapieziel zu verfolgen, trainiert der Patient teilweise auch selbständig mit medizinischen Trainingsgeräten: Legpress, Hüftgelenkkombi sowie Arm- und Rumpfübungen am Zugapparat (◘ Abb. 5.70).

Therapieziel: Lockerung der zervikal und lumbal überlasteten Muskulatur
- **Zervikale Lockerung mit Wärmepackungen und Massagen**

Siehe ► Kap. 2.1.11 und ► Kap. 5.4.4.

- **Lumbale Lockerung mithilfe des TerapiMasters**

Ausgangsstellung (◘ Abb. 5.71 a, b)
Rückenlage auf einer Behandlungsliege. Becken und Beine des Patienten sind mithilfe des TerapiMasters über

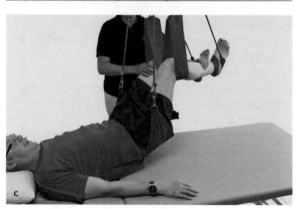

◘ **Abb. 5.71 a-c.** Lockerung mithilfe des TerapiMasters. **a** Vorbereitung zur lumbalen Aufhängung. Sobald der Behandlungstisch gesenkt wird, sind Becken und Beine in den Bandagen liegend aufgehängt. **b** Becken und Beine sind über dem Drehpunkt LWS aufgehängt. Der Patient empfindet die Ausgangsstellung als angenehm entlastend. **c** Über ein horizontales Schwingen wird die LWS lateralflexorisch mobilisiert

dem Drehpunkt LWS aufgehängt. Hüft- und Kniegelenke sind seitengleich in einer Mittelstellung flektiert. Der Patient soll die Ausgangsstellung als entlastend und angenehm empfinden. Kopf, obere BWS, Schultergürtel und Arme haben Kontakt mit der Unterlage und bilden dadurch einen räumlichen Fixpunkt.

Bewegungsausführung. Die Therapeutin veranlasst ein horizontales Schwingen von Becken und Beinen, ab-

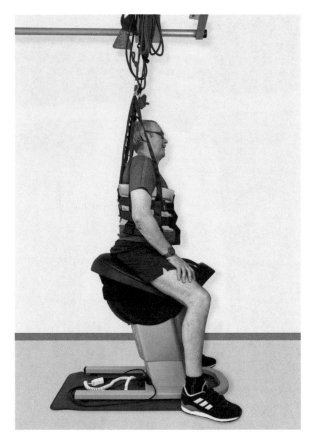

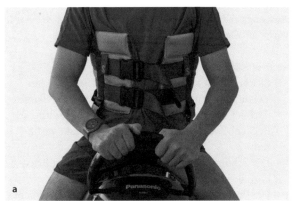

a

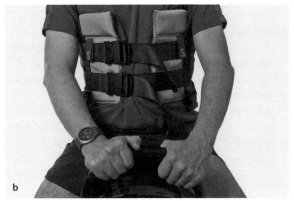

b

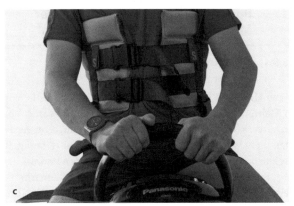

c

■ **Abb. 5.72.** Sitz auf dem Reitsimulator zur lumbalen Lockerung und Disssoziation zwischen Becken und Brustkorb. Zur Entlastung der Rumpfstabilisation wird das Gewicht des Brustkorbs über eine Aufhängevorrichtung abgenommen

wechselnd rechts/links. Die LWS wird dadurch lateralflexorisch mobilisiert (■ Abb. 5.71 c). Das Schwingen soll rhythmisch und gleichmäßig erfolgen. Sobald der Patient die Bewegung gut zulassen kann, kann der Bewegungsradius sukzessive etwas vergrößert werden.

Kontrollkriterien
━ Der Patient liegt entspannt.
━ Der Patient bleibt in Ruheatmung.
━ Lumbal kann der Patient ein leichtes Ziehen verspüren, das mit der Zeit nachlässt.

■ **Lumbale Lockerung mithilfe von TerapiMaster und Joba Trainer (Reitsimulator)**

Ausgangsstellung auf dem Joba Trainer (■ Abb. 5.72)
Sitz auf dem Reitsimulator. Die Fersen des Patienten stehen unterhalb der Kniegelenke, die ganze Fußsohle hat Bodenkontakt. Der Brustkorb ist mithilfe eines Thoraxgurts in seiner vertikalen Ausgangsstellung aufgehängt. Beide Arme sind frei, die Hände ruhen auf den Oberschenkeln.

■ **Abb. 5.73 a-c.** Der Reitsimulator gibt eine 8-förmige Bewegung vor. Der Patient wird aufgefordert, diese Bewegung bewusst zuzulassen. Dadurch wird das Becken rhythmisch alternierend rechts bzw. links absinken. Durch die Unterstützung des Brustkorbs kann sich der Patient auch bei Brustkorbinstabilität gut auf die Bewegungsübertragung konzentrieren und erfährt dadurch eine wirkungsvolle lumbale Lockerung

Bewegungsdurchführung (■ Abb. 5.73)
Der Reitsimulator gibt eine 8-förmige Bewegung vor. Das Tempo kann manuell bestimmt werden. Der Patient wird aufgefordert, diese Bewegung zuzulassen und bewusst das Becken alternierend rechts/links nach unten sinken zu lassen, wobei der Brustkorb in seiner vertikalen

5

Ausgangsstellung bleibt. Zur Sicherheit dürfen die Arme vorne auf einem Haltegriff stützen.

Kontrollkriterien

- Es kommt zu keinem aktiven Abstoßen mit den Vorfüßen. (Entsprechend der Unterschenkellänge darf der kontralaterale Fuß während der seitlichen Beckenbewegung kurz den Bodenkontakt verlieren.)
- Der Schultergürtel bleibt entspannt auf dem Brustkorb liegen.
- Die Bewegung des Beckens kann vom Patienten entspannt aufgenommen werden.

Variationsmöglichkeiten

- Zur Intensivierung der Bewegungsübertragung kann die Sitzneigung leicht nach hinten/unten eingestellt werden (entsprechend einer leichten Wegsteigung in der Hippotherapie-K).
- Wird die vertikale Ausgangsstellung des Brustkorbs nicht mit einem Thoraxgurt unterstützt, wird gleichzeitig eine Rumpfstabilisation gefordert (vgl. Zielsetzung der Hippotherapie-K).

5.3   Frau H.: Patientin mit zentralen Paresen und reziprok gehemmter Muskulatur

5.3.1   Anamnese

Frau H. ist **68 Jahre** alt. Die Diagnose MS wurde vor 17 Jahren gestellt. Erste Symptome der MS waren ein Kraftverlust im rechten Arm, etwas später auch im rechten Bein sowie leichte Blasenprobleme. Die Krankheit zeigte danach einen **chronisch-progredienten Verlauf**.

Frau H. wohnt zusammen mit ihrem Ehemann in einem Einfamilienhaus. Im Alltag ist sie **selbständig**. Ihre 3 Kinder sind erwachsen und haben eigene Familien.

Frau H. hat heute eine **eingeschränkte Gehfähigkeit**. Für größere Distanzen oder bei Ermüdung nutzt sie einen Gehstock sowie eine Fußheberhilfe (Foot up) rechts. Nach wie vor ist Frau H. aber noch sehr aktiv. Sie hat viele Hobbies (Flötenspiel, Chorsingen, bis vor kurzem Vorstandsmitglied der evangelischen Frauenhilfe, Enkelkinder und Familie) und kann sie, wenn auch etwas eingeschränkt, noch gut ausüben.

Frau H. wird betreut von einem Neurologen und einer Naturärztin, die biologische Medizin anbietet. Sie ist froh, noch nie eine Kortisiontherapie notwendig gehabt zu haben. Seit September 2009 nimmt sie allerdings ein **Antispastikum** (Sirdalud).

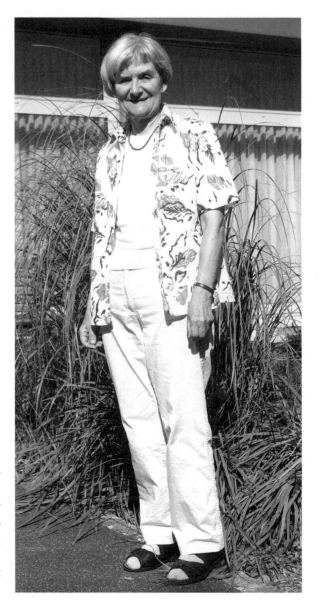

◘ **Abb. 5.74.** Vorstellung von Frau H., MS-betroffen

In die **Physiotherapie** kommt Frau H. seit Herbst 2000. Dabei kommt sie einmal wöchentlich zur ambulanten Therapie (Gruppen- oder Einzeltherapie) sowie einmal wöchentlich zur **Hippotherapie-K**. Eine urogenitale Therapie wurde ohne Erfolg wieder abgebrochen.

Patientenaussage

Als **aktuelles Hauptproblem** berichtet Frau H., dass ihr das **Gehen** zunehmend Mühe bereitet. Es fällt ihr schwer, das rechte Bein vorzubringen. Ohne Fußheberhilfe bleibt der rechte Fuß oft am Boden hängen, was auch schon zu Stürzen geführt hat.

5.3.2 Prozess: Untersuchung und Clinical Reasoning

Clinical Reasoning/Untersuchung. Aufgrund der Hauptschwierigkeiten beim Gehen soll zuerst das Gangbild ohne Fußheberhilfe beobachtet werden (◘ Abb. 5.75).

Ergebnis. Die Patientin geht unsicher, mit schmaler Spurbreite und kleinen Schritten. Beide Fersen werden initial aufgesetzt. Die Belastung des Standbeins erfolgt aber erst mit ganzem Fußsohlenkontakt. Ebenso findet keine Vorfußbelastung statt. Die Kniegelenke weichen nach medial ab. Das rechte Spielbein wirkt steif und wird mit einer Zirkumduktion nach vorne gebracht. Der Vorfuß schleift dabei am Boden. Beide Arme werden leicht in Abduktion nach außen gehalten. Der linke Armpendel ist verstärkt.

Clinical Reasoning. Die schmale Spurbreite lässt primär Paresen vermuten. Der initiale Fersenkontakt scheint einstudiert zu sein. Die Patientin versucht, das fehlende Gleichgewicht über den verstärkten Armeinsatz zu kompensieren. Die Steifigkeit im rechten Bein in der Spielbeinphase deutet auf unkontrollierten pathologischen Tonus. Es stellt sich deshalb die Frage, ob das Spielbein primär durch zentrale Paresen der Hüftgelenkflexoren oder durch reziprok geschwächte Hüftgelenkflexoren beeinträchtigt wird.

Fazit
Die schmale Spurbreite lässt primär Paresen vermuten. Die Steifigkeit im rechten Bein in der Spielbeinphase deutet auf unkontrollierten pathologischen Tonus.
→ **Tonusprüfung**

Untersuchung. Im Sitz: Klonusprüfung beidseits.

Ergebnis. Bei der Inspektion fallen viele Teleangiektasien sowie leicht gerötete und leicht geschwollene Unterschenkel/Fußgelenke auf (◘ Abb. 5.76). Die Haut ist beidseits stellenweise pergamentartig. Leichter Druck erzeugt sichtbare Dellen.
Der Klonus ist rechts diskret auslösbar.

Clinical Reasoning. Die Schwellungen an Unterschenkel/ Fuß sind ödematös bedingt. Da keine kardialen Probleme bekannt sind, liegt vermutlich eine venöse Insuffizienz vor. Dies muss ärztlich abgeklärt werden. Ebenso muss die Oberflächensensibilität der unteren Extremität abgeklärt werden.
Die Klonusprüfung zeigt eine pathologisch erhöhte Reflexaktivität und damit einen latent erhöhten pathologischen Extensionstonus. In kontrollierter Ausgangs-

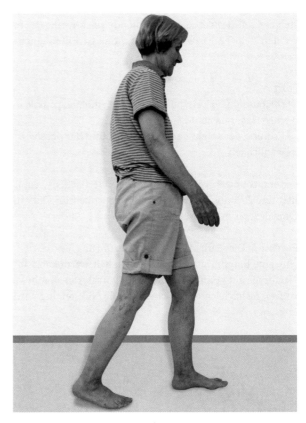

◘ **Abb. 5.75.** Freies Gehen ohne Fußheberhilfe. Das rechte Bein wirkt steif und kann nur mit Mühe nach vorne gebracht werden. Es besteht die Gefahr des Hängenbleibens mit dem rechten Fuß. Kompensatorisch nutzt die Patientin einen aktiven Armpendel

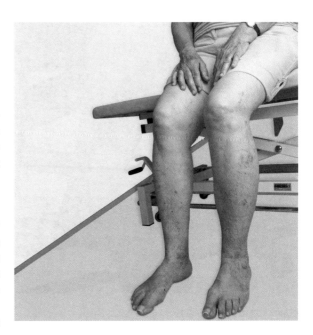

◘ **Abb. 5.76.** Bei der Inspektion fallen viele Teleangiektasen auf. Unterschenkel und Fußgelenke sind leicht geschwollen

5

stellung soll deshalb die verbleibende selektive Kraft im rechten Bein/Fuß bzw. vorgängig die passive Beweglichkeit getestet werden.

Fazit
Die Klonusprüfung weist auf einen latent erhöhten pathologischen Extensionstonus rechts.
→ **Prüfung der selektiven Kraft rechts und der passiven Beweglichkeit**

Untersuchung. Im Sitz: Prüfung der Oberflächensensibilität und Prüfung der passiven Beweglichkeit im OSG in Dorsalextension beidseits (◘ Abb. 5.77).

Ergebnis. Die Patientin hat auf Berührung und Druck eine gute Empfindungsqualität. Auch kalt/warm kann auf Nachfrage gut gespürt werden. Die Dorsalextension links ist frei, rechts leicht eingeschränkt. Die Nullstellung wird erreicht.

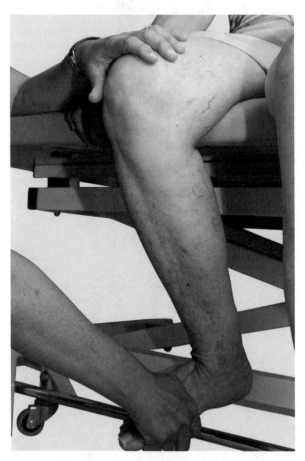

◘ Abb. 5.77. Durch eine Rückbewegung des Unterschenkels und passives Anheben des Fußes bis zum Bewegungsende wird die Dorsalextension im Sprunggelenk von proximal und distal ausgeschöpft. Eine passive Nullstellung im Gelenk wird knapp erreicht

Clinical Reasoning. Es liegen also keine Probleme der Oberflächensensibilität vor. Die beginnende Einschränkung im linken Fußgelenk wäre durch verminderte Kraft der Fußheber bzw. regelmäßiges Nutzen des pathologischen Extensionstonus erklärbar.

Fazit
Die beginnende **Einschränkung im linken Fußgelenk** ist durch verminderte Kraft der Fußheber bzw. regelmäßiges Nutzen des pathologischen Extensionstonus erklärbar.

Untersuchung. Im Sitz: Prüfung der selektiven Kraft der Fußheber beidseits (◘ Abb. 5.78).

Ergebnis. Die selektive Kraft kann links mit einem Wert von 4, rechts mit 3- beurteilt werden.

Clinical Reasoning. Die verminderte selektive Kraft der Fußheber kann das Hängenbleiben des rechten Fußes im Gehen erklären. Verstärkt werden könnte dieses Problem aber auch durch zusätzliche Schwächen der Hüftgelenkflexoren.

Fazit
Das Hängenbleiben des rechten Fußes im Gehen wäre durch die verminderte selektive Kraft der Fußheber und eine evt. zusätzliche Schwäche der Hüftgelenkflexoren erklärbar.
→ **Prüfung der Kraft der HG-Flexoren**

Untersuchung. Im Sitz: Prüfung der selektiven Kraft der Hüftgelenkflexoren beidseits (◘ Abb. 5.79).

Ergebnis. Beidseits sind deutliche Paresen nachweisbar. Links kann das Halten des Beins in Mittelstellung noch teilweise übernommen werden. Die selektive Kraft kann mit einem Wert von 3- beurteilt werden. Allerdings muss die Kompensation über pathologischen Extensionstonus rechts, welchen die Patientin spontan nutzt, zuerst kontrolliert werden. Rechts kann das Beingewicht nicht übernommen werden. Eine Aktivität ist aber spürbar. Der Muskelwert ist höchstens mit 2 zu schätzen und müsste dafür in Seitlage geprüft werden.

Clinical Reasoning. Der selektive Krafttest macht zentrale Paresen der Hüftgelenkflexoren beidseits, rechts>links, deutlich. Zusammen mit den zentralen Schwächen der Fußheber erklärt dies bereits eine erschwerte Spielbeinfunktion. Zusätzlich werden die zentralen Paresen vermutlich durch reziproke Hemmung verstärkt, da die Patientin im spontanen Bewegungsverhalten die fehlende Kraft mit einem pathologischen Tonus im Sinne der Kokontraktion (steifes Bein) zu kompensieren sucht.

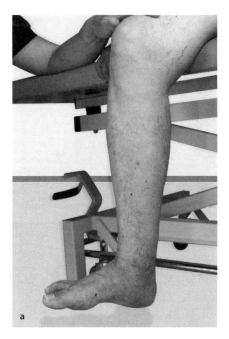
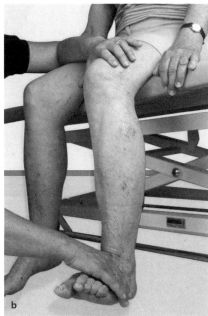

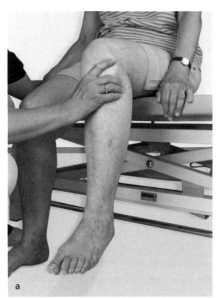
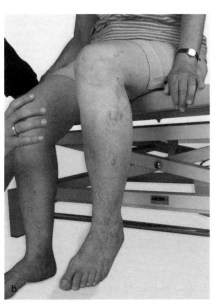

Abb. 5.78 a, b. Prüfung der selektiven Kraft der Fußheber rechts. **a** Der Fuß kann aktiv in einer Mittelstellung kontrolliert gehalten werden. **b** Prüfung der selektiven Kraft der Fußheber links. Die vorgegebene Position kann gegen einen dorsalextensorischen/pronatorischen Widerstand gehalten werden

Abb. 5.79 a, b. Prüfung der selektiven Kraft der Hüftgelenkflexoren links. **a** Das betroffene Bein wird passiv in Mittelstellung gebracht. **b** Die Mittelstellung kann kontrolliert übernommen werden

Im Weiteren soll nun auch die selektive Kraft der Standbeinmuskulatur (in Extensionsstellung im Hüftgelenk) geprüft werden. Die Patientin wird aufgefordert, zuerst in RL zu kommen.

Fazit

Schwächen der Fußheber und Hüftgelenkflexoren sowie unkontrollierter pathologischer Tonus erklären die erschwerte Schwungbeinphase.

→ **Prüfung der Hüftgelenkbeweglichkeit und der Kraft des Standbeins**

Ergebnis. Beim Lagewechsel vom Sitz zur RL wird im rechten Bein ein unkontrollierter pathologischer Extensionstonus, ebenfalls im Sinne der Kokontraktion, aufgebaut.

Untersuchung. In RL: Beurteilung der Spastizität auf der Asworth-Skala undPrüfung der passiven Beweglichkeit der Hüftgelenke beidseits.

Ergebnis. Die Bewertung auf der Asworth-Skala ergibt rechts eine 1 und links eine 0. Der Beweglichkeitstest ergibt beidseits eine muskuläre Einschränkung der passiven

5

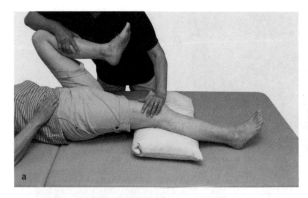

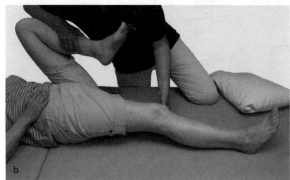

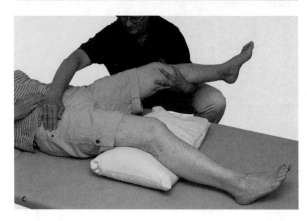

☐ Abb. 5.80 a-c. Prüfung der passiven Beweglichkeit der Hüftgelenke in Extension und Abduktion **a** Die Beweglichkeit des rechten Hüftgelenks wird über eine maximale Flexionsbewegung des linken Beins geprüft. Die Therapeutin beobachtet die erwünschte weiterlaufende Beckendrehung, flexorisch in der LWS und extensorisch im rechten Hüftgelenk. **b** Im rechten Hüftgelenk wird eine eingeschränkte passive Bewegungstoleranz in Extension sichtbar. **c** Eingeschränkte passive Abduktionstoleranz im rechten Hüftgelenk. Über eine maximale Abduktionsbewegung des linken Beins beobachtet die Therapeutin die weiterlaufende Beckenbewegung, lateralflexorisch in der LWS und abduktorisch im rechten Hüftgelenk

Beweglichkeit in Extension (☐ Abb. 5.80 a, b) (Nullstellung wird nicht mehr erreicht) sowie eine Einschränkung in Abduktion, rechts >links (☐ Abb. 5.80 c). Die Rotationen sind seitengleich, jedoch mit einer sehr kleinen rotatori-

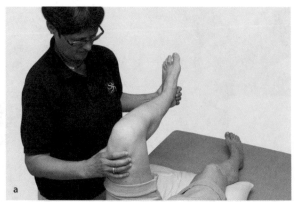

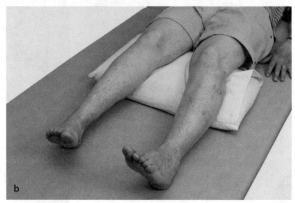

☐ Abb. 5.81 a, b. Prüfung der passiven Beweglichkeit des linken Hüftgelenks in Rotation. **a** Das innenrotatorische Bewegungsausmaß ist deutlich reduziert. **b** In entspannter Rückenlage liegen die Beine in den Hüftgelenken in Innenrotationsstellung (re>li)

schen Bewegungstoleranz (☐ Abb. 5.81 a). In Rückenlage liegen beide Beine in einer leichten Innenrotation im Hüftgelenk (☐ Abb. 5.81 b).

Fazit
Die Hüftgelenkbeweglichkeittests ergeben eine muskuläre Einschränkung in Extension beidseits sowie in Abduktion rechts.
→ **Prüfung der selektiven Kraft im HG**

Clinical Reasoning. Die innenrotatorische Ruhestellung der Beine in den Hüftgelenken erklärt die beidseitige Abweichung der Kniegelenke nach medial in der Standbeinphase, welche somit nicht tonusbedingt ist. Die Beweglichkeitseinschränkungen in den Hüftgelenken bedeuten eine Erschwerung für die selektive Kraft der Hüftgelenkmuskulatur. Im Folgenden soll nun die selektive Kraft der HG-Abduktoren geprüft werden.

Untersuchung. In SL: Prüfung der selektiven Kraft der Abduktoren beidseits (☐ Abb. 5.82).

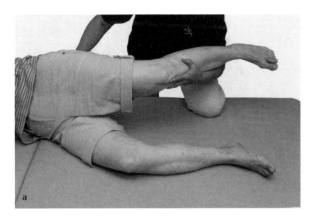

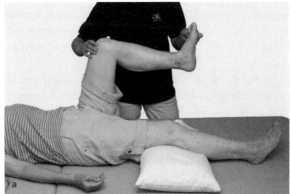

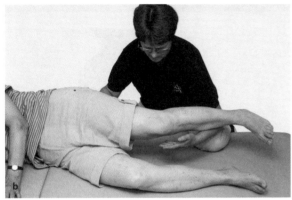

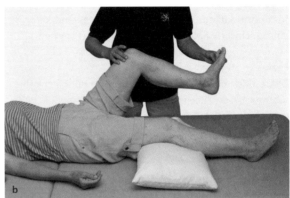

□ **Abb. 5.82 a, b.** Prüfung der selektiven Kraft der Abduktoren im Hüftgelenk links. **a** Ausgangsstellung. Das Kniegelenk des zu prüfenden Beins ist zur Tonuskontrolle leicht gebeugt. **b** Das Gewicht des Beins kann mit leichtem Absinken kontrolliert (ohne Streckung des Kniegelenks) übernommen werden

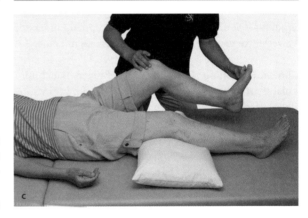

Ergebnis. Das rechte Bein kann nicht selektiv gehalten werden. Die Kompensation von pathologischem Tonus kann nicht ausgeschaltet werden, weshalb keine numerische Wertung der Muskelkraft gemacht werden kann.

Das Gewicht des linken Beins kann mit leichtem Absinken übernommen werden. Die Muskelkraft entspricht einem Wert von 2+. Kurz vor Übernahme der Halteaktivität ist aber ein diskretes tremorartiges Zittern spürbar.

□ **Abb. 5.83 a-c.** Prüfung der Koordinationsfähigkeit im linken Hüftgelenk. **a** Ausgangsstellung. Der Patientin wird ein Halteauftrag gegeben (Stufe 1). **b, c** Bei einer geführten Bewegung (Stufe 2) ist ein leichtes Zahnradphänomen spürbar

Clinical Reasoning. Die deutliche Abduktorenparese rechts sowie die verminderte selektive Kraft der Abduktoren links lassen die schmale Spurbreite im Gang erklären. Zudem weist der leichte Tremor links auf eine noch diskrete Koordinationsstörung im linken Hüftgelenk hin, welche die Stabilisationsfähigkeit im linken Standbein zusätzlich erschweren würde. Die Koordinationsfähigkeit im linken Hüftgelenk muss deshalb getestet werden.

Fazit

Die beidseitige Schwäche der Abduktoren lässt die schmale Spurbreite im Gang erklären. Der links auftretende diskrete Tremor deutet auf zusätzliche Koordinationsschwierigkeiten hin.
→ **Prüfung der Koordinationsfähigkeit im linken HG**

Untersuchung. In RL: Prüfung der Koordination im Hüftgelenk links (□ Abb. 5.83).

5

Ergebnis. In der Halteaktivität ist ein diskreter Tremor spürbar. Bei einer geführten Bewegung in Flexion/Extension ist ein leichtes Zahnradphänomen spürbar und sichtbar.

Clinical Reasoning. Die Koordinationsstörungen im Niveau Hüftgelenk links sind noch diskret, beeinträchtigen aber sicher die Standbeinfunktion. Dies wiederum wird sich zusätzlich störend auf die Spielbeinfunktion rechts auswirken, welche durch die bestehenden Paresen bereits sehr erschwert ist. Wichtig ist es daher, auch um die Koordinationsfähigkeit im linken Fuß zu wissen, welche im Sitz getestet werden muss.

In RL soll zuerst aber noch die Kraft der ventralen Rumpfmuskulatur, als eventuell weiterer Indikator für eine erschwerte Spielbeinfunktion, geprüft werden.

Fazit
Diskrete Koordinationsstörungen im linken Hüftgelenk sind nachweisbar und beeinträchtigen das linke Standbein und damit indirekt das rechte Spielbein.
→ **Prüfung der Koordinationsfähigkeit im Fuß**
→ **Prüfung der ventralen Rumpfmuskulatur**

Untersuchung. In RL: Prüfung der selektiven Kraft der Bauchmuskulatur (◨ Abb. 5.84).

Ergebnis. Die schrägen Bauchmuskeln können mit einer 3 bewertet werden, die geraden Bauchmuskeln mit einer 2+.

Clinical Reasoning. Die Kraft der schrägen Bauchmuskulatur ist erstaunlich gut. Eine Spielbeinfunktion kann dadurch sicher teilweise kompensiert werden. Funktionell könnte die ventrale Rumpfstabilisation aber durch die deutlich reduzierte Kraft der Hüftflexoren vermindert sein. Dies soll nach der Fußkoordinationsprüfung durch Gewichtsverlagerung im Sitz geprüft werden.

Fazit
Im linken Fuß ist eine diskrete Koordinationsschwierigkeit nachweisbar. Die Kraft der schrägen Bauchmuskulatur ist erstaunlich gut und kann die erschwerte Spielbeinfunktion teilweise kompensieren.
→ **Prüfung der ventralen Rumpfstabilisation**

Untersuchung. Im Sitz: Prüfung der Koordinationsfähigkeit beider Füße (◨ Abb. 5.85).

Ergebnis. Links ist der Taktschlag leicht arhythmisch, rechts etwas verlangsamt, aber rhythmisch.

Clinical Reasoning. Wie im Hüftgelenk links ist auch im Fuß links eine diskrete Koordinationsschwierigkeit nach-

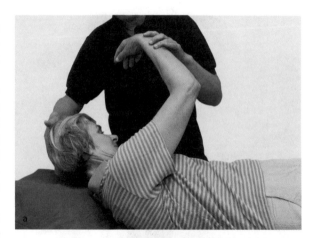

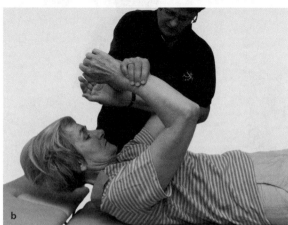

◨ **Abb. 5.84 a, b.** Prüfung der schrägen und geraden Bauchmuskulatur. **a** Schräge Bauchmuskulatur: Schultergürtel und Kopf können gegen die Schwerkraft, jedoch nur kurze Zeit, etwas abgehoben werden. **b** Gerade Bauchmuskulatur: Schultergürtel und Kopf verlieren den Kontakt mit der Unterlage. In der BWS findet keine Flexionsbewegung statt, das Brustkorbgewicht wird nicht angehoben

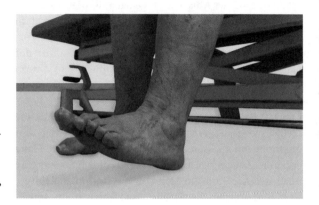

◨ **Abb. 5.85.** Prüfung der Koordinationsfähigkeit der Füße. Die Patientin wird aufgefordert, den Takt zu klopfen. Beurteilt werden Rhythmus und Geschwindigkeit

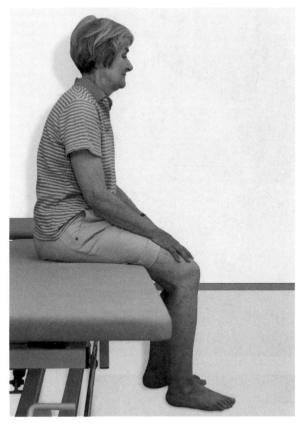

Abb. 5.86. Spontane Sitzhaltung mit leicht flektierter LWS und destabilisierter Brustwirbelsäule. Der Kopf steht deutlich ventral

weisbar. Der verlangsamte, aber rhythmische Taktschlag rechts ist auf die verminderte Kraft der Fußheber und nicht auf Koordinationsschwierigkeiten zurückzuführen.

Während der Ausführung fällt eine kyphosierte, destabilisierte Sitzhaltung auf. Diese soll nun genauer untersucht werden.

Untersuchung. Beobachtung und Prüfung der spontanen Sitzhaltung (■ Abb. 5.86).

Ergebnis. Der freie Sitz ist ohne Abstützen möglich. Auch Kopf- und Armbewegungen bringen die Patientin nicht aus dem Gleichgewicht. Die LWS ist kyphosiert und die BWS destabilisiert. Der Kopf steht deutlich ventral.

Clinical Reasoning. Eine vertikale Stellung des Beckens im Sitz ist aufgrund der Schwäche der Hüftgelenkflexoren schwierig zu halten. Die destabilisierte BWS lässt aber zusätzlich eine verminderte Stabilisationsfähigkeit in der BWS vermuten. Die Ventralstellung des Kopfes muss als Gleichgewichtsreaktion verstanden werden und lässt Einschränkungen in der HWS-Beweglichkeit vermuten.

Fazit
Der spontane Sitz ist destabilisiert.
→ **Prüfung der WS-Beweglichkeit**

Untersuchung. Im Sitz: Prüfung der Beweglichkeit von LWS, BWS und HWS (■ Abb. 5.87).

Ergebnis. LWS, untere und mittlere BWS sind in der Extension eingeschränkt. Die HWS ist in Rotation, Lateralflexion und Flexion eingeschränkt.

Clinical Reasoning. Die Einschränkungen der WS-Beweglichkeit machen deutlich, dass die Gewohnheitshaltung sicher schon länger besteht. Es stellt sich die Frage, ob es möglich ist, eine gut eingeordnete Sitzhaltung noch einzustellen, und wie lange diese ggf. gehalten werden kann.

Fazit
Die Einschränkungen der WS-Beweglichkeit machen deutlich, dass die Gewohnheitshaltung sicher schon länger besteht.
→ **Prüfung des korrigierten Sitzes**

Untersuchung. Im Sitz: Einordnung der Körperlängsachse mit manipulativer Hilfe (korrrekt eingeordneter aufrechter Sitz) und danach Halteauftrag (■ Abb. 5.88).

Ergebnis. Körperabschnitt Becken und Brustkorb können korrekt übereinander eingeordnet werden. Die BWS verliert ihre Stabilisation (Aufrichtung) jedoch bereits nach kurzer Zeit wieder. Der Kopf kann nicht über dem Brustkorb eingeordnet werden.

Clinical Reasoning. Trotz Beweglichkeitseinschränkungen kann ein korrekter aufrechter Sitz für Becken und Brustkorb noch eingenommen werden. In der HWS lassen muskuläre Verkürzungen eine Korrektur der Kopfstellung nicht mehr zu. Die extensorische Stabilisationsfähigkeit der BWS ist deutlich vermindert und lässt ein länger anhaltendes aufrechtes Sitzen nicht mehr zu. Es stellt sich die Frage, ob auch die extensorische Kraft von LWS und Hüftgelenk vermindert ist. Auch die Frage der funktionellen ventralen Rumpfstabilisation muss noch abgeklärt werden (vgl. Prüfung der Bauchmuskulatur).

Fazit
Ein korrekter aufrechter Sitz kann mit Hilfe eingenommen werden. Die extensorische Stabilisationsfähigkeit der BWS ist deutlich vermindert und lässt ein länger anhaltendes aufrechtes Sitzen nicht mehr zu.
→ **Prüfung der Kraft der LWS- und HG-Extensoren**
→ **Prüfung der Rumpfstabilisation**

5

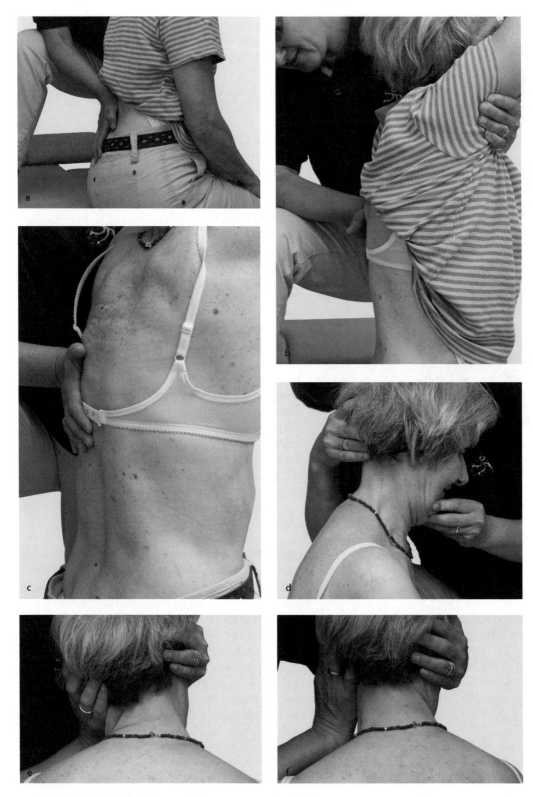

◘ Abb. 5.87 a-f. Prüfung der WS-Beweglichkeit. **a** Prüfung der passiven Bewegungstoleranz der LWS. Die Extensionsbewegung ist eingeschränkt. **b, c** Prüfung der passiven Bewegungstoleranz der BWS. Die Extensionsbewegung der unteren und mittleren BWS ist deutlich
eingeschränkt. **d** Prüfung der passiven Bewegungstoleranz der HWS. Die Flexionsbewegung ist deutlich eingeschränkt. **e** Einschränkung
der passiven Lateralflexion der HWS links-konkav. **f** Einschränkung der passiven Rotation der HWS im Uhrzeigersinn

Untersuchung. Im Sitz: Prüfung der ventralen und dorsalen Rumpfstabilisation (◘ Abb. 5.89).

Ergebnis. Die Rückneigung (ventrale Stabilisation) erfolgt nur mit kleinem Bewegungsausmaß. Die Vorneigung er-

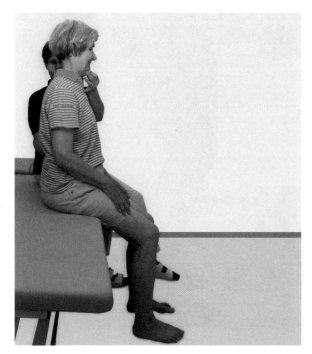

◘ **Abb. 5.88.** Korrigierter Sitz. Becken und Brustkorb stehen vertikal, der Kopf kann nicht korrekt in die Körperlängsachse eingeordnet werden

folgt mit guter Drehung des Beckens und spontaner extensorischer Stabilisation der LWS. Die Vorneigung ohne Fußbodenkontakt ist deutlich kleiner.

Clinical Reasoning. Bedingt durch die ausgeprägten Paresen der Hüftgelenkflexoren kann die ventrale Stabilisation funktionell nicht gehalten werden, trotz der erstaunlich gut erhaltenen Kraft der schrägen Bauchmuskulatur.

Die deutlich verminderte Vorneigung ohne Fuß-Bodenkontakt lässt zudem eine reduzierte Kraft der Hüftgelenkextensoren vermuten.

Fazit
▬ Gute spontane **extensorische Stabilisation der LWS**.
▬ Bedingt durch die ausgeprägten Paresen der Hüftgelenkflexoren kann die **ventrale Rumpfstabilisation** nicht gehalten werden.

Untersuchung. Im Stand mit Unterstützung des Oberkörpers: Prüfung der selektiven Kraft der Hüftgelenkextensoren beidseits (◘ Abb. 5.90).

Ergebnis. Rechts ist keine Gewichtsübernahme möglich. Der Muskelwert liegt deutlich unter 2+. Links kann das Gewicht mit leichtem Absinken aus der Mittelstellung übernommen werden. Die Kraft kann mit 2+ bewertet werden.

Clinical Reasoning. Die verminderte Kraft der Hüftgelenkextensoren erschwert zusätzlich die Kontrolle der Standbeinfunktion beidseits. Insgesamt ist die Stabilisationsfä-

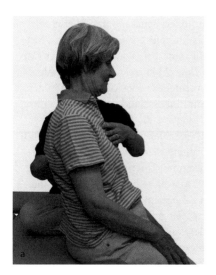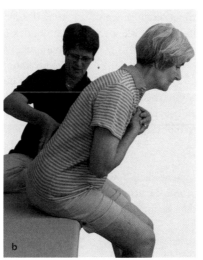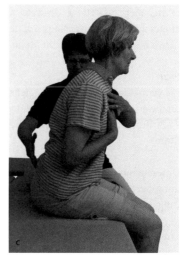

◘ **Abb. 5.89 a-c.** Prüfung der ventralen und dorsalen Rumpfstabilisation im Sitz. **a** Eine kontrollierte Rückneigung kann nur mit kleinem Bewegungsausmaß erfolgen. **b** Die Vorneigung mit Fuß-Bodenkontakt fällt deutlich leichter als die Rückneigung. **c** Ohne Fuß-Bodenkontakt kann die Vorneigung nur noch mit kleinem Bewegungsausmaß kontrolliert werden

5

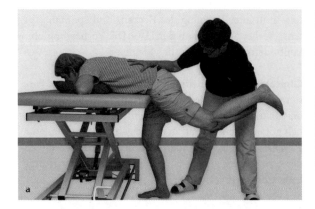

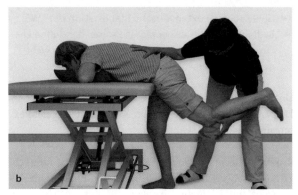

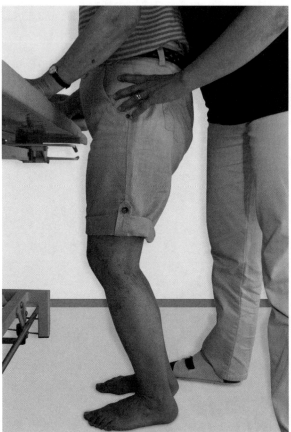

■ **Abb. 5.90 a, b.** Prüfung der selektiven Kraft der Hüftgelenkextensoren links. **a** Ausgangsstellung. **b** Aus der Mittelstellung kann das Gewicht des Beins mit leichtem Absinken, jedoch kontrolliert (ohne Streckung im Kniegelenk) für kurze Zeit übernommen werden

■ **Abb. 5.91.** Prüfung der potenziellen flexorischen/extensorischen Bewegungsbereitschaft in den Hüftgelenken: Manipulation einer Bewegung der Trochanterpunkte vor und zurück. Beurteilt wird ein eventuell auftretender Widerstand

higkeit im rechten Hüftgelenk durch ausgeprägte Paresen, im linken Hüftgelenk durch noch weniger ausgeprägte Paresen, aber zusätzliche diskrete Koordinationsstörungen eingeschränkt. Als Nächstes soll deshalb die Kontrolle der Gewichtsverschiebungen im Stand geprüft werden.

Fazit
Die verminderte Kraft der Hüftgelenkextensoren beidseits erschwert zusätzlich die Kontrolle der Standbeinfunktion.
→ **Prüfung kontrollierter Gewichtsverschiebungen im Stand**

Untersuchung. Im Stand: Prüfung der potenziellen Bewegungsbereitschaft in den Hüftgelenken und danach Prüfung der frontalen und sagittalen Gewichtsverschiebungen.

Ergebnis. Die ab-/adduktorische potenzielle Bewegungsbereitschaft in den Hüftgelenken ist frei. In Flexion/Extension ist deutlicher Widerstand spürbar (■ Abb. 5.91).
— Für die **Gewichtsverschiebung zum Einbeinstand** rechts/links versucht die Patientin, die Mehrbelas

tung des rechten/linken Beins spontan über eine Lateralflexion des Rumpfes zu bewerkstelligen. Mit manipulativer Hilfe am Brustkorb und verbaler Korrektur kann das Gewicht korrekt verlagert werden, jedoch in etwas vermehrter Flexionsstellung in den Kniegelenken. Ein Einbeinstand ist beidseits ohne Abstützen nicht möglich (■ Abb. 5.92).
— Für die **Gewichtsverschiebung sagittal zum Vorfußstand** zeigt die Patientin ein spontanes, unkontrolliertes Hochdrücken mit Überstreckung der Kniegelenke (■ Abb. 5.93 a). Mit verbaler und leichter manueller Hilfe am Kniegelenk kann eine deblockierte Stellung für kurze Zeit gehalten werden. Die Ferse verliert den Bodenkontakt nur gering (■ Abb. 5.93 b).
— Bei der **Verschiebung zum Fersenstand** ist manipulative Hilfe mit dorsaler Abstützung notwendig. Der linke Vorfuß verliert den Bodenkontakt. Der rechte Vorfuß bleibt am Boden, eine Innervation der Fußheber ist aber gut sichtbar (■ Abb. 5.93 c).

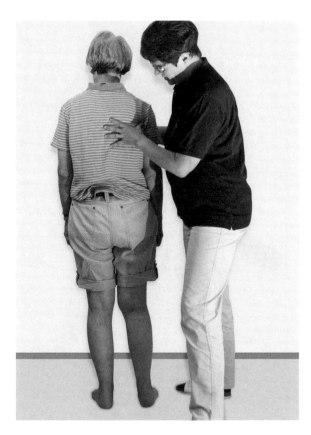

Clinical Reasoning. Die Schwierigkeiten bei den Gewichtsverschiebungen verdeutlichen die Auswirkungen der zentralen Schwächen. Alle 3 Standbeinphasen sind betroffen, rechts>links. Es ist zu erwarten, dass die Kontrolle der Schrittstellung entsprechend unsicher ist.

Fazit
Die Schwierigkeiten bei den Gewichtsverschiebungen verdeutlichen die Auswirkungen der zentralen Schwächen. Alle 3 Standbeinphasen sind betroffen.
→ **Prüfung der Schrittstellung**

Untersuchung. Kontrolle der Schrittstellung (mit ganzem Fußsohlenkontakt) ohne Abstützung der Arme (◘ Abb. 5.94).

Ergebnis. Die Schrittstellung mit vorgestelltem linken Bein kann mit manipulativer Hilfe am Brustkorb gehalten werden. Ein leichter Armpendel ist nur mit deutlicher Unsicherheit und guter Stabilisationshilfe am Brustkorb möglich. Die Schrittstellung mit vorgestelltem rechten Bein ist deutlich stabiler. Ein freier Armpendel ist für kurze Zeit möglich, jedoch unsicher.

Clinical Reasoning. Die große Unsicherheit in der Schrittstellung wird im Gang mit kurzen Schritten kompensiert. Mit dem Gehstock wird die Sicherheit erhöht. Durch häufiges Gehen ohne Stock besteht jedoch die Gefahr der

◘ **Abb. 5.92.** Mit manipulativer Hilfe am Brustkorb kann eine korrekte Gewichtsverschiebung zur Seite, mit etwas vermehrter Flexionsstellung der Kniegelenke, kontrolliert werden

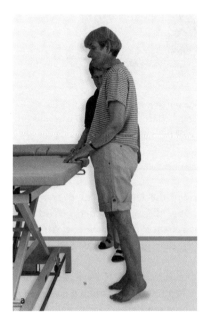
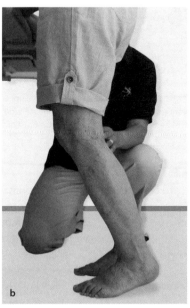
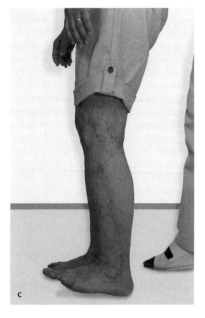

◘ **Abb. 5.93 a-c.** Sagittale Gewichtsverschiebungen. **a** Spontane Vorfußbelastung mit unkontrolliertem Hochdrücken und überstreckten Kniegelenken. **b** Kontrollierte Vorfußbelastung mit deblockierten Kniegelenken und geringer Fersenablösung. **c** Aufrechter Stand mit vermehrter Fersenbelastung. Links zeigt sich eine deutliche Aktivierung der Fußheber, rechts bleibt der Vorfuß am Boden

5

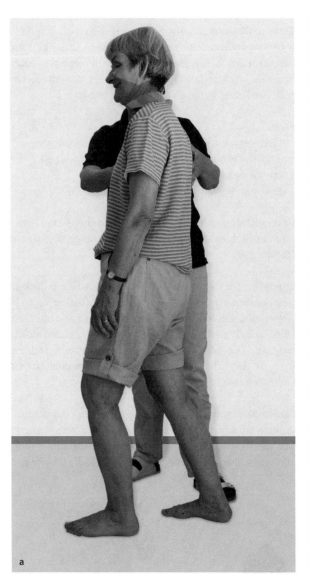

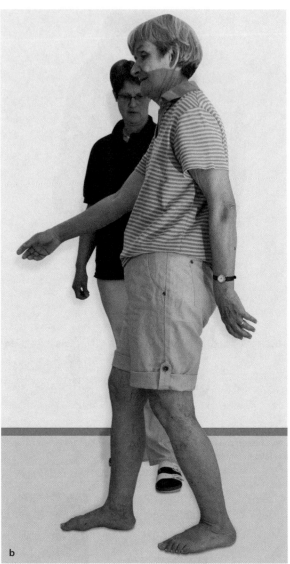

a

b

◘ Abb. 5.94 a, b. Prüfung der Schrittstellung. **a** Schrittstellung mit vorgestelltem linken Bein. Die Patientin ist trotz Stabilisationshilfe der Therapeutin am Brustkorb unsicher und belastet das vordere Bein deutlich mehr. **b** Schrittstellung mit vorgestelltem rechten Bein. Die Patientin ist deutlich sicherer. Ein freier Armpendel kann für kurze Zeit ohne Stabilisationshilfe am Brustkorb durchgeführt werden

unerwünschten Fixationen. Als Nächstes wird deshalb die Dissoziation zwischen Becken und Brustkorb geprüft.

Fazit
Die deutliche Unsicherheit in Schrittstellung birgt die Gefahr von Fixierungen.
→ **Prüfung der Dissoziation zwischen Becken und Brustkorb**

Untersuchung. Im Stand: Prüfung der Dissoziationsfähigkeit zwischen Becken und Brustkorb (◘ Abb. 5.95).

Ergebnis. Spontan erfolgt die Drehung des Beckens mit weiterlaufender Drehung des Oberkörpers. Wird der Brustkorb manipulativ gehalten, so kann eine selektive Bewegung mit reduziertem Bewegungsausmaß stattfinden.

Clinical Reasoning. Die Koordination zwischen Becken und Brustkorb ist gut. Beginnende Fixationen lassen aber die Dissoziation im spontanen Bewegungsverhalten nicht mehr zu. Dies beeinträchtigt die spontanen Gleichgewichtsreaktionen im Stand, und das Sturzrisiko ist dadurch zusätzlich erhöht.

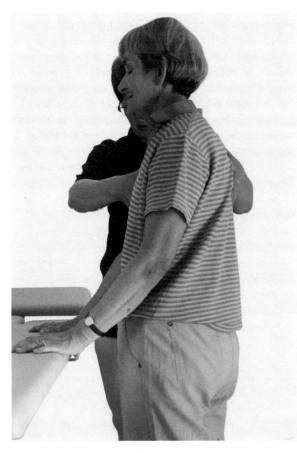

Abb. 5.95. Prüfung der Dissoziationsfähigkeit zwischen Becken und Brustkorb. Mit einer Stabilisationshilfe am Brustkorb kann eine selektive Beckendrehung mit kleinem Bewegungsausmaß stattfinden

Fazit
Die Koordination zwischen Becken und Brustkorb ist gut. Beginnende Fixationen lassen aber die Dissoziation im spontanen Bewegungsverhalten nicht mehr zu.
→ **Beeinträchtigng der spontanen Gleichgewichtsreaktionen im Stand und erhöhtes Sturzrisiko**

Die bis dahin festgehaltenen Untersuchungsergebnisse lassen die von der Patientin beschriebenen Gehschwierigkeiten erklären. Es ist nun möglich, das individuelle Problem als Hypothese formulieren zu können.

5.3.3 Problemformulierung und Therapieziele

Problemanalyse

Die Gehunsicherheiten und das erhöhte Sturzrisiko der Patientin erklären sich primär durch eine deutlich er-

schwerte Schwungbeinphase des rechten Beins, bedingt durch zentrale Paresen im Niveau Hüftgelenk sowie eine Fußheberschwäche, welche durch reziproke Hemmung noch verstärkt wird. Die ebenfalls **verminderte Stabilisationsfähigkeit im linken Standbein**, bedingt durch zentrale Paresen sowie zusätzlich diskrete Koordinationsschwierigkeiten im linken Hüftgelenk und linken Fuß, erschwert die Schwungphase rechts zusätzlich.

Kompensatorisch sucht die Patientin mehr Stabilität durch muskuläre Fixationen zwischen Becken und Brustkorb. Dies verhindert gute Gleichgewichtsreaktionen im Stand und erhöht dadurch zusätzlich das Sturzrisiko. Die noch gute Kraft der ventralen Rumpfmuskulatur kann durch die deutlich abgeschwächte Hüftgelenksmuskulatur funktionell nur ungenügend als Kompensation genutzt werden.

Therapieziele
■ **Aktivitäts-/Partizipationsebene**
═ Vermindern des Sturzrisikos und Erhalten der Gehfähigkeit (Assessment: 10-m-Gehtest),
═ Erhalten der Möglichkeit des aktiven Musizierens (Flötenspiel).

■ **Strukturebene**
═ Erhalten der passiven Beweglichkeit im OSG rechts in Dorsalextenison,
═ Verbessern der passiven Beweglichkeit von:
 – HG beidseits in EXT und ABD,
 – BWS in EXT;
═ Spastikdisziplin/Spastikkontrolle,
═ Erhalten der noch vorhandenen selektiven Kraft der
 – Fußheber beidseits,
 – Hüftgelenkflexoren/-abduktoren/-extensoren,
 – Bauchmuskulatur,
 – BWS-Extensoren;
═ Erhalten der Koordinationsfähigkeit im Niveau Fuß beidseits,
═ Verbessern der Gleichgewichtsrekationen im Stand durch verbesserte Dissoziation zwischen Becken und Brustkorb,
═ Verhindern der Zunahme von Bein- bzw.Fußödemen,
═ Abklärung unterstützender Hilfsmittel.

5.3.4 Einblick in die Therapie

Frau H. kommt wöchentlich jeweils einmal zur Gruppentherapie und zur Hippotherapie-K. Einmal im Monat kommt sie zu einer Einzeltherapie. Frau H. kennt zudem verschiedene Übungen zum Eigentraining. In der Gruppentherapie profitiert Frau H. von der Motivation der an-

5

deren Gruppenmitglieder, während in der Einzeltherapie die Eigenübungen regelmäßig überprüft werden.

Im Folgenden werden Maßnahmen und/oder Übungsbeispiele zu den einzelnen Therapiezielen vorgestellt, die für die Therapie von Frau H. ausgewählt wurden. Dazu gehören auch Übungen für zu Hause.

Therapieziel: Erhalten der passiven Beweglichkeit im OSG rechts in Dorsalextenison

- **Kontrollierte Dehnung im Stand** (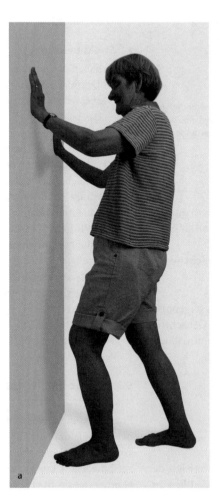 Abb. 5.96)

Ausgangsstellung. Abgestützter Stand, einer Wand zugewandt. Der linke Fuß steht etwas weiter vorne. Die Fußlängsachse zeigt eine gangtypische Divergenz. Das Kniegelenk steht über dem Fuß und ist leicht flektiert. Der rechte Fuß ist zurückgestellt, die Fußlängsachse zeigt ebenfalls gangtypische Divergenz. Das Kniegelenk ist in Extensionsstellung. Beide Fersen haben Bodenkontakt. Becken und Brustkorb sind übereinander eingeordnet. Die Spinaverbindung des Beckens und der frontotransversale Brustkorbdurchmesser stehen parallel zur Wand.

Bewegungsauftrag. Das linke Knie bewegt sich langsam nach vorne in Richtung Fußspitze. Weiterlaufend verschieben sich Becken und Oberkörper in Richtung Wand, wobei die Spinaverbindung des Beckens parallel zur Wand eingeordnet bleibt. Beide Fersen bleiben am Boden. Bei einer spürbaren Dehnung der Wade rechts wird die Stellung für ca. 30 Sekunden gehalten. Danach wieder zurück in die Ausgangsstellung bewegen, die Übung 3- bis 5-mal wiederholen.

Die Übung soll täglich zu Hause ausgeführt werden.

Kontrollkriterien

- Keine Drehung und kein Absinken des Beckens. (Spinaverbindung bleibt parallel zur Wand eingestellt.)
- Rechte Ferse verliert nicht den Bodenkontakt.
- Rechtes Kniegelenk bleibt in Extensionsstellung.
- Keine Lordosierung der LWS. (Abstand Bauchnabel – Symphyse bleibt gleich.)

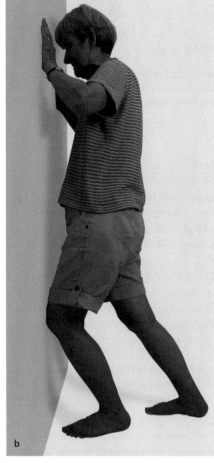

◻ Abb. 5.96 a, b. Kontrollierte Dehnstellung für die Wadenmuskulatur. **a** Ausgangsstellung, abgestützt gegen eine Wand. **b** Becken und Oberkörper verschieben sich ohne Drehung zur Wand, bis eine deutliche Dehnung in der rechten Wadenmuskulatur spürbar ist. Beide Fersen dürfen den Bodenkontakt nicht verlieren

Therapieziel: Erhalten der passiven Beweglichkeit in den Hüftgelenken in Extension

- **Kontrollierte Dehnung im Liegen (für Hüftgelenk rechts) (◻ Abb. 5.97)**

Ausgangsstellung. Rückenlage, leicht schräg auf einem Bett. Das rechte Gesäß liegt nahe der Bettkante, der Oberkörper ist etwas weiter von der Bettkante entfernt. Das linke Bein ist in Hüft- und Kniegelenk flektiert. Die Hände umgreifen den Oberschenkel und halten das Gewicht des Beins. Der rechte Oberschenkel hat mindestens zu zwei Dritteln dorsalen Kontakt mit der Bank. Der rechte Fuß hat neben dem Bett Bodenkontakt und steht unter dem Kniegelenk. Eventuell muss der Fuß auf einen Schemel gestellt werden.

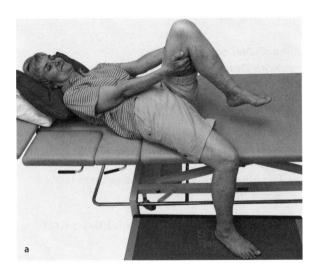

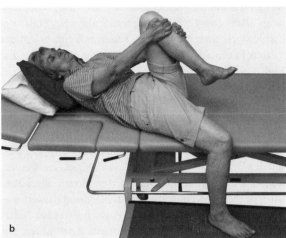

◻ **Abb. 5.97 a, b.** Dehnstellung für die ventrale Hüftgelenkmuskulatur. **a** Ausgangsstellung zur Dehnung rechts. Der Fuß steht auf einem Schemel, damit die Ferse guten Bodenkontakt hat. **b** Über eine vermehrte Flexionsstellung im Hüftgelenk des linken Beins kommt es durch die weiterlaufende Beckendrehung zu einer ventralen Dehnung im rechten Hüftgelenk

Bewegungsauftrag. Das linke Bein soll über einen Zug am Oberschenkel vermehrt in Richtung Kopf hochgezogen werden. Bei einem deutlich spürbaren Ziehen im rechten Hüftgelenk soll die Stellung für ca. 30 Sekunden gehalten werden. Danach den Zug wieder etwas lösen, in der Ausgangsstellung pausieren, und die Dehnung noch 3- bis 5-mal wiederholen.

Die Dehnstellung soll täglich zu Hause eingenommen werden.

Kontrollkriterien

- Die rechte Ferse behält Bodenkontakt, der Fuß gleitet nicht nach vorne.
- Das rechte Knie bleibt über dem Fuß stehen, es weicht nicht nach medial ab. Der Druck gegen die Bettkante darf nicht zunehmen.
- LWS und Becken haben guten Kontakt mit der Unterlage, es kommt zu keiner Lordosierung der LWS.
- Der Dehnschmerz löst keine Zuckungen aus. Er wird als »Wohlweh« empfunden.

Therapieziel: Erhalten der passiven Beweglichkeit in den Hüftgelenken in Abduktion

- **Kontrollierte Dehnstellung rechts im einseitigen »Schneidersitz« (◻ Abb. 5.98)**

Ausgangsstellung. Sitz ganz hinten in einem bequemen Sessel mit Rücken- und Armlehnen. Der Oberkörper

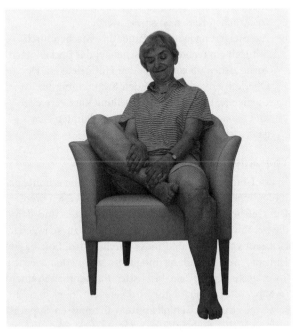

◻ **Abb. 5.98.** Kontrollierte Dehnstellung der Adduktoren im einseitigen Schneidersitz. Der rechte Oberschenkel stützt auf der gepolsterten Armlehne ab

5

ist angelehnt. Der linke Fuß hat Bodenkontakt und steht unter dem Kniegelenk, der linke Oberschenkel hat dorsalen Kontakt mit der Sitzfläche. Rechtes Hüft- und Kniegelenk sind flektiert. Die rechte Fußsohle hat Kontakt mit der medialen Seite des linken Oberschenkels, die laterale Fußseite liegt der Sitzfläche auf. Das rechte Knie hat lateral Kontakt mit der Armlehne und liegt bequem auf. Beide Gesäßhälften sind gleichmäßig belastet.

Übungsauftrag. Die Stellung soll täglich für ca. 10 Minuten gehalten werden, danach die Seite wechseln. Treten Schmerzen oder Zuckungen auf, muss die Stellung gewechselt werden.

Kontrollkriterien

- Die linke Ferse behält Bodenkontakt, der Fuß gleitet nicht nach vorne weg.
- Das linke Knie bleibt über dem Fuß, es weicht nicht nach medial ab.
- Der rechte Fuß bleibt entspannt, das rechte Knie behält Kontakt mit der Armlehne.
- Becken und LWS haben Kontakt mit der Rückenlehne, der Druck nach hinten nimmt nicht zu.
- Der Dehnschmerz wird als »Wohlweh« empfunden.

Variationsmöglichkeiten

- Eventuell muss die Höhe der Armlehne mit einem zusätzlichen Kissen angepasst werden.
- Zur Steigerung kann die Patientin zwischendurch mit Halt am rechten Unterschenkel das Becken nach vorne ziehen, flexorisch in den Hüftgelenken. Der Oberkörper verliert dabei den Kontakt mit der Rückenlehne. In dieser neuen Stellung kurz verweilen und danach wieder zurück zur angelehnten Ausgangsstellung bewegen.

Therapieziel: Spastikdisziplin

In der Untersuchung konnte bei Frau H. eine erhöhte pathologische Reflexaktivität rechts nachgewiesen werden. Die Gefahr, pathologischen Tonus zu nutzen und damit die geschwächte Muskulatur noch mehr zu schwächen, ist latent vorhanden und muss durch Instruktion v.a. im Umgang mit Ermüdung möglichst vermieden werden. So erlernte Frau H. ein bewusstes **Pausenmanagement** (▶ Kap. 2.1.11). Gleichzeitig wird versucht, über den Einsatz von gezielten **Gehhilfsmitteln** (Thönissen Support/ Gehstock als Spielbeinhilfe; ▶ Kap. 2.6 und 5.1.4) die geschwächte Muskulatur zu unterstützen und dadurch den Ermüdungsfaktor zu verringern.

Therapieziel: Spastikkontrolle und Erhalten der selektiven Kraft der Fußheber

- Übung: »Bodenmagnet« (◙ Abb. 5.99)

Ausgangsstellung. Aufrechter Sitz auf einem Stuhl in leichter Abduktionsstellung der Hüftgelenke. Die Hände liegen bequem auf den Oberschenkeln. Der linke Fuß steht unter dem Kniegelenk. Der rechte Fuß wird soweit nach hinten gebracht, bis die Ferse (ohne aktive Druckzunahme des Vorfußes!) »leicht schwebend« den Bodenkontakt verliert.

Übungsdurchführung. Die Ferse soll, wie von einem Magnet angezogen, in Richtung Boden bewegt und einige Sekunden in der Endstellung gehalten werden. Danach ohne aktive Druckzunahme des Vorfußes die Spannung wieder loslassen.

Kontrollkriterien

- Keine Druckerhöhung unter dem linken und rechten Vorfuß.
- Die linke Ferse behält Bodenkontakt.
- Der linke Fuß bleibt unter dem Knie stehen und gleitet nicht nach vorne.
- Das Becken bleibt vertikal stehen und neigt sich nicht nach hinten.
- Der Abstand zwischen den Kniegelenken bleibt gleich groß.

Therapieziel: Erhalten der selektiven Kraft der Hüftgelenkflexoren

- Übung: »Beinspiel« (◙ Abb. 5.100)

Ausgangsstellung. Aufrechter Sitz auf einer (Behandlungs-)Bank oder einem breiten Stuhl. Die Füße stehen hüftgelenkbreit unter den Knien und haben mit der ganzen Fußsohle Bodenkontakt. Becken, Brustkorb und Kopf sind übereinander eingeordnet. Die Arme sind seitlich neben dem Körper in leichter Stützaktivität.

Übungsdurchführung. Im Wechsel soll der Druck unter der rechten/linken Fußsohle zunehmen bzw. wieder abnehmen. Es kommt zu einem alternierenden Trippeln. Nun soll der Druck unter der einen Fußsohle gehalten werden, während das andere Bein etwas vom Boden abgehoben wird. In dieser Stellung etwas verweilen, und danach wieder zum Trippeln zurückkehren. Anschließend bei Bedarf dieselbe Übung auch auf der Gegenseite durchführen. Die Übung auf jeder Seite 3- bis 5-mal wiederholen.

Kontrollkriterien

- Der aufrechte kontrollierte Sitz bleibt erhalten. Becken, Brustkorb und Kopf bleiben übereinander und vertikal eingeordnet.

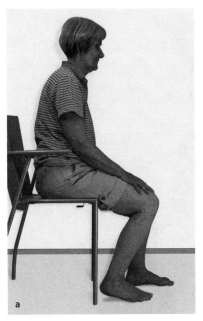

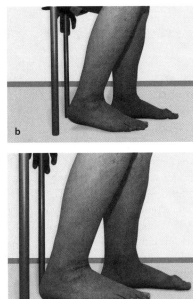

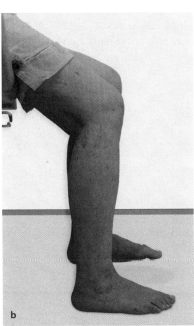

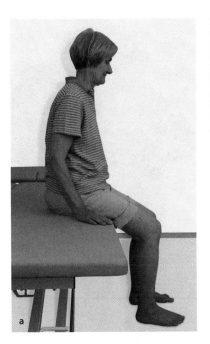

◘ Abb. 5.99 a-c. Ubung »Bodenmagnet«. **a** Ausgangsstellung. **b** Der rechte Fuß wird soweit zurückgezogen, bis die Ferse (ohne aktives Hochdrücken!) den Bodenkontakt verliert. **c** Die Ferse zieht – wie von einem Bodenmagnet angezogen – in Richtung Boden. Eine gute Aktivierung der Fußheber ist sichtbar

◘ Abb. 5.100 a, b. Übung »Beinspiel«. **a** Ausgangsstellung. Die Patientin wird aufgefordert, den Druck unter der rechten/linken Fußsohle im Wechsel gleichmäßig zu erhöhen und dabei die Druckabnahme auf der Gegenseite bewusst wahrzunehmen. **b** Der Druck unter der rechten Fußsohle soll nun gehalten werden, während das linke Bein mit vertikal hängendem Unterschenkel etwas vom Boden abgehoben wird. Der aufrechte Sitz darf dabei nicht verloren gehen

⚊ Die Druckzunahme unter dem Fuß ist gleichmäßig (keine vermehrte Vorfußbelastung!). Der Fuß bleibt unter dem Kniegelenk stehen.

⚊ Die Druckabnahme erfolgt gleichmäßig, der Unterschenkel hängt vertikal (kein Strecken des Kniegelenks).

Variationsmöglichkeiten

⚊ Bei deutlichen Paresen der Hüftgelenkflexoren (beidseits) kann auch nur die Trippelphase durchgeführt werden. Die kontrollierte Druckabnahme bedeutet bereits kontrollierte beginnende Halteaktivität der Hüftgelenkflexoren.

5

Erschwerung:

━ Zusätzlich kann noch ein kontrollierter Unterschenkelpendel gefordert werden.

Therapieziel: Erhalten der selektiven Kraft der Hüftgelenkabduktoren und -extensoren

■ Übung: »Beckenschaukel rechts« im Stand (◘ Abb. 5.101)

Ausgangsstellung. Aufrechter Stand, angelehnt an eine Wand, mit einseitiger Belastung rechts. Der rechte Fuß ist ca. eine Fußlänge von der Wand entfernt, das Kniegelenk ist deblockiert. Der linke Fuß steht auf einem Tritt. Hüft- und Kniegelenk sind leicht flektiert. Brustkorb und Gesäß haben dorsalen Kontakt mit der Wand. Der Kopf steht in gewohnter Haltung über dem Brustkorb, evt. hat er ebenfalls Kontakt mit der Wand. Beide Hände stützen sich rechts und links auf dem Beckenkamm ab.

Bewegungsauftrag. Initial kommt das Becken nach vorne und verliert dadurch den Kontakt mit der Wand. Nun wird die linke Spina iliaca hochgezogen und wieder bis zur Horizontalstellung der Spinaverbindung des Beckens nach unten bewegt. Dies soll rhythmisch, wie bei einer Schaukel, mehrmals wiederholt werden.

Kontrollkriterien

━ Die rechte Ferse behält Bodenkontakt.
━ Der Druck unter dem rechten und linken Vorfuß verändert sich nicht.
━ Der Abstand vom Gesäß zur Wand verändert sich nicht.
━ Das rechte Knie bleibt deblockiert.
━ Rechter Trochanterpunkt bleibt räumlicher Fixpunkt. (Kein seitliches Abweichen!)
━ Kein Abdrehen des Beckens. (Die Spinaverbindung bleibt parallel zur Wand eingestellt.)

Variationsmöglichkeiten
Erschwerung und gleichzeitiges Spielbeintraining links:

━ Der linke Fuß wird auf einen nicht zu harten Gymnastikball platziert, wobei eine Eindellung möglichst vermieden wird.
━ Das linke Bein ist auf dem Vorfuß am Boden platziert, das Kniegelenk leicht flektiert. Der Patient soll sich vorstellen, mit dem Bein auf einem gekochten Ei zu stehen, ohne es zu zerdrücken. Der Vorfuß verliert während der Übung alternierend den Bodenkontakt und tippt im Rhythmus der Schaukelbewegung auf den Boden.

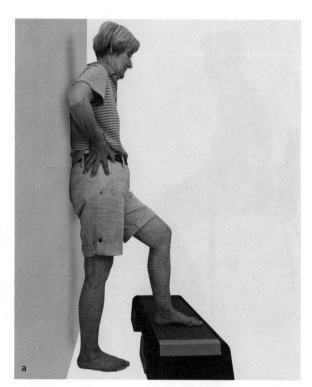

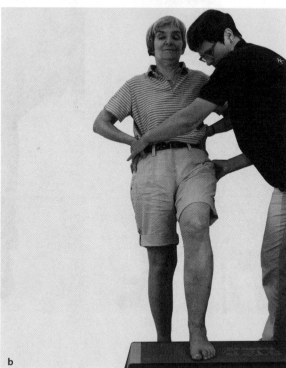

◘ **Abb. 5.101 a, b.** Übung »Beckenschaukel im Stand«. **a** Ausgangsstellung. **b** Der Brustkorb ist angelehnt an der Wand, das Gesäß hat keinen Kontakt mehr zur Wand. Die Patientin soll nun die linke Beckenseite etwas hochziehen und dann wieder in die Ausgangsstellung zurück sinken lassen. Diese Bewegung mehrmals, wie bei einer Schaukel, wiederholen

Erleichterung:

— Die Spinaverbindung wird einmal hochgezogen und für kurze Zeit gehalten, danach wieder zurück in die Ausgangsstellung.

Therapieziel: Erhalten der selektiven Kraft der Bauchmuskulatur

■ Übung: »Hände hoch« (⬛ Abb. 5.102)

Ausgangsstellung. Aufrechter Sitz auf einer Behandlungsbank. Die Beine sind leicht gespreizt, die Füße stehen unter den Knien und haben mit der ganzen Fußsohle Bodenkontakt. Becken, Brustkorb und Kopf sind übereinander eingeordnet. Die Hände liegen verschränkt über dem Brustbein.

Bewegungsauftrag. Becken, Brustkorb und Kopf bleiben übereinander eingeordnet und neigen sich leicht nach hinten. Initial beginnt die Bewegung mit einer Drehung des Beckens, extensorisch in den Hüftgelenken, bis eine gute Spannung der Bauchmuskulatur gespürt wird. Die Füße behalten Bodenkontakt. Nun werden die Hände seitlich neben das rechte bzw. linke Ohr geführt. Die Handflächen sind offen und schauen nach vorne. Ohne mit den Füßen den Bodenkontakt zu verlieren, werden nun beide Hände gleichzeitig in der Verlängerung der Körperlängsachse nach hinten/oben geführt, bis ein deutliches Zittern der Bauchmuskulatur erkennbar ist. In dieser Endstellung etwas verweilen.

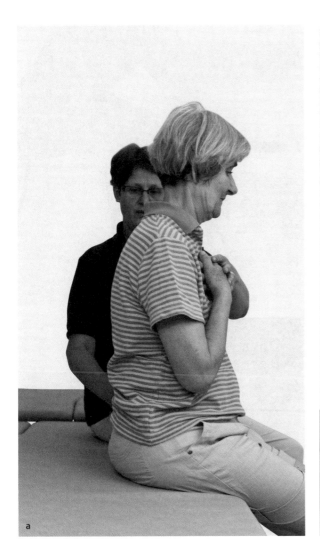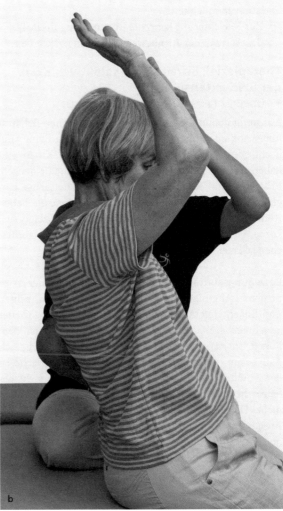

⬛ **Abb. 5.102 a, b.** Übung »Hände hoch«. **a** Ausgangsstellung. Aufrechter Sitz auf einer Behandlungsbank. Becken und Brustkorb sind gut übereinander eingeordnet. **b** Bei stabilisierter Rückneigung sollen die Hände langsam in Verlängerung der Körperlängsachse nach **hinten**/oben geführt werden. Die Füße dürfen den Bodenkontakt nicht verlieren. Bedingt durch eine außenrotatorische Einschränkung im Schultergelenk stehen die Hände der Patientin etwas weiter vorne.

5

Kontrollkriterien

- Rechte und linke Ferse bzw. die Fußsohlen behalten Bodenkontakt.
- Becken, Brustkorb und Kopf bleiben übereinander eingeordnet.
- Kein Abdrehen des Brustkorbs. (Der frontotransversale Brustkorbdurchmesser bleibt parallel zur Spinaverbindung des Beckens.)
- Folgende Abstände bleiben gleich, zwischen:
  - Bauchnabel – Sternum,
  - Sternum – Inscisura jugularis,
  - Incisura jugularis – Kinnspitze.
- Die Kniegelenke bleiben räumlicher Fixpunkt. Ihr Abstand zueinander verändert sich nicht.
- Die Ruheatmung kann beibehalten werden.

Variationsmöglichkeiten

- Zur Erleichterung kann die Rückneigung und/oder das Ausmaß der Armbewegung verringert werden.

Therapieziel: Erhalten der selektiven Kraft der BWS-Extensoren

- Übung: »4-Füßler« im Sitz« (◨ Abb. 5.103)

Ausgangsstellung. Sitz auf einem Stuhl, einer Behandlungsbank oder einem Tisch zugewandt. Die Beine sind leicht gespreizt, die Füße stehen unter den Knien und haben mit der ganzen Fußsohle Bodenkontakt. Becken, Brustkorb und Kopf sind in der Körperlängsachse eingeordnet und nach vorne geneigt. Die Unterarme haben Kontakt mit der Bank, die Unterarmlängsachse zeigt nach vorne. Die Ellenbogen sind leicht flektiert, die Handflächen schauen nach unten.

Bewegungsauftrag. Die Übung beginnt mit einer Trippelphase. Alternierend soll der Druck unter dem rechten und linken Unterarm mehrmals zunehmen bzw. wieder abnehmen. Danach wird die Druckzunahme unter dem linken Unterarm gehalten. Die rechte Hand bewegt sich nun neben die rechte Schulter, die Handinnenfläche ist der Schulter zugewandt. Die Ellenbogenspitze steht genauso hoch wie die Hand. Der Brustkorb bewegt sich nicht. Diese Stellung etwas halten, dann zurück in die Ausgangsstellung und erneut eine Trippelphase beginnen. Anschließend den Druck unter dem rechten Unterarm halten und den Bewegungsauftrag mit dem linken Arm durchführen.

Kontrollkriterien

- Beide Fersen behalten Bodenkontakt, die Füße bleiben unter den Knien stehen.
- Der Abstand zwischen den Kniegelenken verändert sich nicht.

- Gleich bleibende Abstände bestehen zwischen:
  - Bauchnabel – Sternum,
  - Sternum – Incisura jugularis,
  - Incisura jugularis – Kinnspitze.
- Die Stellung des Brustkorbs bleibt unverändert. (Der frontotransversale Brustkorbdurchmesser bleibt parallel zur Spinaverbindung des Beckens.)

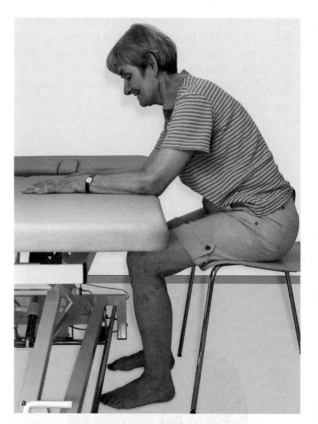

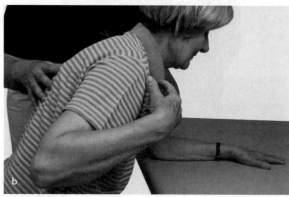

◨ **Abb. 5.103 a, b.** Übung »4-Füßler im Sitz«. **a** Ausgangsstellung. Die Übung beginnt mit einem alternierenden Druckwechsel zwischen rechtem und linkem Unterarm. **b** Die Druckzunahme unter dem linken Unterarm wird gehalten, während der rechte Ellenbogen nach hinten/oben und die rechte Hand zur Schulter geführt wird. Der Brustkorb darf seine Stellung nicht verändern

Variationsmöglichkeiten

Erschwerung:

- Es kann eine vermehrte Vorneigung der Körperlängsachse gewählt werden. Der Sitz ist dazu weiter von der Bank entfernt, oder die Bank wird tiefer eingestellt.

Erleichterung:

- Es wird nur eine geringe Vorneigung der Körperlängsachse gewählt.

Therapieziel: Erhalten der Koordinationsfähigkeit Niveau Fuss bds.

- Übung: »Kreiselschaukel« (🔲 Abb. 5.104)
  (Bertram 2010)

Ausgangsstellung. Aufrechter Sitz auf einer leicht erhöhten Behandlungsbank. Die Oberschenkel haben dorsalen Kontakt mit der Behandlungsbank. Die Hüftgelenke stehen wenig höher als die Kniegelenke. Die Füße stehen unter den Kniegelenken auf einem horizontal stehenden Kreisel (Bertram-Kreisel). Die Zehenspitzen schauen nach vorne. Die Murmel des Kreisels steht auf Zwölf.

Bewegungsauftrag. Die Patientin soll den Kreisel mit den Füßen alternierend nach vorne/unten bzw. hinten/unten bewegen. Die Murmel soll dabei ihre Stellung nicht verlieren.

Kontrollkriterien

- Der aufrechte Sitz wird beibehalten.
- Die Kniegelenke sind räumlicher Fixpunkt. Sie werden von der Bewegung nicht erfasst. Der Abstand zwischen den Kniegelenken bleibt unverändert.
- Die Fußsohlen bleiben ganzflächig auf dem Kreisel.
- Die Zehen krallen nicht.

Variationsmöglichkeiten

- Anstelle der Schaukelbewegung kann auch eine Kreisbewegung gefordert werden. Die Murmel soll nun in der Rille des Kreisels möglichst langsam, aber ohne

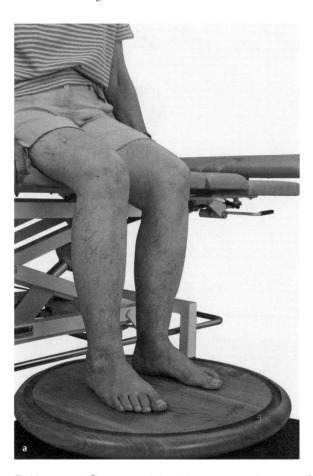 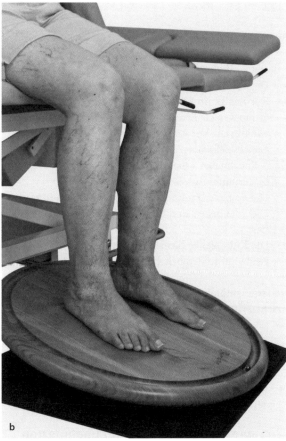

🔲 Abb. 5.104 a, b. Übung »Kreiselschaukel«. a Ausgangsstellung. Die Füße stehen auf einem horizontal stehenden Kreisel mit Rille (Bertram-Kreisel). In der Rille liegt eine Murmel. Stellt man sich den Kreisel als Uhr vor, so liegt die Murmel auf Zwölf-Uhr. b Der Kreisel soll mit den Füßen vorsichtig abwechselnd nach vorne bzw. hinten gekippt werden. Die Murmel darf ihre Zwölf-Uhr-Position nicht verlassen

Unterbrechung im Uhrzeiger-/Gegenuhrzeigersinn rollen. Dabei beschreiben die Füße eine Kreisbewegung.
— Steht kein Kreisel zur Verfügung, kann die Übung auch mit einem Luftkissen durchgeführt werden.

Therapieziel: Verbessern der Gleichgewichtsreaktionen im Stand durch verbesserte Dissoziation zwischen Becken und Brustkorb

■ Übung: »Gangtypischer Armpendel« (◻ Abb. 5.105)

Ausgangstellung. Aufrechter Stand in Schrittstellung. Beide Fußsohlen haben Bodenkontakt und stehen in einer leichten Divergenz. Die Kniegelenke sind leicht flektiert, die Kniespitze schaut in dieselbe Richtung wie die gleichseitigen Zehenspitzen. Becken Brustkorb und Kopf sind übereinander eingeordnet. Die Arme hängen frei.

Bewegungsauftrag. Mit den Armen soll ein aktiver gegensinniger Armpendel in zügigem Tempo durchgeführt werden. Die reaktive gegensinnige Drehung des Beckens soll zuerst zugelassen und danach aktiv verstärkt werden. Der Brustkorb darf von der weiterlaufenden Beckenbewegung nicht erfasst werden.

Kontrollkriterien
— Becken, Brustkorb und Kopf bleiben übereinander eingeordnet.
— Der Blick bleibt nach vorne gerichtet.
— Der Brustkorb ist räumlicher Fixpunkt. (Der frontotransversale Brustkorbdurchmesser bleibt rechtwinklig zur Vorwärtsrichtung.)
— Gleich bleibende Abstände bestehen zwischen:
  – Bauchnabel – Sternum,
  – Sternum – Inscisura jugularis.
— Die Spinaverbindung des Beckens bleibt horizontal.
— Die Ellenbogen sind in deblockierter Stellung stabilisiert.
— Die Kniegelenke bleiben leicht flektiert.
— Beide Fußsohlen behalten Bodenkontakt.

Variationsmöglichkeiten
Erschwerung:
— Die Ausgangsstellung kann auf einer weiche Matte zusätzlich labilisiert werden.

Erleichterung:
— Anstelle der Schrittstellung kann der Parallelstand gewählt werden.

Therapieziel: Verhindern der Zunahme von Bein- bzw. Fußödemen

Nach ärztlicher Abklärung liegt ein Phlebödem vor. Die Patientin hat nun ärztlich verordnete Kompressions-

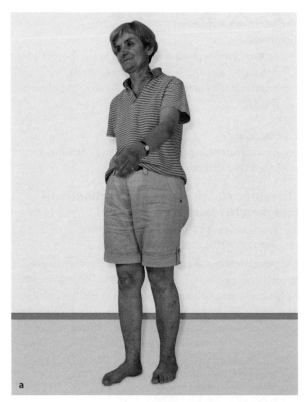

a

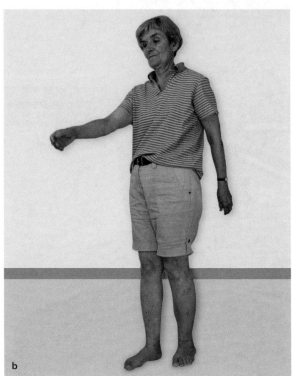

b

◻ **Abb. 5.105 a, b.** Übung »Gangtypischer Armpendel«. Während eines aktiven gangtypischen Armpendels soll eine gegensinnige Beckendrehung, ohne weiterlaufende Brustkorbdrehung, aktiv betont werden

strümpfe. In der Therapie wurden ihr zudem **Lagerungen zur Entstauung** gezeigt, welche die Patientin zu Hause regelmäßig einnehmen soll.

Therapieziel: Abklärung unterstützender Hilfsmittel

- Fußheberschiene

Das Hängenbleiben des rechten Fußes stellt ein Sturzrisiko dar. Frau H. versucht dies im spontanen Bewegungsverhalten über eine vermehrte Hüftflexion zu kompensieren. Da dafür die noch vorhandene selektive Kraft der Hüftgelenkflexoren nicht mehr ausreichend ist, wird pathologischer Tonus genutzt. Dies führt reziprok zu einer Zunahme der zentralen Schwächen im Niveau Hüftgelenk, aber auch im Niveau Fuß.

Der **Foot up** als Fußheberhilfe bietet zu wenig Unterstützung. Zusammen mit Frau H. wurde deshalb die Notwendigkeit einer festeren Fußheberorthese besprochen. Die Wahl fiel auf eine **Thönissen Support** (◘ Abb. 5.106), welche die Fußheberschwäche gut unterstützt, beim Treppensteigen jedoch weniger behindernd ist als eine höher greifende Fußheberschiene.

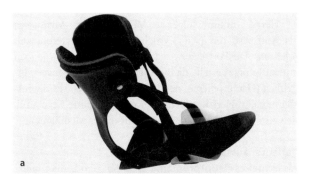
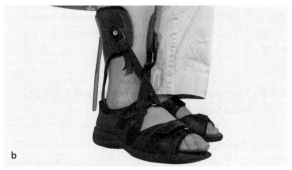

◘ **Abb. 5.106 a, b.** Fußheberorthese (Thönissen Support), die in einen Schuh eingelegt werden kann

5.4 Herr L.: Patient mit primären Tonusproblemen der oberen Extremität

5.4.1 Anamnese

Herr L. ist **62 Jahre** alt. Die Diagnose der MS wurde vor 13 Jahren gestellt. Erste Symptome waren Schmerzen im linken Arm. Später traten Unsicherheiten im Gehen sowie ein Tremor in der rechten Hand auf. Letzteres führte zu zunehmenden **Schwierigkeiten beim Schreiben**. Als Bankangestellter am Schalter war Herr L. dadurch zunehmend behindert, so dass er **frühzeitig pensioniert** wurde.

Herr L. wohnt zusammen mit seiner Frau (ebenfalls pensioniert) in einer **rollstuhlgängigen Wohnung**. Das Haus hat einen Lift. Bei der Körperpflege ist Herr L. noch selbständig. Haushaltsaufgaben übernimmt seine Frau.

In seiner Freizeit ist Herr L. gerne am Computer. Das Trommeln musste er leider aufgeben. **Aktivitäten außer Haus** sind nach eigenen Angaben von Herrn L. eher selten. Durch seine sichtbare Behinderung geniert er sich in der Öffentlichkeit und möchte auch für Drittpersonen, wie er selbst sagt, kein »Hemmschuh« sein.

Herr L. kommt seit 10 Jahren zur ambulanten Physiotherapie. Zu Beginn wurde auch Hippotherapie durchgeführt. Diese musste jedoch vor 3 Jahren aufgrund plötzlich auftretender Panikattacken abgesetzt werden. Zur Zeit kommt Herr L. jeweils einmal wöchentlich zur **Einzel- und Gruppentherapie**.

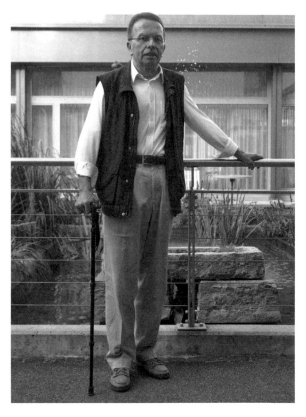

◘ **Abb. 5.107.** Vorstellung von Herrn L., MS-betroffen

5

Herr L. nimmt folgende **Medikamente**: Mydocalm als Antispastikum (seit 3 Wochen) und Interferon (seit 6 Jahren). Die Fortsetzung der Interferontherapie ist jedoch zurzeit infrage gestellt, da die Toleranz der Spritzenverträglichkeit (Hautprobleme) deutlich abnimmt. Als Antidepressivum nahm Herr L. zudem über mehrere Jahre Lexotamil. Seit einigen Wochen verzichtet er auf dieses Medikament.

Patientenaussage
Als **aktuelles Hauptproblem** beschreibt Herr L. die zunehmende Einschränkung der Funktion seines rechten Arms. Alltägliche Tätigkeiten wie Zähneputzen, Rasieren oder Über-Kopf-Aktivitäten können nur noch links ausgeführt werden.

5.4.2 Prozess: Untersuchung und Clinical Reasoning

Clinical Reasoning. Während der anamnestischen Befragung sitzt der Patient mit vermehrter Belastung links. Der rechte Arm wirkt verkrampft und etwas leblos (❑ Abb. 5.108). Für einen ersten Eindruck der Tonusver-

hältnisse soll deshalb zuerst der Trömner-Reflex untersucht werden.

Fazit
Der rechte Arm wirkt verkrampft und etwas leblos.
→ **Tonusprüfung der OE**

Untersuchung. Im Sitz: Auslösung des Trömner-Reflexes beidseits.

Ergebnis. Der Trömner-Reflex ist rechts deutlich lebhafter als links.

Clinical Reasoning. Der Trömner-Reflex zeigt eine pathologisch erhöhte Reflexaktivität der rechten oberen Extremität. Um die Auswirkung im Bewegungsverhalten zu beurteilen, wird der Patient nun aufgefordert, sein T-Shirt auszuziehen und sich auf den Rücken zu legen (❑ Abb. 5.109).

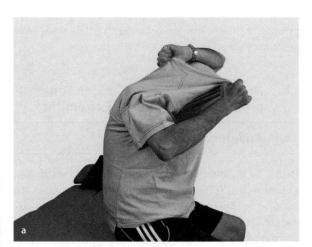

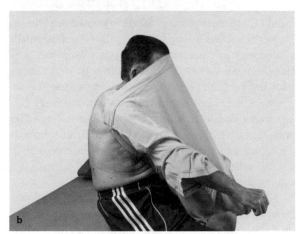

❑ **Abb. 5.108.** Spontaner Sitz. Der rechte Arm wirkt verkrampft und »leblos«

❑ **Abb. 5.109 a, b.** Prüfung einer ADL-Funktion. **a** Selbständiges Ausziehen des T-Shirts. **b** Im rechten Arm zeigt sich eine unkontrollierte Steckung im Sinne eines spastischen Automatismus

Fazit

Der Trömner-Reflex ist positiv.

→ **Beobachtung einer Aktivität, um die Auswirkung des pathologischenTonus auf das Bewegungsverhalten zu beurteilen**

Ergebnis. Beim Ausziehen des T-Shirts fällt zuerst eine gute Fingergeschicklichkeit auf. Wird der rechte Arm aber vermehrt in die Bewegung miteinbezogen, zeigt sich eine unkontrollierte Extension im Ellenbogen. Während des Lagewechsels kann wieder eine gute spontane Stützaktivität beobachtet werden. Sobald der Patient die liegende Position eingenommen hat, nimmt die Spannung des Arms wieder erheblich zu. Das rechte Handgelenk bleibt in Flexionsstellung und findet keinen Kontakt mit der Unterlage (◘ Abb. 5.110).

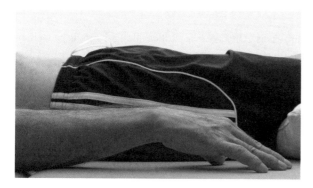

◘ **Abb. 5.110.** In Rückenlage bleibt im Arm eine hohe Spannung. Das Handgelenk findet keinen Kontakt mit der Unterlage

Clinical Reasoning. In der Stützaktivität bzw. bei der Fingerkoordination scheint die Willkürmotorik spontan gut abrufbar zu sein. Die unkontrollierte Extensionsbewegung im Ellenbogen, ausgelöst durch die Bewegungen gegen die Schwerkraft, ist Zeichen einer pathologischen Tonuserhöhung im Sinne der Spastizität. Dies wirft die Frage eventueller zentraler Schwächen in der Schultergelenkmuskulatur auf. Die Fixierung der Handgelenkstellung in Ruhestellung könnte durch die Schwierigkeit des bewussten Loslassens bedingt sein. Dies soll bei der Prüfung der passiven Beweglichkeit mit beurteilt werden.

Fazit

Bei Armbewegungen gegen die Schwerkraft werden unkontrollierte Extensionsbewegungen im Arm beobachtet.

→ **Prüfung von Kraft und Beweglichkeit im Schultergelenk**

Untersuchung. In RL: Beurteilung der passiven Beweglichkeit im rechten Arm (◘ Abb. 5.111).

Ergebnis. Die passive Beweglichkeit im HSG ist in Flexion und Abduktion deutlich eingeschränkt. Es liegt ein weicher Stopp vor. Dorsolateral am Oberarm tritt ein ziehender Schmerz auf.

Ellenbogen, Unterarm, Hand- und Fingergelenke sind frei. Der Patient hat auffallend große Mühe, das Gewicht des Arms abzugeben. Er wirkt angespannt. Angst vor eventuell aufkommenden Schmerzen wird deutlich.

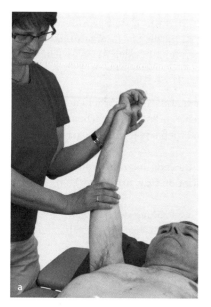
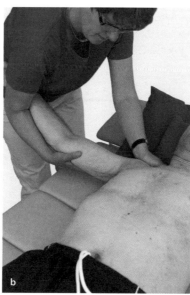

◘ **Abb. 5.111 a, b.** Die passive Beweglichkeit im Humeroskapulargelenk ist in Flexion und Abduktion deutlich eingeschränkt

5

Fazit
Die Beweglichkeit im Schultergelenk ist in Flexion und Extension leicht eingeschränkt. Angst vor evt. aufkommendem Schmerz ist gut erkennbar.
→ **Prüfung des passiven skapulären Gleitens**

Clinical Reasoning. Der deutliche muskuläre Hypertonus wird durch die Bewegungsangst des Patienten sicher verstärkt. Anamnestisch nannte der Patient zu Beginn der Krankheit einen Tremor im Arm, welcher heute nicht mehr beobachtet werden kann. Dies lässt auf Koordinationsprobleme schließen, welche nun über mehrere Jahre über muskuläre Fixationen kompensiert wurden und die heutigen Kontrakturen im HSG verursachen. Abzuklären ist nun auch eine mögliche Einschränkung der passiven Beweglichkeit im Niveau Skapula, welche wesentlich für die erschwerten Über-Kopf-Bewegungen mitverantwortlich sein könnte.

Untersuchung. In SL: Skapuläres Gleiten (■ Abb. 5.112).

Ergebnis. Die Skapula ist muskulär sehr stark fixiert. Passiv lässt der Patient kaum Bewegungen zu. Über ein sehr behutsames aktiv-assistives Bewegen kann die Fixation etwas gelöst werden. Der mediale Skapularand ist stark druckdolent und lässt eine Dehnung des M. subscapularis nicht zu.

Clinical Reasoning. Das skapuläre Gleiten ist durch ausgeprägte muskuläre Fixation stark eingeschränkt. Dass die Fixation mit aktiv-assistiver Bewegung verringert werden kann, deutet auf aktive kompensatorische Fixationen hin, und weniger auf Fixationen durch pathologisch erhöhten Tonus im Sinne der Spastizität. Durch zusätzliche Paresen im Niveau Schultergelenk könnte aber im Bewegungsverhalten immer auch wieder pathologischer Tonus genutzt werden, welcher seinerseits die aktiven Fixationen noch verstärkt.

Fazit
Das skapuläre Gleiten ist durch ausgeprägte muskuläre Fixation stark eingeschränkt.
→ **Prüfung der selektiven Kraft der Schultergelenkmuskulatur**

Untersuchung. Im Sitz: Prüfung der Kraft der Flexoren, Extensoren und Abduktoren im HSG. Als Anpassung wird die Kraft in der **aktuellen Ruhestellung** des HSG gegen Widerstand untersucht (■ Abb. 5.113). Diese Anpassung der Muskelkraftprüfung ist notwendig, da der Oberarm wegen der ausgeprägten muskulären Fixationen nicht ohne unerwünschte weiterlaufende Bewegung des

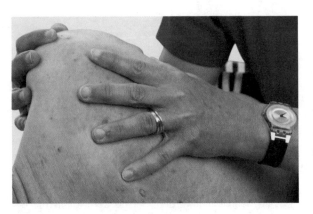

■ **Abb. 5.112.** Das skapuläre Gleiten ist durch eine ausgeprägte muskuläre Fixation deutlich eingeschränkt

Schultergürtels in Mittelstellung bzgl. Flexion, Extension und Abduktion gebracht werden kann.

Ergebnis. Die aktuelle Ruhestellung kann gegen einen mittleren Widerstand in Extension gut gehalten werden. Einem mittleren Widerstand in Flexion bzw. Abduktion gibt der Patient hingegen nach, und eine weiterlaufende Elevation des Schultergürtels muss beobachtet werden.

Clinical Reasoning. Widerstand ist für Koordinationsprobleme eine Hilfe. Trotzdem kann der Widerstand in die Flexion bzw. Abduktion nicht gehalten werden. Dies muss durch zusätzliche zentrale Paresen des M. deltoideus pars acromialis und pars clavicularis erklärt werden. Es ist davon auszugehen, dass auch bei der Schulterblattmuskulatur zentrale Paresen vorliegen. Ein selektiver Muskeltest ist aufgrund der ausgeprägten Fixationen jedoch zum jetzigen Zeitpunkt nicht möglich. Im Folgenden soll aber die Beweglichkeit der Brustwirbelsäule geprüft werden, da diese Voraussetzung ist für die Stabilisationsfunktion und die damit verbundenen funktionellen Armaktivitäten.

Fazit
Die Kraft für Flexion und Abduktion im Schultergelenk ist vermindert. Eine weitergehende Prüfung der Schulterblattmuskulatur ist wegen der ausgeprägten muskulären Fixationen nicht möglich.
→ **Prüfung der BWS-Beweglichkeit, als Voraussetzung für gute BWS-Stabilisation bzw. Armaktivitäten**

Untersuchung. Im Sitz: Prüfung der passiven Beweglichkeit der BWS in Flexion, Extension, Lateralflexion und Rotation (■ Abb. 5.114).

Ergebnis. Flexion: Einschränkung in der mittleren BWS; Extension: Einschränkung in der mittleren und oberen

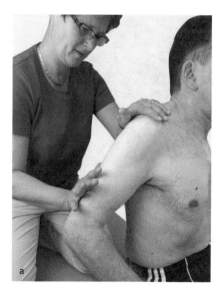

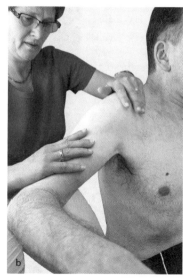

Abb. 5.113 a, b. Angepasste selektive Kraftprüfung. **a** Bei leichtem Widerstand in der aktuellen Ruhestellung in Extension des Humeroskapulargelenks kann die Stellung des Arms gehalten werden. **b** Leichter Widerstand in der aktuellen Ruhestellung in Abduktion führt zu einem Absinken des Arms und zu einer nicht erwünschten Elevation des Schultergürtels.

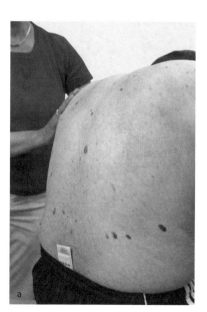

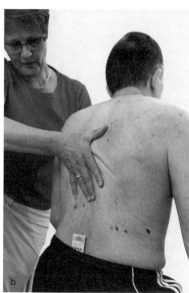

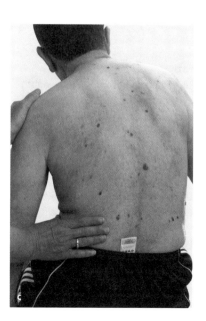

Abb. 5.114 a-c. Prüfung der passiven BWS- und LWS-Beweglichkeit. **a** Die passive Beweglichkeit von BWS und LWS in Flexion ist deutlich eingeschränkt. **b** Mittlere und obere BWS zeigen eine deutliche Einschränkung in Extension. **c** Deutliche Einschränkung der links-konkaven Lateralflexion der BWS mit Knick im thorakolumbalen Übergang

BWS; Lateralflexion rechts-konkav: deutliche Einschränkung in der oberen und unteren BWS, Knick in der mittleren BWS (Höhe Th8); Lateralflexion links-konkav: deutliche Einschränkung in der gesamten BWS, Knick im lumbothorakalen Übergang.

Bei der Inspektion fällt zudem ein paravertebraler Hartspann in Höhe der unteren BWS auf, rechts>links.

Clinical Reasoning. Die deutlichen Einschränkungen der passiven BWS-Beweglichkeit lassen keine funktionelle Stabilisation zu und beeinträchtigen dadurch wesentlich die funktionellen Armaktivitäten. Wichtig ist noch abzuklären, ob weiterführend auch die HWS in ihrer Beweglichkeit eingeschränkt ist.

Fazit

Deutliche Einschränkungen der passiven BWS-Beweglichkeit lassen keine funktionelle Stabilisation zu und beeinträchtigen dadurch wesentlich die funktionellen Armaktivitäten.

→ **Prüfung der HWS-Beweglichkeit**

Untersuchung. Im Sitz: Prüfung der passiven HWS-Beweglichkeit (◘ Abb. 5.115).

Ergebnis. Lateralflexion : beidseits stark eingeschränkt; Flexion: Einschränkung in der oberen HWS und in den Kopfgelenken, untere HWS o.B.; Extension: unauffällig; Rotation: beidseits eingeschränkt, positiv>negativ.

Clinical Reasoning. Die Einschränkungen der HWS-Beweglichkeit verhindern selektive Kopfbewegungen und tragen ihrerseits zu zervikalen Verspannungen und damit zu Einschränkungen funktioneller Armbewegungen bei.

Die vom Patienten beschriebenen Schwierigkeiten bei alltäglichen Tätigkeiten wie Zähneputzen oder Rasieren lassen sich durch die Untersuchungsergebnisse im proximalen Schulter-Arm-Bereich bzw. im Rumpf (BWS/HWS) durchaus erklären. Allerdings könnten auch distale Koordinations- bzw. Kraftdefizite mitverantwortlich sein. Daher soll die Koordinationsfähigkeit der Finger/Hand noch geprüft werden.

Fazit
Einschränkungen der HWS-Beweglichkeit verhindern selektive Kopfbewegungen und führen zu zervikalen Verspannungen und damit zu Einschränkungen funktioneller Armbewegungen.
→ **Prüfung der Koordinationsfähigkeit von Fingern und Hand**

Untersuchung. Im Sitz: Prüfung der Feinmotorik von Fingern und Handgelenk rechts (◘ Abb. 5.116).

Ergebnis. Das Taktklopfen erfolgt rhythmisch und ohne sichtbar große Anstrengung. Die Fingerfeinmotorik erfordert mehr Konzentration und ist verlangsamt.

Clinical Reasoning. Distal können diskrete Koordinationsstörungen nachgewiesen werden. Es stellt sich somit die Frage, ob die Greiffunktion dadurch beeinträchtigt ist.

Fazit
Distal können diskrete Koordinationsstörungen nachgewiesen werden.
→ **Prüfung der Greiffunktion**

Untersuchung. Im Sitz: Prüfung des Lumbrikalgriffs rechts (◘ Abb. 5.117).

Ergebnis. Die dorsalextensorische Widerlagerung im Handgelenk ist gut. Bei den Fingern zeigt sich eine Schwäche des M. extensor indicis.

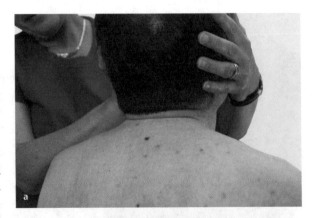
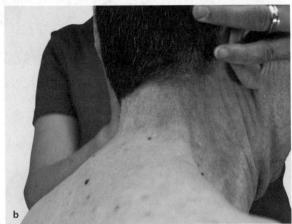
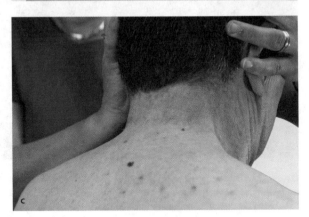

◘ **Abb. 5.115 a-c.** Prüfung der passiven HWS-Beweglichkeit. **a, b** Rotation und Lateralflexion der HWS sind beidseits deutlich eingeschränkt. **c** Einschränkung der Flexionsbewegung in der oberen HWS und den Kopfgelenken

Clinical Reasoning. Koordination und Kraft sind distal diskret betroffen, für die Greiffunktion aber sicher ausreichend. Ausschlaggebend für die Funktion ist aber auch die Oberflächensensibilität der Handinnenfläche, welche im Folgenden geprüft werden soll.

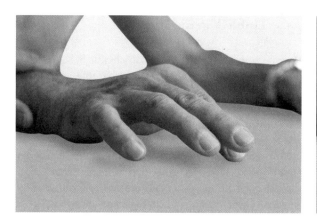
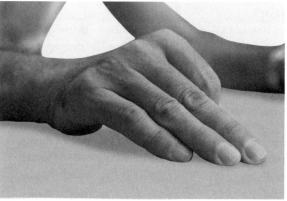

Abb. 5.116. Die feinmotorische Fingerbewegung erfordert viel Konzentration und ist verlangsamt

Abb. 5.117. Im Lumbrikalgriff zeigt sich eine Schwäche des M. extensor indicis

Fazit
Koordination und Kraft sind distal diskret betroffen, für die Greiffunktion aber ausreichend.
→ **Prüfung der Oberflächensensibilität der Handinnenfläche**

Untersuchung. Im Sitz: Prüfung der Berührungsempfindung in der Handinnenfläche.

Ergebnis. Die Berührungsempfindung ist seitengleich und unauffällig.

Clinical Reasoning. Die Greiffunktion ist durch diskrete Koordinationsschwierigkeiten leicht beeinträchtigt, funktionell aber noch kontrolliert.

Da für Rasieren und Zähneputzen auch Koordination und Beweglichkeit des Unterarms wichtig sind, soll abschließend noch die Pro- und Supinationsbewegung geprüft werden.

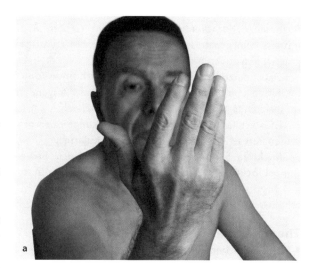

Fazit
Die Berührungsempfindung der Hand ist seitengleich und unauffällig.
→ **Prüfung der Pro- und Supinationsbewegung im Unterarm**

Untersuchung. Im Sitz: Prüfung der passiven und aktiven Pro- und Supination im Unterarm rechts (■ Abb. 5.118).

Ergebnis. Die passive Beweglichkeit ist frei. Eine aktive Pro-/Supinationsbewegung ist bei langsamem Tempo möglich. Bei zunehmender Geschwindigkeit zeigt sich eine Dysdiadochokinese.

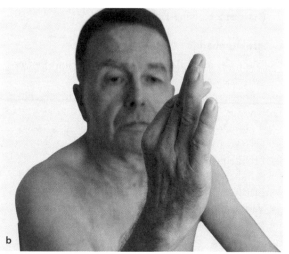

Abb. 5.118 a, b. Aktive Pro- und Supination im Unterarm. Bei zunehmender Geschwindigkeit zeigt sich eine Dysdiadochokinese

Fazit

Im **Unterarm** sind diskrete Koordinationsschwierigkeiten nachweisbar. Sie haben aber funktionell für die vom Patienten beschriebenen erschwerten Tätigkeiten keinen bestimmenden Einfluss.

Clinical Reasoning. Auch im Unterarm sind diskrete Koordinationsschwierigkeiten nachweisbar. Sie haben aber funktionell für die vom Patienten beschriebenen erschwerten Tätigkeiten keinen bestimmenden Einfluss. Es ist nun möglich, das individuelle Problem als Hypothese formulieren zu können.

5.4.3 Problemformulierung und Therapieziele

Problemanalyse

Beginnende **Koordinationsstörungen** im rechten Arm führten kompensatorisch über mehrere Jahre zu ausgeprägten Fixationen im Schultergürtel.

Dabei nutzt der Patient **pathologisch erhöhten Tonus** im Sinne von Kokontraktionen mit daraus folgenden spastischen Dystonien im Schulter-Arm-Bereich.

Dies verstärkt wiederum die Auswirkungen der **diskreten Paresen der proximalen Armmuskulatur.**

Reaktive Schmerzen führen so zu einer **Bewegungsblockade**, welche Fixationen und Verspannungen begünstigt und damit einen Teufelskreis aufrechterhält.

Therapieziele

- **Aktivitätsebene**
- Verbesserung funktioneller Armaktivitäten rechts (Assessment: Nine-Hole-Peg Test).

- **Strukturebene**
- Lösen der muskulären Verspannungen und Verbessern des skapulären Gleitens,
- Verbessern der passiven Beweglichkeit in folgenden Niveaus:
  - Humeroskapulargelenk,
  - HWS/BWS;
- Erhalten der selektiven Kraft der Schultergelenkflexoren/-abduktoren,
- Erhalten der Stabilisationsfähigkeit der BWS,
- Verbessern der Stützfunktion im rechten Arm,
- Verbessern der allgemeinen Entspannung.

5.4.4 Einblick in die Therapie

Herr L. kommt jeweils einmal wöchentlich zur Einzel- und Gruppentherapie: In der **Einzeltherapie** werden die beschriebenen Therapieziele auf Strukturebene verfolgt. In der **Gruppentherapie** hilft die Motivation der Gruppe, die Bewegungsblockaden abzubauen und damit den aktiven wie reaktiven Armeinsatz zu fördern.

Im Folgenden werden die Maßnahmen und/oder Übungsbeispiele zu den einzelnen Therapiezielen vorgestellt, welche für die Therapie mit Herrn L. ausgewählt wurden. Dazu gehören auch tägliche Übungen für zu Hause.

Therapieziel: Lösen der muskulären Verspannungen und Verbessern des skapulären Gleitens

- Mobilisierende Massage (nach Klein-Vogelbach) im TerapiMaster/Schlingentisch (◘ Abb. 5.119)

Ausgangsstellung. Bequeme Seitlage links. Das rechte, obere Bein ist in Hüft- und Kniegelenk deutlich angewinkelt und liegt vor dem linken Bein auf einem großen Lagerungskissen. Das linke, untere Bein ist ebenfalls wenig in Hüft- und Kniegelenk angewinkelt und liegt auf der Unterlage. Der rechte Arm wird mithilfe des TherapiMasters aufgehängt. Das HSG ist in leichter Flexionsstellung, bzgl. Rotation, Ab-/Adduktion in Nullstellung. Das Ellenbogengelenk ist flektiert, die Hand liegt in möglichst entspannter Stellung in der Schlinge (◘ Abb. 5.119 a).

Bewegungsausführung. Die Therapeutin bewegt mit ihrer rechten Hand die Skapula auf dem Brustkorb nach kranial/ventral bzw. kaudal. Dabei verschiebt sich der mediale Skapularand parallel zur Wirbelsäule. Während die Skapula bewegt wird, massiert die linke Hand der Therapeutin durch eine entgegengesetzte Bewegung die Muskulatur am medialen Skapularand (◘ Abb. 5.119 b).

Kontrollkriterien. Der Patient muss die geführte Bewegung zulassen können. Fällt dies schwer, kann der Patient zu Beginn aufgefordert werden, die gewünschte Verschiebung der Skapula aktiv mitzumachen. In einem zweiten Schritt versucht er, die nun bekannte Bewegung passiv zuzulassen, wobei die Therapeutin mit der linken Hand zu massieren beginnt.

Variationsmöglichkeiten. Die Skapulabewegung kann variiert werden: Die Therapeutin manipuliert beispielsweise mit der rechten Hand eine Drehung der Skapula, während sie mit der linken Hand von kaudal die dorsale und ventrale muskuläre Begrenzung der Axilla zwi-

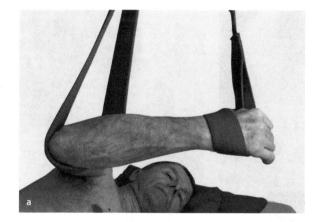

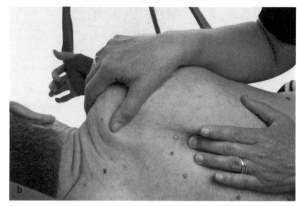

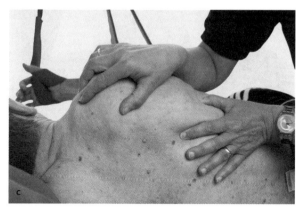

Abb. 5.119 a-c. Mobilisierende Massage am Schultergürtel. **a** Der rechte Arm ist mithilfe des TerapiMasters in entspannter Stellung aufgehängt. **b** Während die Skapula nach kranial/ventral bzw. kaudal verschoben wird, kann die Muskulatur entlang des medialen Skapularands in entgegengesetzter Richtung massiert werden. **c** Während der manipulierten Drehung der Skapula wird von kaudal die ventrale und dorsale muskuäre Begrenzung der Axilla in der gelockerten Bewegungsphase massiert

schen Daumen und Fingern fasst. Während der Bewegung der Skapula werden die Muskeln in der gelockerten Bewegungsphase quer zum Faserverlauf massiert (**Abb. 5.119 c).

Therapieziel: Verbessern der passiven Beweglichkeit im Niveau Skapula rechts

- **Mobilisation von proximal im Sitz (**Abb. 5.120)

Ausgangsstellung. Sitz auf einem Stuhl mit Luftkissen, vor einer Behandlungsbank. Die Hüftgelenke sind in leichter Abduktionsstellung. Die Füße stehen unter den Knien, die Fußohlen haben guten Bodenkontakt. Die Unterarme liegen verschränkt auf der Behandlungsbank (**Abb. 5.120 a, b).

Bewegungsauftrag. Der Patient wird aufgefordert, auf dem Luftkissen abwechselnd nach rechts bzw. links zu schaukeln. Die Brustwirbelsäule soll weiterlaufend ebenfalls lateralflexorisch mitbewegt werden. Die Unterarme bleiben ruhig liegen.

Kontrollkriterien
- Die Unterarme bleiben räumlicher Fixpunkt, die Hände bleiben entspannt.
- Der Abstand zwischen rechtem und linkem Kniegelenk verändert sich nicht. Die Kniegelenke weichen nicht nach medial ab.
- Beide Fußohlen behalten vollen Bodenkontakt. Die Fersen lösen sich nicht.

Variationsmöglichkeiten
- Hat der Patient Mühe, die Schaukelbewegung auf dem Luftkissen selbständig durchzuführen, so unterstützt die Therapeutin manipulativ die Bewegung. Sie umgreift von lateral den Brustkorb des Patienten und unterstützt die Translationsbewegungen des Brustkorbs (**Abb. 5.120 c).

Therapieziel: Verbessern der passiven Beweglichkeit im Humeroskapulargelenk in Flexion

- **Widerlagernde Mobilisation (nach Klein-Vogelbach) im TerapiMaster/Schlingentisch (**Abb. 5.121)

Ausgangsstellung. Bequeme Seitlage links. Das rechte, obere Bein ist in Hüft- und Kniegelenk deutlich angewinkelt und liegt vor dem linken Bein auf einem großen Lagerungskissen. Das linke, untere Bein ist ebenfalls wenig in Hüft- und Kniegelenk angewinkelt und liegt auf der Unterlage. Der rechte Arm wird mithilfe des TherapiMasters aufgehängt. Das HSG ist in leichter Flexionsstellung, bzgl. Rotation und Ab-/Adduktion in Nullstellung. Das Ellenbogengelenk ist flektiert, die Hand liegt in möglichst entspannter Stellung in der Schlinge (**Abb. 5.121 a).

Bewegungsausführung. Proximaler Hebel (Skapula) und distaler Hebel (Oberarm) sollen widerlagernd bis an die Endstellung der gewünschten Bewegungskom-

5

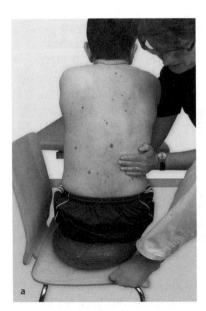
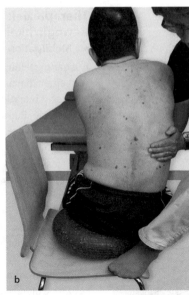
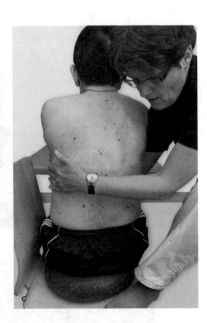

Abb. 5.120 a–c. Verbesserung des skapulären Gleitens. **a** Sitz auf einem Luftkissen als Ausgangsstellung zur Mobilisation der Skapula von proximal. **b** Der Patient führt zur Mobilisation eine aktive Schaukelbewegung nach rechts durch und lässt bewusst eine weiterlaufende Bewegung in der BWS zu. **c** Die Therapeutin unterstützt die Translationsbewegung des Brustkorbs nach rechts

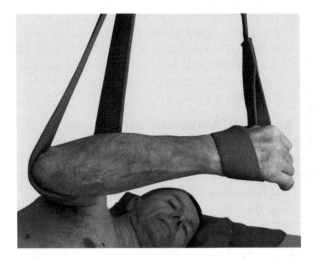
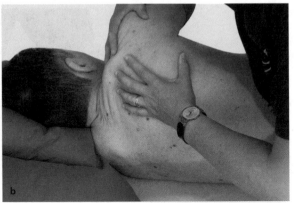
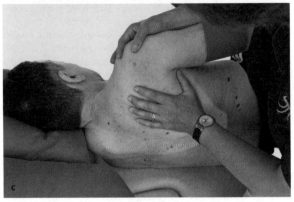

Abb. 5.121 a–c. Widerlagernde Mobilisation im Humeroskapulargelenk. **a** Ausgangsstellung. **b** Widerlagernde Mobilisation der Flexion. Skapula und Oberarm werden in eine endgradige Flexionsstellung im Humeroskapulargelenk gebracht. **c** Widerlagernde Mobilisation der Extension. Skapula und Oberarm werden in eine endgradige Extensionsstellung im Humeroskapulargelenk gebracht

ponente bewegt werden. Die Therapeutin führt zuerst mit der Skapula eine Flexionsbewegung im HSG durch. Sie verschiebt die Skapula parallel zur Wirbelsäule auf dem Brustkorb nach kranial/ventral. Am Ende der Skapulabewegung wird, ohne Rückbewegung der Skapula, der Oberarm flexorisch im HSG nach kranial bis zur möglichen Endstellung bewegt. In dieser Stellung kurz verweilen, und dann Skapula und Oberarm wieder zurückgleiten lassen. Mobilisationsbewegung mehrmals wiederholen (⬛ Abb. 5.121 b, c).

Kontrollkriterien

― Arm und Hand bleiben entspannt.
― Der Patient verspürt einen ziehenden, keinen stechenden Dehnschmerz.
― Die Seitlage bleibt unverändert.

Variationsmöglichkeiten

― Die Technik der widerlagernden Mobilisation kann aus Seitlage auch für die übrigen Bewegungskomponenten im HSG ausgeführt werden.

Therapieziel: Verbessern der rotatorischen Beweglichkeit in der HWS

■ Hubarme BWS-Rotation mit abgestütztem Kopf (⬛ Abb. 5.122)

Ausgangsstellung. Sitz auf einem Stuhl/Hocker ohne Rückenlehne. Der Rücken ist der Wand zugewandt. Die Körperlängsachse ist leicht zurückgeneigt, so dass der Kopf dorsal mit der Wand Kontakt hat, nicht aber der Brustkorb. Die Hüftgelenke sind in leichter Abduktionsstellung. Die Füße stehen unter den Knien, die Fußohlen haben guten Bodenkontakt. Die Hände liegen verschränkt über dem Brustbein. Der Blick ist nach vorne gerichtet.

Bewegungsauftrag. Der Brustkorb soll rhythmisch alternierend nach rechts/links drehen. Der Kopf wird von der weiterlaufenden Bewegung nicht erfasst. Die Übung 10- bis 15-mal wiederholen.

Kontrollkriterien

― Der Kopf ist räumlicher Fixpunkt. Der Blick bleibt nach vorne gerichtet.

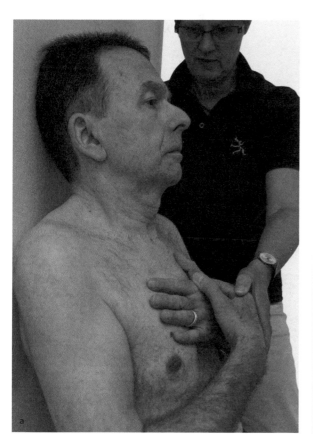
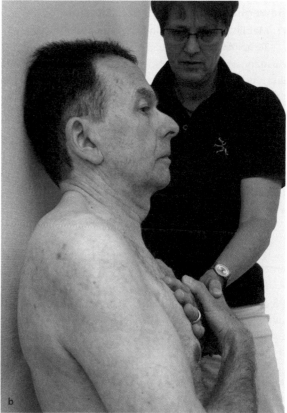

⬛ **Abb. 5.122 a, b.** Hubarme Rotation der BWS. **a** Ausgangsstellung: Leichte Rückneigung von Becken und Brustkorb. Der Kopf ist an der Wand angelehnt, der Brustkorb hat keinen Kontakt. **b** Der Patient wird aufgefordert, den Brustkorb rhythmisch alternierend nach rechts und links zu drehen

5

- Der Schultergürtel bleibt entspannt auf dem Brustkorb liegen. Rechtes und linkes Akromion bewegen sich nicht nach kranial.
- Die Hände liegen entspannt über dem Brustbein.
- Der Flexionswinkel in den Hüftgelenken bleibt unverändert. Das Becken weicht nicht nach hinten aus.
- Der Abstand zwischen rechtem und linkem Kniegelenk verändert sich nicht. Die Kniegelenke weichen nicht nach medial ab.
- Beide Fußsohlen behalten vollen Bodenkontakt. Die Fersen lösen sich nicht.
- Die Ruheatmung wird beibehalten.

Variationsmöglichkeiten
- Anstelle der Brustkorbrotation kann eine Schaukelbewegung, lateralflexorisch in der BWS durchgeführt werden. Dabei kommt es von proximal zu einer lateralflexorischen Mobilisation in der HWS.
- Anstelle der Rückneigung wird in der Ausgangsstellung eine Vorneigung der Körperlängsachse gewählt. Der Kopf hat mit der Stirnseite Kontakt zur Wand.

Therapieziel: Verbessern der passiven Beweglichkeit der BWS in Extension

- **Mobilisation der BWS in Extension mithilfe des TerapiMasters (◱ Abb. 5.123)**

Ausgangsstellung. Der Patient sitzt mit Fuß-Bodenkontakt auf einem Stuhl. Die Unterarme sind verschränkt und liegen bequem in einer ventral aufgehängten Schlinge (◱ Abb. 5.123 a).

Bewegungsauftrag. Der Therapeut manipuliert Schaukelbewegungen der Schlinge, vor und zurück. Der Patient wird aufgefordert, mit seinen Armen der Bewegung zu folgen und folgende Bewegungsausschläge der BWS bewusst zu betonen:
- BWS-Extension mit der Schaukelbewegung nach vorne,
- BWS-Flexion mit der Schaukelbewegung zurück.

Gleichzeitig hilft der Therapeut mit leichtem manipulierendem Druck dorsal an den Spinosi in Höhe des zu mobilisierenden BWS-Abschnitts für die Mobilisation in Extension bzw. am Sternum für die Mobilisation in Flexion (◱ Abb. 5.123 b).

Kontrollkriterien
- Rechte und linke Ferse bzw. Fußsohlen behalten Bodenkontakt.
- Die Kniegelenke bleiben räumlicher Fixpunkt. Ihr Abstand zueinander verändert sich nicht.

- Der Blick bleibt nach vorne gerichtet. (Kein Hängenlassen des Kopfes!)
- Die Atmung wird nicht angehalten.

> **Wichtig**
>
> Zur **Verbesserung der passiven Gelenkbeweglichkeit** können bei MS-Patienten viele Gelenk- und Weichteiltechniken der Manuellen Therapie mit gutem Erfolg angewendet werden. Die Auswahl richtet sich dabei sicherlich nach der Ausbildung der behandelnden Therapeutin.

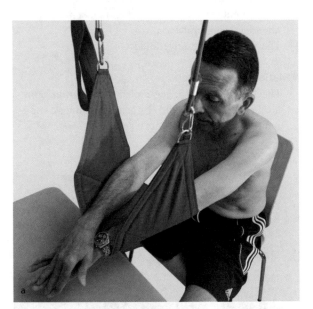

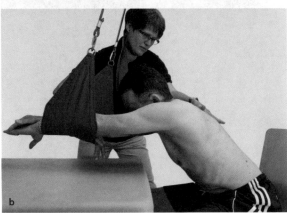

◱ **Abb. 5.123 a, b.** Mobilisation der BWS in Extension. **a** Ausgangsstellung. Die Arme liegen bequem in einer aufgehängten Schlinge des TerapiMasters. **b** Während der Schaukelbewegung der Schlinge nach vorne wird der Patient aufgefordert, der Bewegung mit seinen Armen zu folgen und in der BWS die Extensionsbewegung bewusst zu betonen. Die Therapeutin hilft mit leicht manipulierendem Druck in Höhe des zu mobilisierenden BWS-Abschnitts

Therapieziel: Erhalten der selektiven Kraft der Schultergelenkflexoren rechts

- Unterstützte Flexionsbewegung mit Pendelzug (◘ Abb. 5.124)

Ausgangsstellung. Sitz auf einem Stuhl, den Rücken einer geschlossenen Tür zugewandt. Die Hüftgelenke sind in leichter Abduktionsstellung. Die Füße haben Bodenkontakt. Rechte und linke Hand halten einen Pendelzug, welcher oben in der Tür befestigt wurde. Die rechte Hand liegt auf dem Oberschenkel, der linke Arm ist, entsprechend dem Zug des Pendelzugs, im Schultergelenk flektiert (◘ Abb. 5.124 a).

Bewegungsausführung. Der Patient wird aufgefordert, den rechten Arm nach vorne/oben, flexorisch im Schultergelenk, zu bewegen, während gleichzeitig die linke Hand langsam nach unten bewegt (◘ Abb. 5.124 b). Der Patient soll versuchen, die Bewegung des rechten Arms so aktiv wie möglich auszuführen, während der linke Arm nur unterstützend mithelfen soll. Danach wieder zurück in die Ausgangsstellung bewegen. Wenn möglich, 3- bis 5-mal wiederholen.

Kontrollkriterien
- Der Fuß-Bodenkontakt bleibt erhalten.
- Der Abstand zwischen den Kniegelenken bleibt unverändert.
- Der Rücken behält dorsal Kontakt mit der Stuhllehne.

- Die Schultern werden nicht hochgezogen. Abstand Akromion – Ohr bleibt unverändert.
- Der frontotransversale Brustkorbdurchmesser bleibt horizontal.
- Der Griff am Pendelzug ist möglichst locker.

Variationsmöglichkeit
- Übungsdurchführung im Stand (◘ Abb. 5.124 c).

Therapieziel: Erhalten der selektiven Kraft der Schultergelenkabduktoren rechts

- »Schulterrolle«: Hubarme Abduktion mithilfe einer Rolle (◘ Abb. 5.125)

Ausgangsstellung. Aufrechter Sitz auf einem Stuhl, seitlich an einem Tisch. Die Hüftgelenke sind in leichter Abduktionsstellung. Die Füße haben Bodenkontakt. Rechter Unterarm und rechte Hand liegen mit ihrer volaren Seite auf einer nicht zu weichen Rolle. Der Oberarm ist im Schultergelenk leicht abduziert, bzgl. Flexion, Extension und Rotation in Nullstellung. Der Ellenbogen ist in Rechtwinkelstellung flektiert.

Bewegungsauftrag. Der Patient wird aufgefordert, die Rolle nach rechts rollen zu lassen, bis Unterarm und Hand nur noch mit ihrer radialen Seite leicht aufliegen. Die Schulter darf dabei nicht hochgezogen werden. In der Endstellung etwas bleiben und wieder zurück in die Ausgangsstellung rollen. Wenn möglich, 3- bis 5-mal wiederholen.

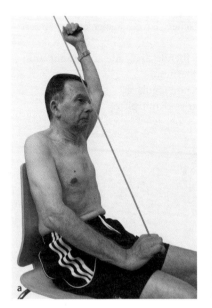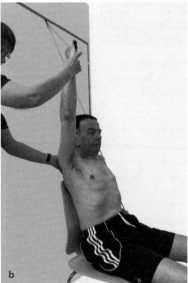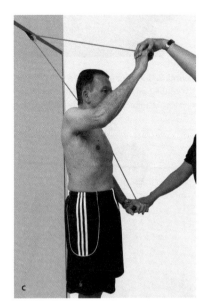

◘ **Abb. 5.124 a-c.** Training mit dem Pendelzug. **a** Ausgangsstellung zur unterstützten Flexionsbewegung. **b** Der Patient wird aufgefordert, mit dem rechten Arm eine Flexionsbewegung durchzuführen. Der linke Arm zieht gleichzeitig nach unten und unterstützt dadurch die Bewegung des rechten Arms. **c** Einsatz des Pendelzugs im Stand

5

Kontrollkriterien

- Der Abstand rechtes Akromion – rechtes Ohr wird nicht kleiner. (Kein aktives Hochziehen der Schulter rechts.)
- Der Brustkorb ist räumlicher Fixpunkt.
- Der frontotransversale Brustkorbdurchmesser bleibt horizontal.
- Die Rechtwinkelstellung im Ellenbogen bleibt erhalten.
- Die Finger der rechten Hand bleiben entspannt.
- Der Fuß-Bodenkontakt bleibt erhalten.
- Der Abstand zwischen den Kniegelenken bleibt unverändert.

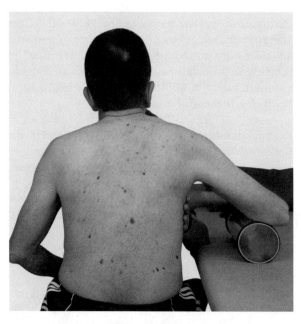

Abb. 5.125. Übung »Schulterrolle«. Übung zum selektiven Training der Abduktion im Schultergelenk. Der Unterarm soll sich, ohne Elevation des Schultergürtels, mit der Rolle nach rechts bewegen

Variationsmöglichkeiten

Erleichterung:

- Der Durchmesser der Rolle bzw. die Höhe des Tischs bestimmt das Ausmaß der Abduktion im HSG in der Ausgangsstellung.
- Der Rücken hat dorsal Kontakt zur Stuhllehne.

Erschwerung:

- Am Ende der Rollbewegung den Druck unter dem Unterarm bewusst verkleinern, eventuell den Kontakt mit der Rolle kurz aufgeben.

Therapieziel: Erhalten der Stabilisationsfähigkeit der BWS

- **Armvelo im freien Sitz**

Ausgangsstellung. Aufrechter Sitz auf einem Stuhl oder einer Bank vor einem Armvelo. Becken, Brustkorb und Kopf sind übereinander eingeordnet. Die Hüftgelenke sind in leichter Abduktionsstellung. Die Füße stehen unter den Kniegelenken, beide Fersen haben Bodenkontakt. Rechte und linke Hand umgreifen die Handkurbel des Armvelos. Der Schultergürtel liegt entspannt auf dem Brustkorb (■ Abb. 5.126 a).

Bewegungsauftrag. Mit regelmäßigen Umdrehungen soll der Patient mit den Armen pedalen. Der aufrechte, gut eingeordnete Sitz darf dabei nicht verloren gehen.

Kontrollkriterien

- Beide Fersen behalten Bodenkontakt, die Füße bleiben unter den Knien stehen.
- Der Abstand zwischen den Kniegelenken verändert sich nicht.
- Weitere gleich bleibende Abstände am Rumpf sind:
  - Bauchnabel – Sternum,
  - Sternum – Incisura jugularis,
  - Incisura jugularis – Kinnspitze.

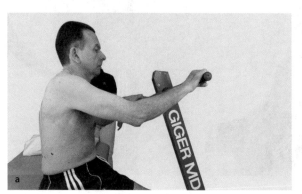 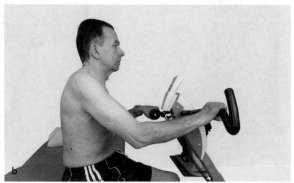

Abb. 5.126 a, b. Einsatz des Armvelos zur Stabilisation der BWS. **a** Aktives Drehen der Armpedale im gut aufrechten, freien Sitz (ohne gleichzeitiges Nutzen der Fußpedale des Geräts!). **b** Ein motorunterstütztes Velo gibt die Pedalbewegung vor, während der Patient aktiv mitdreht

- Der frontotransversale Brustkorbdurchmesser wird weiterlaufend von einer Drehung erfasst, bleibt aber horizontal.
- Der Schultergürtel wird nicht aktiv hochgezogen.

Variationsmöglichkeiten
Erschwerung:
- Sitz auf einem Luftkissen.
- Übungsdurchführung im Stand (nicht bei jedem Armvelo möglich).
- Arbeiten mit Tempovariationen.

Erleichterung:
- Erhöhter Sitz oder Sitz auf einem Keilkissen.
- Ein motorunterstütztes Armvelo gibt die Pedalbewegung vor. Der Patient wird nun aufgefordert, aktiv mitzudrehen (◘ Abb. 5.126 b).

Therapieziel: Erhalten der Stützfunktion des rechten Arms
- **Vorderer Armstütz** (◘ Abb. 5.127)

Ausgangsstellung. Stand vor einer Behandlungsbank/einem Tisch auf Höhe des oberen Drittels der Oberschenkel des Patienten. Die Füße stehen hüftgelenkbreit

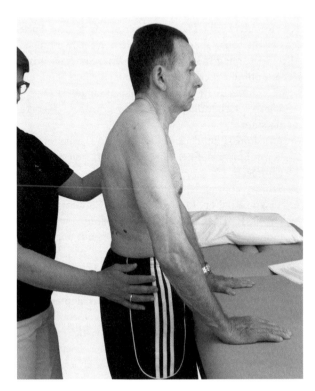

◘ **Abb. 5.127.** Übung »Vorderer Armstütz«. Trippeln im Stand zum Training der kontrollierten Stützfunktion der Arme

mit einer leichten Divergenz der Fußlängsachse. Beide Kniegelenke sind deblockiert. Becken, Brustkorb und Kopf sind in der Körperlängsachse eingeordnet und leicht nach vorne geneigt. Beide Arme sind in schulterbreitem Abstand auf dem Tisch abgestützt. Die Fingerspitzen schauen nach vorne. Die Ellenbogen sind deblockiert, die Ellenbogenspitzen schauen nach hinten/wenig außen. Der Blick ist nach unten gerichtet.

Bewegungsauftrag. Die Übung beginnt mit einer Trippelphase. Alternierend soll der Druck unter dem rechten und linken Handballen mehrmals zunehmen bzw. wieder abnehmen. Danach wird die Druckzunahme unter dem rechten Handballen gehalten, während die linke Hand kleine Wischbewegungen ausführt. Anschließend die linke Hand wieder in die Ausgangsstellung zurückstellen und erneut einen alternierenden Druckwechsel ausführen. Bewegungsauftrag mehrmals wiederholen.

Kontrollkriterien
- Das rechte Ellenbogengelenk bleibt deblockiert.
- Die Verbindungslinie der Schultern bleibt horizontal.
- Brustkorb und Becken sind räumliche Fixpunkte.
- Folgende Abstände bleiben unverändert:
  - Bauchnabel – Sternum,
  - Sternum – Incisura jugularis,
  - Incisura jugularis – Kinnspitze,
  - rechtes/linkes Akromion – rechtes/linkes Ohr.
- Der Blick bleibt nach unten gerichtet.
- Beide Kniegelenke bleiben deblockiert.
- Beide Fußsohlen/Fersen behalten Bodenkontakt.

Variationsmöglichkeiten
Erschwerung:
- Die Höhe des Tischs wird verkleinert; der Oberkörper kommt in vermehrte Vorneigung.
- Während der Wischbewegung wird das gegenüberliegende Bein zusätzlich entlastet.

Erleichterung:
- Stützaktivität auf den Unterarmen als Vorbereitung.

Therapieziel: Verbessern der allgemeinen Entspannung
- **Atemübung im Sitz**

Ausgangsstellung. Angelehnter Sitz auf einem Stuhl. Die Hüftgelenke sind in einer leichten, für den Patienten angenehmen Abduktionsstellung. Die Füße stehen unter den Kniegelenken, beide Fersen haben Bodenkontakt. Beide Hände ruhen entspannt auf den Oberschenkeln. Die Augen sind geschlossen (◘ Abb. 5.128).

5

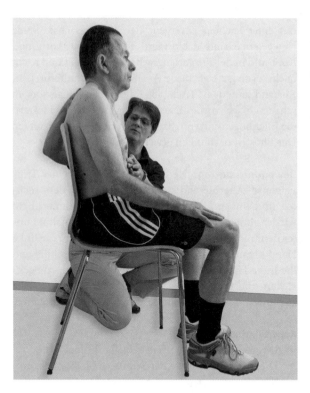

◧ **Abb. 5.128.** Atmungswahrnehmungsübung. Der Patient konzentriert sich auf eine bewusste Diaphragmalatmung

Übungsauftrag. Der Patient soll zuerst einige Mal ruhig, langsam und bewusst durch die Nase ein- und den Mund ausatmen. Bei der Einatmung soll die abdominale Bewegung nach vorne bewusst wahrgenommen werden. Danach konzentriert sich der Patient beim Atmen nacheinander auf folgende **mentale Vorstellungen**:

- Die Einatemluft dehnt sich bis in die Fingerspitzen aus.
- Die Einatemluft dehnt sich bis zum Scheitel aus.
- Die Einatemluft dehnt sich bis zu den Zehenspitzen aus.
- Die Einatemluft dehnt sich bis in den Rücken aus.

Zum Schluss soll sich der Patient gleichzeitig auf mehrere oder sogar alle Atemrichtungen konzentrieren können.

Kontrollkriterien

- Der Sitz bleibt entspannt.
- Die Atmung bleibt ruhig und langsam.
- Es treten keine Schwindel- oder weiteren negative Gefühle auf.
- Der Patient fühlt sich wohl.

Variationsmöglichkeit

- Übungsdurchführung im Liegen.

5.5   Frau M.: Domizilbehandlung

5.5.1   Anamnese

Frau M. ist **68 Jahre** alt. Die Diagnose MS wurde 1989, vor gut 20 Jahren gestellt, nachdem sie plötzlich auftretende Schwächen in den Beinen, Taubheitsgefühle an den Fußsohlen sowie Sehbehinderungen bei steigender Müdigkeit und Augenschmerzen beklagen musste. Die Patientin erinnert sich, dass sie bereits während ihrer Schwangerschaften (1974 und 1978) eigenartige Taubheitsgefühle am Brustkorb hatte, und einmal einen plötzlichen Kraftverlust im rechten Arm. 1978 wurden beide Fußgelenke wegen rezidivierender Supinationstraumata operiert.

Frau M. ist von Beruf Krankenschwester. Auch nach der Geburt ihrer heute erwachsenen Söhne war Frau M. weiterhin bis Januar 1990 Teilzeit (1 Tag/Woche) berufstätig. Sie lebt heute zusammen mit ihrem Mann in einer **rollstuhlgängigen Eigentumswohnung** im 1. Stock. Hauseingang und Treppenhaus wurden mit Lift und Rampe rollstuhlgängig umgebaut.

Seit der Diagnosestellung 1989 geht Frau M. jährlich zu einer **3- bis 4-wöchigen Rehabilitation**. Daneben konnte sie seit Beginn von einer regelmäßigen ambulanten Therapie und viele Jahre auch von der Hippotherapie-K profitieren.

Seit Oktober 1999 wird Frau M. mit Betaferon behandelt. Sie beschreibt Gelenkschmerzen nach dem Spritzen, kennt sonst aber keine weiteren Nebenwirkungen. Allgemein treten bei Müdigkeit Gelenkschmerzen sowie Überempfindlichkeiten der Haut auf. Ebenso beschreibt sie z.T. schmerzhafte zervikale Verspannungen.

Weitere **Nebendiagnosen** und verordnete **Medikamente** sind:

- Albadone (Blutdrucksenker), Aspirin Cardio (anstelle von Blutverdünner) und Pantozol (Cholesterinhemmer);
- Schmerzen und depressive Verstimmungen: Einnahme von Paladon, Efexor, Lyrica und Zaldiar;
- Hypothyreose: Einnahme von Eltroxin;
- Einnahme von Crestor (magenschonend) und Florinef (Regulierung Wasserhaushalt).

Im April 2009 verlor Frau M. beim Duschen den Halt, sank zusammen und wurde mit einer **Bimaleolarfraktur** hospitalisiert. Nach zuerst erfolgreicher Operation kam es etwas später zu einem Gelenkinfekt, welcher mehrere Hauttransplantationen zur Folge hatte. Dies forderte schließlich einen 9-monatigen Spital- und Rehabilitationsaufenthalt.

Vor diesem Unfall war Frau M. dank eines elektrischen Rollstuhls im Alltag noch selbständig. Mit 2 Stö-

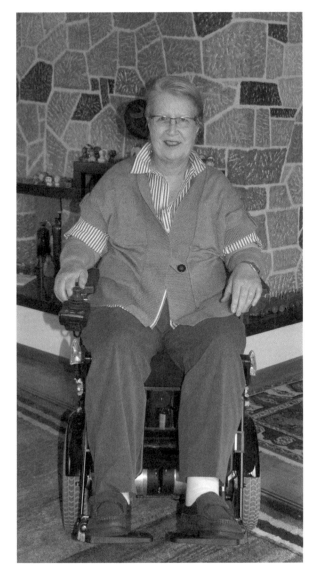

Abb. 5.129. Vorstellung von Frau M., MS-betroffen

cken konnte sie noch einige wenige Schritte machen. Sie kam ambulant 2-mal wöchentlich zur Therapie. Für die Körperpflege hatte sie Hilfe von der Spitex. Bei den Hausarbeiten halfen eine private Putzfrau und der Ehemann.

Seit dem letzten Spital- und Rehabilitationsaufenthalt ist Frau M. **ganz auf den Rollstuhl angewiesen.** Sie hat einen mit e-Motion unterstützten kleineren Hand-RS sowie einen elektrischen Pflegerollstuhl. Für den **Transfer** benötigt sie die Hilfe einer Drittperson und ein Rutschbrett. Ein aktiv-assistives Stehen ist nicht mehr möglich.

Nach wie vor hat Frau M. aber eine **positive Einstellung** zu ihrem Leben. Sie beeindruckt durch ihren starken Willen, ist kämpferisch und zuversichtlich.

Patientenaussage
Als **aktuelle Hauptschwierigkeit** nennt Frau M. den Verlust der Selbständigkeit bei Transfers (Bett – RS, RS – Toilette, RS – Auto). Das aktuelle Ziel von Frau M. ist das Wiedererlernen dieser Selbständigkeit.

5.5.2 Prozess: Untersuchung und Clinical Reasoning

Untersuchung. Gleich zu Beginn beobachten und beurteilen wir den Transfer vom RS zum Bett (◘ Abb. 5.130). Das Vorrutschen auf dem Rollstuhl, über alternierende kleine Gewichtsverschiebungen zur Seite, führt die Patientin ohne Hilfe durch. Danach bittet mich Frau M., das Rutschbrett unter rechtes Gesäß und Oberschenkel zu schieben. Frau M. neigt sich dabei stark nach links, mit den Händen das rechte Bein haltend und hochhebend. Über das Brett rutscht sie selbständig an den Bettrand. Hilfe bietet ihr dabei ein deutliches Abstützen beider Arme bzw. ein Ziehen mit den Armen an einer nahe stehenden Kommode.

Ergebnis/Clinical Reasoning. Frau M. gibt genaue und gute Anweisungen für notwendige Hilfestellungen. Sie schätzt ihre eigenen Ressourcen adäquat ein. Die selbständigen Gewichtsverschiebungen beim Vorrutschen zeigen aktive rotatorische Stabilisationsmöglichkeiten in beiden Hüftgelenken sowie lateralflexorische Stabilisationsfähigkeiten im Rumpf. Die Kraft der Hüftflexoren rechts reicht nicht mehr aus, um das Bein etwas anzuheben. Über einen verstärkten Armeinsatz kann während des gesamten Transfers viel Kompensation gefunden werden.

Fazit
Der Transfer zum Bett und das Abliegen in RL zeigt ein Bewegungsverhalten, das von deutlichen Paresen der unteren Extremitäten und des Rumpfes geprägt ist.
→ **Prüfung von Tonus und Beweglichkeit der unteren Extremitäten**

Untersuchung. Die Patientin wird nun aufgefordert, sich auf den Rücken zu legen.

Ergebnis. Die Patientin bittet mich sofort, dabei ihre Beine anzuheben. Selber stützt sie sich kurz seitlich mit beiden Armen, lässt sich dann nach unten fallen und dreht schließlich mit dem Oberkörper zur Rückenlage.

Clinical Reasoning. Die lateralflexorische Stabilität und/oder die Stützaktivität der Arme reichen nicht aus, um sich kontinuierlich auf die Seite zu legen. Rotatorische Rumpfaktivität ermöglicht das Drehen von SL zur RL. Die Kraft

5

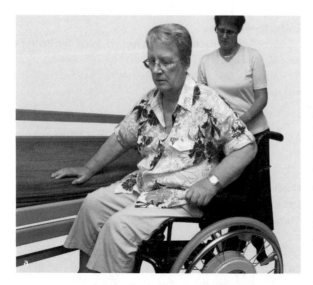

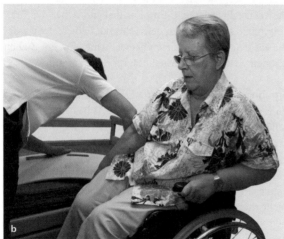

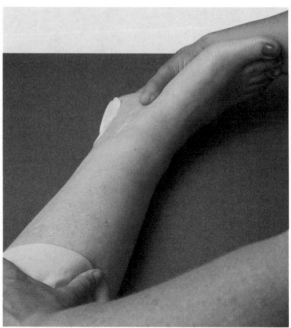

■ **Abb. 5.131.** Die passive Beweglichkeit im OSG ist beidseits einge-schränkt. Die Prüfung löst zudem sehr rasch beidseits einen uner-schöpflichen Klonus aus

der Hüftgelenkmuskulatur lässt keine Gewichtsübernahme der Beine zu. In Rückenlage sollen deshalb zuerst Tonus und Beweglichkeit der unteren Extremität getestet werden.

Untersuchung. In RL: Prüfung der passiven Beweglich-keit der OSG beidseits (■ Abb. 5.131).

Ergebnis. Beidseits löst die passive Mobilisation einen unerschöpflichen Klonus aus. Die Nullstellung im OSG kann beidseits nicht mehr erreicht werden.

Clinical Reasoning. Der sehr leicht auszulösende Klonus (rechts>links) zeigt eine erhöhte Bereitschaft des patho-logischen Extensionstonus. Eventuell noch vorhandene selektive Kraft der unteren Extremität könnte dadurch geschwächt werden. Gleichzeitig könnte aber pathologi-scher Extensionstonus beim Stehen hilfreich sein. Auf-grund der deutlich eingeschränkten Beweglichkeit im OSG ist zudem eine leichte Absatzerhöhung im Schuh sinnvoll. Weiterführend soll die passive Beweglichkeit in Hüft- und Kniegelenken beidseits geprüft werden.

Fazit
- Der Klonus ist beidseits sehr leicht auslösbar.
- Die Beweglichkeit im OSG ist beidseits deutlich einge-schränkt.
- Pathologischer Tonus könnte beim Stehen hilfreich sein.

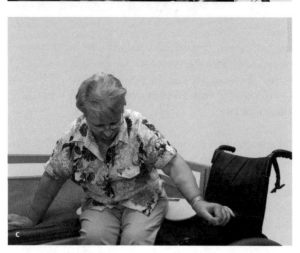

■ **Abb. 5.130 a-c.** Transfer Rollstuhl – Bett. **a** Vorrutschen im Rollstuhl über alternierende Gewichtsverlagerungen. **b** Die Therapeutin hilft, das Rutschbrett unter das Gesäß zu schieben. **c** Mithilfe deutlichen Abstützens der Arme rutscht die Patientin selbständig über das Brett zum Bett

— Die Beweglichkeitseinschränkung im OSG ist eine Erschwerung.
→ **Prüfung der Beweglichkeit von HG und KG**

Untersuchung. In RL: Prüfung der passiven Beweglichkeit von HG und KG beidseits (■ Abb. 5.132).

Ergebnis. Die passive Beweglichkeit der Kniegelenke
ist beidseits nicht eingeschränkt. Im Niveau Hüftgelenk
spürt die Patientin in der Endstellung der HG-Flexion ein
leichtes Ziehen der Glutealmuskulatur. Die Beweglichkeit
in Flexion, Extension und Abduktion ist beidseits frei.
Die HG-Außenrotation ist beidseits frei, in der Endstellung verspürt die Patientin aber einen dumpfen Schmerz,
ausgehend vom Trochanter major. Die Innenrotation ist
seitengleich und unauffällig.

Clinical Reasoning. Trotz langjähriger Behinderung ist die
passive Beweglichkeit der unteren Extremitäten sehr gut
erhalten. Die Schmerzen in der Außenrotationsendstellung
werden vermutlich durch eine Insertionstendinose des
M. piriformis ausgelöst. Dies ist aufgrund einer Überbelastung (deutlich erschwerte Stand durch Paresen) gut erklärbar. Aufgrund der Dehnschmerzen im Glutealbereich
interessiert nun noch die passive Beweglichkeit in der LWS
sowie die Dehnbarkeit der Ischiokruralmuskulatur.

Fazit
Trotz langjähriger Behinderung ist die passive Beweglichkeit
der unteren Extremitäten sehr gut erhalten.
→ **Prüfung der LWS-Beweglichkeit**

Untersuchung. In RL: Prüfung der passiven LWS-
Flexion und Dehnbarkeit der Ischiokruralmuskulatur
(■ Abb. 5.133).

Ergebnis. Gute Beweglichkeit der LWS in Flexion. In der
Endstellung beschreibt die Patientin ein leichtes Ziehen.
Auch die Ischiokruralmuskulatur zeigt gute Dehnbarkeit.

Clinical Reasoning. Untere Extremitäten und LWS zeigen allgemein eine gute passive Beweglichkeit. Die Hilfe
beim Transfer hat aber ausgeprägte Paresen aufgezeigt.
Im Folgenden soll nun die verbleibende selektive Kraft
in Bezug auf die Stabilisationsfähigkeit im Niveau HG
geprüft werden.

Fazit
Untere Extremitäten und LWS zeigen allgemein eine gute
passive Beweglichkeit. Die Hilfe beim Transfer hat aber ausgeprägte Paresen aufgezeigt.
→ **Prüfung der selektiven Kraft im HG**

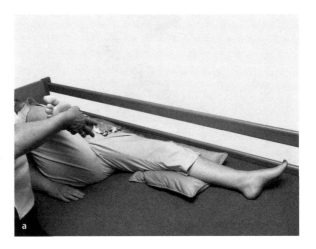

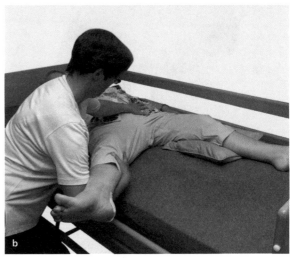

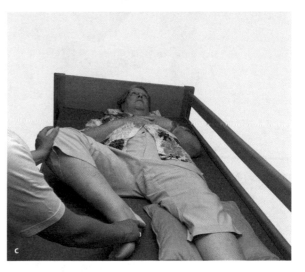

■ **Abb. 5.132 a-c.** Prüfung der passiven Beweglichkeit im Hüftgelenk.
a Die Extension im linken Hüftgelenk ist nicht eingeschränkt. Auch
die Flexion im rechten Hüftgelenk ist frei, löst aber einen leichten
Dehnschmerz in der Glutealmuskulatur aus. **b, c** Lange und kurze Adduktoren des Hüftgelenks zeigen eine gute Dehnbarkeit

5

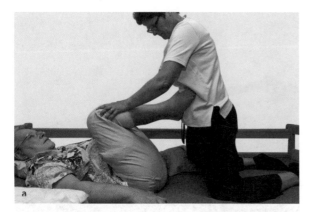

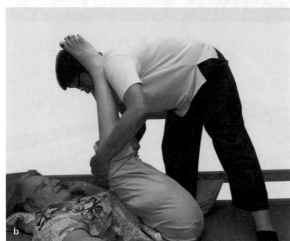

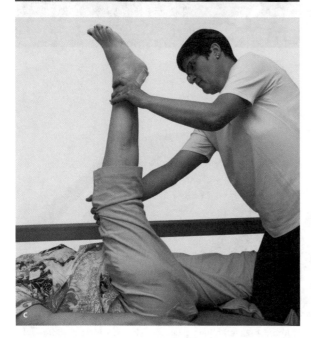

Untersuchung. In RL: Prüfung der Stabilisationsfunktion im Niveau HG mit angewinkelten Beinen (◘ Abb. 5.134).

Ergebnis. Mit Fixation der Füße und Augenkontakt ist im linken Hüftgelenk eine ab-/adduktorische bzw. rotatorische Stabilisation im Sinne einer Stellungskontrolle möglich. Bei zunehmender Extension im Kniegelenk wird die Stellungskontrolle erschwert. Ohne Augenkontakt bzw. ohne Fixation der Füße kann die Stellung nicht gehalten werden. Im rechten Hüftgelenk kann die Stellung auch mit Augenkontakt und Fixation der Füße nicht gehalten werden. Eine Innervation der Muskulatur ist aber möglich.

Clinical Reasoning. Im rechten Hüftgelenk kann ansatzweise Stabilisationsfunktion übernommen werden, im linken Hüftgelenk fehlt die Kraft. Im Niveau Kniegelenk fehlt die Stabilisationsmöglichkeit beidseits. Auch für einen unterstützten Parallelstand ist die Kraft damit nicht ausreichend. Da die Stellung rechts aber nur mit

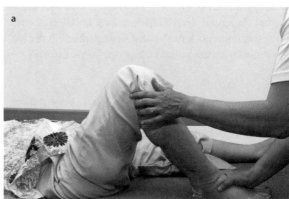

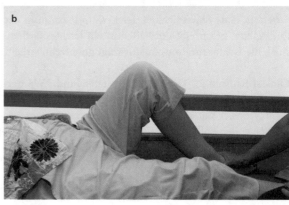

◘ **Abb. 5.133 a–c.** Prüfung der passiven LWS-Flexion. **a** Die »Päcklistellung« kann gut eingenommen werden. **b** Über die distale Dehnung der Ischiokruralmuskualtur wird die LWS-Flexion endgradig ausgeschöpft. **c** Die Ischiokruaralmuskulatur rechts zeigt eine gute Dehnbarkeit

◘ **Abb. 5.134 a, b.** Stabilisation im Hüftgelenk. **a** Die ab-/adduktorische bzw. rotatorische Stabilisation im rechten Hüftgelenk ist deutlich vermindert. **b** Links kann die Stellung bei passiver Fixation des Fußes kurz kontrolliert werden

Augenkontakt gehalten werden konnte, interessiert als Nächstes die Lage- und Vibrationsempfindung der unteren Extremitäten.

Fazit
Im rechten Hüftgelenk kann ansatzweise Stabilisationsfunktion übernommen werden, im linken Hüftgelenk fehlt die Kraft. Die Stellung rechts kann aber nur mit Augenkontakt gehalten werden.
→ **Prüfung der Lage- und Vibrationsempfindung der unteren Extremitäten**

Untersuchung. In RL: Prüfung der Lageempfindung der unteren Extremität beidseits über Stellungsbeschreibung

Ergebnis. Mit geschlossenen Augen beschreibt die Patientin die Stellungen in Hüft- und Kniegelenk, mit kleinen Abweichungen.

Clinical Reasoning. Die Lageempfindung ist reduziert. Im Folgenden soll der Vibrationstest noch weitere Auskunft über eine eventuelle Störung der Tiefensensibilität geben.

Fazit
Die Lageempfindung ist reduziert.
→ **Prüfung der Vibrationsempfindung**

Untersuchung. In RL: Prüfung der Vibrationsempfindung an Malleolus medialis und lateralis beidseits (◘ Abb. 5.135).

Ergebnis. Die Vibrationsempfindung ist beidseits aufgehoben.

Clinical Reasoning. Die vorhandene Störung der Tiefensensibilität erschwert die posturale Kontrolle im Stehen deutlich. Für Transfers und Stellungskontrollen muss daher mit extrinsischen Feedbacks gearbeitet werden. Im Folgenden interessiert für Transfermöglichkeiten aber auch die Kraft der Fußheber, und für die Stabilisation bei der Gewichtsübernahme die Kraft der Pronatoren.

Fazit
Die vorhandene Störung der Tiefensensibilität erschwert die posturale Kontrolle im Stehen deutlich.
→ **Prüfung der Kraft zur Stabilisation der Fußgelenke**

Untersuchung. In RL: Prüfung der selektiven Kraft der Fußheber beidseits (◘ Abb. 5.136).

Ergebnis. Ein Anheben des Vorfußes im OSG (bei sehr kleinem Bewegunsgausmaß) kann rechts kurz übernommen werden. Links ist die Position nur mit deutlicher Kompensation der Zehenextensoren kontrollierbar. Die Kraft kann nicht mit der Wertskala bewertet werden.

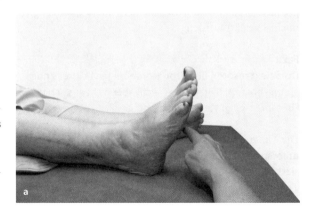

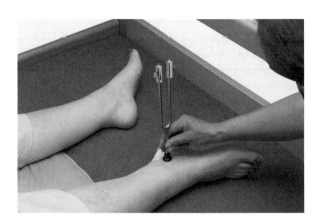

◘ **Abb. 5.135.** Prüfung der Vibrationsempfindung, die beidseits aufgehoben ist

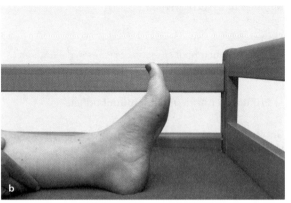

◘ **Abb. 5.136 a, b.** Ein Anheben des Vorfußes im OSG kann rechts kurz übernommen werden, links nur mit deutlicher Kompensation der Zehenextensoren

5

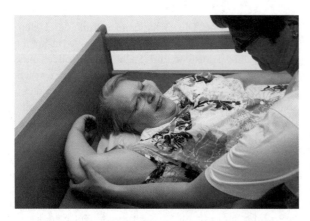

Abb. 5.137. Die passive Beweglichkeitsprüfung der Flexion im Schultergelenk muss aus Platzgründen mit angewinkeltem Ellenbogen durchgeführt werden. Die Patientin spürt ventral eine leichte Dehnung

Clinical Reasoning. Die Fußheber (Dorsalextensoren und Pronatoren) zeigen beidseits noch ansprechbare selektive Aktivität. Diese reicht aber nicht aus, um die Füße im Stand gut zu stabilisieren. Wenn immer möglich, müssen der Patientin für Transfers Schuhe mit hohem Schaft angezogen werden. Die Duschsituation muss diesbezüglich noch abgeklärt werden.

Fazit
Dorsalextensoren und **Pronatoren** zeigen beidseits noch ansprechbare Aktivität. Diese reicht aber nicht aus, um die Füße im Stand gut zu stabilisieren.

Die Untersuchung zeigt aktuell ausgeprägte Paresen der unteren Extremität, welche z.T. über die Arme kompensiert werden können (viel Stütz- oder Zugaktivität bei Transfers). Im Folgenden sollen deshalb die Armfunktionen, aber auch die Kompensationsmöglichkeiten des Rumpfes untersucht werden.

Fazit
Die Untersuchung zeigt ausgeprägte Paresen der unteren Extremität, welche z.T. über die Arme kompensiert werden können.
→ **Prüfung der Arm- und Rumpffunktionen**

Untersuchung. In RL: Prüfung der passiven Beweglichkeit des Humeroskapulargelenks (■ Abb. 5.137).

Ergebnis. Gute Beweglichkeit, leichtes Ziehen im Pectoralis beidseits.

Clinical Reasoning. Die Beweglichkeit zeigt kein Problem. Wie sieht die aktive muskuläre Kontrolle, im Speziel-

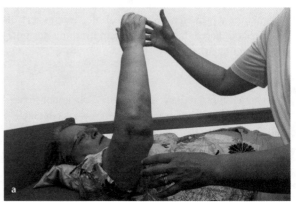

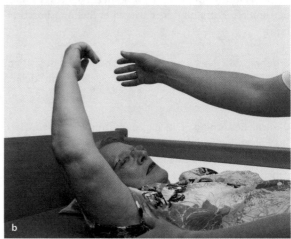

Abb. 5.138 a, b. Das Gewicht des rechten Arms kann in beliebiger Stellung kontrolliert gehalten werden

len auch die selektive Kraft des M. serratus (als wichtiger Skapulastabilisator bei Stützaktivitäten) aus?

Untersuchung. In RL: Prüfung der Halteaktivität im Humeroskapulargelenk (■ Abb. 5.138).

Ergebnis. Beide Arme können problemlos in beliebigen Positionen gehalten werden.

Untersuchung. In RL: Prüfung der selektiven Kraft des M. serratus beidseits (■ Abb. 5.139).

Ergebnis. Die Kraft kann links mit 3+, rechts mit 3 bewertet werden.

Clinical Reasoning. Wie erwartet, sind die muskulären Voraussetzungen für Stützaktivitäten gut. Im Sitz sollen später noch die selektive Kraft der Rhomboidei und Trapezii getestet werden. Aus RL kann nun aber noch die Kraft der ventralen Rumpfmuskulatur geprüft werden.

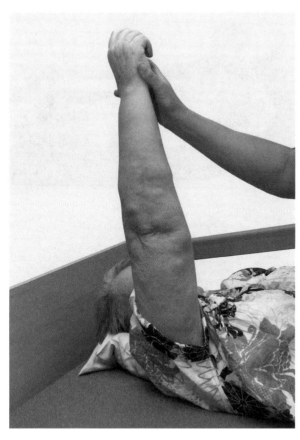

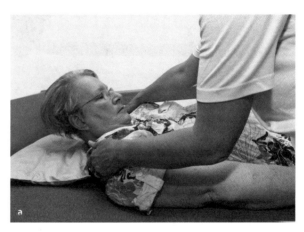

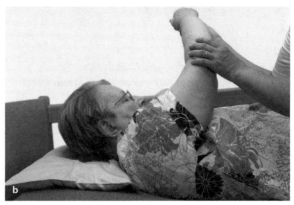

◼ **Abb. 5.139.** Prüfung der selektiven Kraft des M. serratus. Der Arm kann vertikal hochgestoßen und gegen leichten Widerstand nach unten gehalten werden

◼ **Abb. 5.140 a, b.** Kraftprüfung der Bauchmuskulatur. **a** Prüfung der geraden Bauchmuskulatur. Ein Abheben des Kopfes und ansatzweise der BWS ist möglich. **b** Prüfung der schrägen Bauchmuskulatur rechts. Ein Abheben des Kopfes und ansatzweise des rechten Schultergürtels ist möglich

Fazit

Die muskulären Voraussetzungen der Armmuslulatur für Stützaktivitäten sind gut.

→ **Prüfung der ventralen Rumpfmuskulatur**

Untersuchung. In RL: Prüfung der Kraft der geraden (Rectus abdominis) und schrägen (Obliquii abdominus) Bauchmuskulatur (◼ Abb. 5.140).

Ergebnis. Rectus abdominus: Das Abheben des Kopfes ist möglich, das der oberen BWS nur ansatzweise. Die Kraft kann mit 2+ bewertet. Obliquii: Ein Abheben des Kopfes und eingeschränkt auch des Schultergürtels ist möglich. Die Kraft kann mit 3- bewertet werden.

Clinical Reasoning. Für das Drehen von RL in Seitlage ist die Kraft der schrägen Bauchmuskulataur zusammen mit Einsatz der Arme als beschleunigendes Gewicht knapp ausreichend – für die Selbständigkeit der Patientin ein wichtiger Aspekt. Die gerade Bauchmuskulatur

zeigt jedoch noch deutlichere Schwächen. Die Rumpfstabilisation ist damit sicher eingeschränkt. Es stellt sich die Frage, wie stark die Atmung dadurch mitbetroffen ist.

Fazit

Für das Drehen von RL in Seitlage ist die Kraft der schrägen Bauchmuskulataur zusammen mit Einsatz der Arme als beschleunigendes Gewicht knapp ausreichend. Die gerade Bauchmuskulatur zeigt noch deutlichere Schwächen und schränkt die Rumpfstabilisation ein.

→ **Prüfung der Atmung**

Untersuchung. In RL: Prüfung der Ruheatmung (◼ Abb. 5.141).

Ergebnis. Die Patientin hat eine gute Abdominalatmung. Es ist kein Einsatz von Atemhilfsmuskulatur sichtbar, die Rippenbewegungen rechts sind aber vermindert.

5

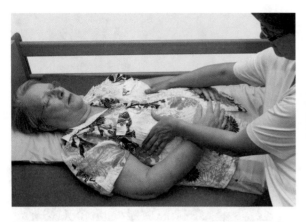

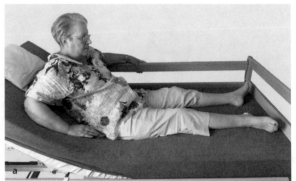

Abb. 5.141. Prüfung der Ruheatmung im Liegen. Die Therapeutin spürt die kostalen Atembewegungen

Fazit

In RL hat die Patientin eine gute Abdominalatmung.
→ **Im Sitz: Prüfung der Auswirkung der verminderten Rumpfstabilisation auf die Atmung**

Clinical Reasoning. Auf Rückfrage nimmt die Patientin die verminderten kostalen Bewegungen rechts wahr. Sie berichtet in der Folge über häufig auftretende Schmerzen interkostal rechts, des Weiteren über einen Röntgenbericht, der eine verminderte Belüftung der rechten Lungenspitze zeigte. Dies muss in der Therapie unbedingt mitberücksichtigt werden. Im Sitz soll nun die verminderte Rumpfstabilisation und deren Auswirkungen auf die Atmung weiter untersucht werden.

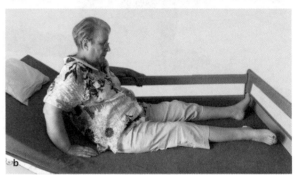

Untersuchung. Die Patientin wird aufgefordert, in den Sitz zu kommen (■ Abb. 5.142).

Ergebnis. Die Patientin wählt spontan ein Hochkommen in den Langsitz. Über das Hochstellen des Bettoberteils und wiederum guten Armeinsatz kommt die Patientin selbständig hoch.

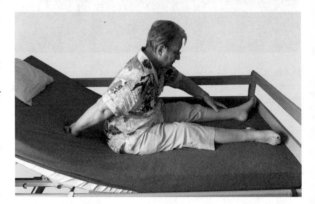

Clinical Reasoning. Wieder zeigen sich die bereits geprüfte gute Dehnbarkeit der Ischiokruralmuskulatur und die gute Beweglichkeit der WS in Flexion. Im Folgenden soll nun die passive Beweglichkeit der WS in EXT geprüft werden.

Fazit

Hochkommen in den Sitz zeigt gute Dehnbarkeit der Ischiokruralmuskulatur.
→ **Prüfung der passiven Beweglichkeit der WS in EXT**

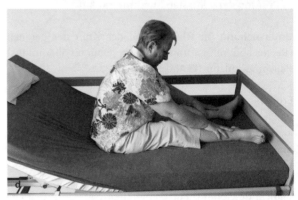

Untersuchung. Im Sitz: Prüfung der passiven Beweglichkeit der WS in Extension (■ Abb. 5.143).

Abb. 5.142 a–d. Hochkommen aus Rückenlage. Die Patientin wählt spontan ein Hochkommen in den Langsitz über einen deutlichen Armeinsatz. Die gute Dehnbarkeit der Ischiokruralmuskulatur wird dabei deutlich

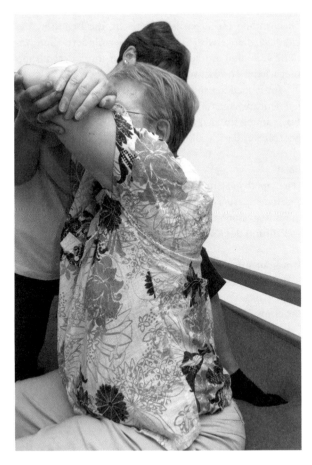

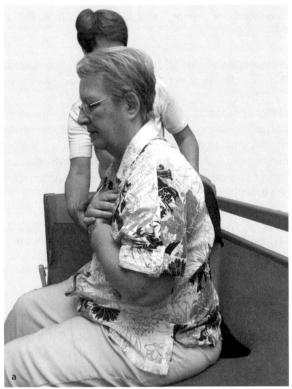

◧ Abb. 5.143. Prüfung der passiven Beweglichkeit von LWS und BWS in Extension: Deutliche Bewegungseinschränkung im thorakolumbalen Übergang und in der BWS

Ergebnis. Deutliche Bewegungseinschränkung im thorakolumbalen Übergang und in der unteren BWS.

Clinical Reasoning. Bedingt durch diese Beweglichkeitseinschränkungen kann die Patientin auch unterstützt keinen gut eingeordneten Sitz einnehmen. In der aktuellen Endstellung sollen die aktive BWS-Extension und die lateralflexorische Stabilisation noch geprüft werden.

Fazit
Deutlich eingeschränkte Extensionsbewegung im thorakolumbalen Übergang und in der unteren BWS.
→ **Prüfung der verbleibenden Kraft zur Rumpfstabilisation**

Untersuchung. Im Sitz, lumbal abgestützt: Prüfung der selektiven Kraft der BWS-Extensoren (◧ Abb. 5.144).

Ergebnis. Die extensorische Stabilisation ist nicht möglich.

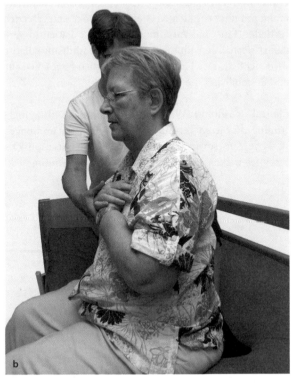

◧ Abb. 5.144 a, b. Sitzverhalten. **a** Destabilisierte BWS im Sitz. **b** Der kontrollierte Sitz kann manipualtiv eingenommen werden. Trotz lumbaler Abstützung durch das aufgestellte Bein der Therapeutin hinter der Patientin kann die Stellung nicht gehalten werden

5

Untersuchung. Im Sitz: Prüfung der lateralflexorischen Rumpfstabilisation.

Ergebnis. Ein leichter Widerstand kann gehalten werden. Die lateralflexorische Kraft kann mit 3 bewertet werden.

Clinical Reasoning. Ein freier Sitz mit destabilisierter Körperlängsachse ist möglich, nicht aber die Einordnung von Becken und Brustkorb in eine vertikal stehende Körperlängsachse. Die ventrale und dorsale Stabilisation im Rumpf ist deutlich vermindert. Dies wird die Atmung im Sitz beeinflussen.

Fazit
Ein freier Sitz mit destabilisierter Körperlängsachse ist möglich, nicht aber die Einordnung von Becken und Brustkorb in eine vertikal stehende Körperlängsachse. Ventrale und dorsale Stabilisation im Rumpf sind deutlich vermindert.
→ **Prüfung der Atmung im Sitz**

Untersuchung. Im dorsal angelehnten Sitz: Prüfung der Ruheatmung und der vertieften Ein- und Ausatmung bzw. des Hustens (◘ Abb. 5.145).

Ergebnis. In der Ruheatmung fällt eine oberflächliche Atmung mit nur sehr kleinen Atembewegungen auf. Bei der vertieften Ein- und Ausatmung atmet die Patientin vermehrt sternal. Ein Einsatz ventraler Atemhilfsmukulatur wird sichtbar. Der Hustenstoß ist deutlich abgeschwächt und destabilisiert die BWS.

Clinical Reasoning. Wie erwartet ist die Diaphragmalatmung im Sitzen vermindert. Der leicht zusammengesunkene Sitz sowie die ungenügende Stabilisation des Rumpfes wirken sich deutlich auch auf die Atmung aus.

Die Atmung im Sitzen ist abgeflacht, die Belüftung der kaudalen Lungenabschnitte sicher vermindert. Eine vertiefte Ein- und Ausatmung im Sitzen muss deshalb immer wieder bewusst trainiert werden.

Im Folgenden soll im Sitz noch die Kraft der ventralen Hüftmuskulatur (ebenfalls wichtig für die korrekte Einordnung im Sitz, aber auch für den Transfer RS–Bett) geprüft werden.

Fazit
Die Diaphragmalatmung ist im Sitzen vermindert. Die leicht zusammengesunkene Sitzhaltung und die ungenügende Rumpfstabilisation wirken sich deutlich auf die Atmung aus
→ **Prüfung der Kraft der ventralen Hüftmuskulatur**

Untersuchung. Prüfung der selektiven Kraft der Hüftgelenkflexoren (◘ Abb. 5.146).

Ergebnis. Beidseits ist keine Halteaktivität gegen die Schwerkraft möglich, aber eine geringe aktive Mithilfe

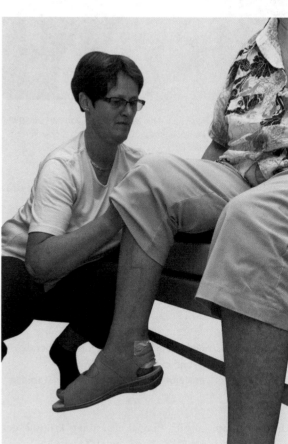

◘ **Abb. 5.146.** Prüfung der selektiven Kraft der Hüftgelenkflexoren rechts. Das Gewicht des Beins kann in Mittelstellung nicht übernommen werden

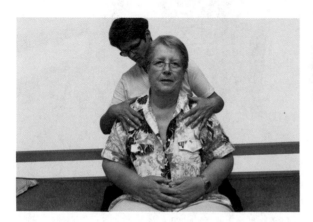

◘ **Abb. 5.145.** Prüfung der Ruhe- und der vertieften Atmung im angelehnten Sitz. Der Einsatz von kompensatorischer Atemhilfsmuskulatur wird beobachtet

(links>rechts) ist spürbar. Die Kraft muss mit 1 bzw. 1+ bewertet werden.

Clinical Reasoning. Wie erwartet, sind die Paresen der Hüftgelenkflexoren ausgeprägt. Zusammen mit vermutlich ebenfalls deutlichen Paresen der Hüftgelenkextensoren ist ein aktiver Stand dadurch nicht möglich. Eine Prüfung der Hüftgelenkextensoren aus BL wäre für die Patientin im Moment zu umständlich und zu ermüdend. Um trotzdem einen Eindruck über die Kraft der Hüftgelenkextensoren zu erhalten, soll die zweigelenkige Muskulatur über die Flexion im Kniegelenk geprüft werden.

Fazit
Die Paresen der Hüftgelenkflexoren sind wie erwartet ausgeprägt. Die Paresen der Hüftgelenkextensoren werden vermutlich ähnlich deutlich ausgeprägt sein, so dass ein aktiver Stand nicht möglich sein wird.
→ **Prüfung der HG-Extensoren**

Untersuchung. Angepasste Prüfung der Ischiokruralmuskulatur im Sitz (■ Abb. 5.147).

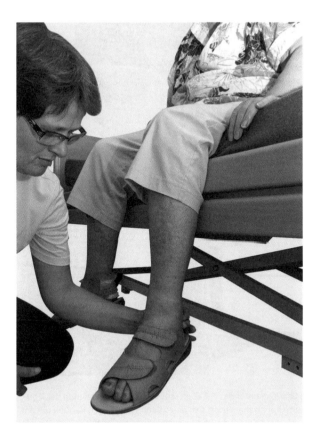

■ **Abb. 5.147.** Angepasste Prüfung der selektiven Kraft der Kniegelenkflexoren. Bei hängendem Unterschenkel wird ein leichter Widerstand in Extension gegeben

Ergebnis. Die Stellung des Fußes kann links gegen geringen Widerstand in Extension aktiv gehalten werden. Der Muskelwert kann mit 2+ geschätzt werden. Rechts ist kein Halten möglich, eine Innervation kann aber gut palpierbar werden. Der Muskelwert wird auf 1+ geschätzt.

Clinical Reasoning. Ein aktiver Stand ist zur Zeit nicht möglich. Nun soll der unterstützte Stand im Standing (die Patientin hat einen elektrischen Standing für die Therapie gemietet) noch beurteilt werden. Dazu muss die Patientin sich wieder in den Rollstuhl setzen.

Fazit
Die Kraft der Ischiokruralmuskulatur ist deutlich reduziert. Ein aktiver Stand ist zur Zeit nicht möglich.
→ **Prüfung des unterstützten Stehverhaltens**

Untersuchung. Beurteilung des unterstützten Stehverhaltens.

Ergebnis. Um die Gesäßbandage etwas unter das Gesäß zu legen, muss die Patientin kurz das Gesäß abheben. Sie macht dies mit einem sehr guten hinteren Armstütz beidseits (■ Abb. 5.148 a), die Skapulae sind dabei beidseits gut am Brustkorb fixiert. Während die Gurte das Gesäß hochziehen, hält sich die Patientin mit beiden Händen am Tisch, bis sie in den Untermstütz kommt (■ Abb. 5.148 b, c). Danach wechselt sie geschickt in den Armstütz und wandert mit den Händen schrittweise zurück, bis der Oberkörper vertikal steht (■ Abb. 5.148 d). Im vertikalen Stand angekommen, ist ein Zittern von Rumpf und Armen sichtbar. Dies erholt sich jedoch schnell, wobei die Arme beidseits mit sehr großer Anstrengung stützen.

Clinical Reasoning. Das Hochkommen ist für die Patientin sehr anstrengend, vor allem zum Ende hin, bis sie den Oberkörper in die vertikale Stellung gebracht hat. Dafür ist hauptsächlich die bereits geprüfte, deutlich verminderte dorsale Rumpfstabilisation mitverantwortlich. Auch das unterstützte vertikale Stehen ist sichtbar ermüdend, aber für die Patientin ein sehr gutes Erlebnis. An diesem Stehen möchte sie mit ihrem starkem Willen und ihrer Motivation arbeiten.

Fazit
Das Hochkommen ist für die Patientin sehr anstrengend. Auch das **unterstützte vertikale Stehen** ist sichtbar ermüdend, aber für die Patientin ein sehr gutes Erlebnis. An diesem Stehen möchte sie mit ihrem starkem Willen und ihrer Motivation arbeiten.

5

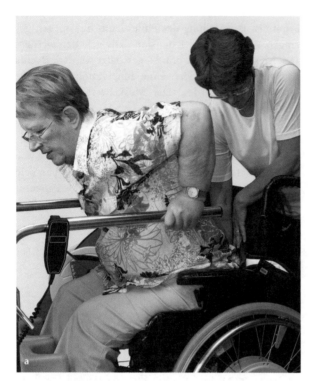

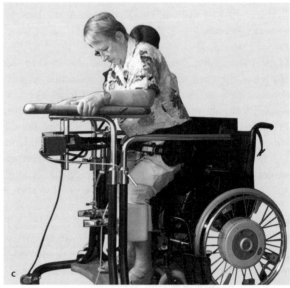

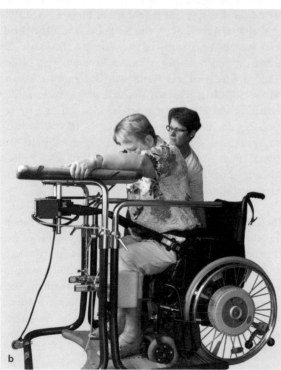

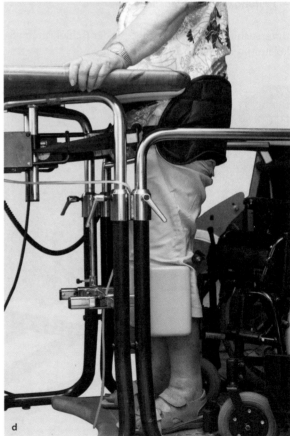

▣ Abb. 5.148 a-d. Beurteilung des unterstützten Stehverhaltens. **a** Um die Bandage unter das Gesäß zu schieben, kann die Patientin dank gutem hinteren Armstütz das Gesäß für kurze Zeit abheben. **b** Solange die Gurte hochziehen, muss sich die Patientin mit beiden Händen gut am Tisch halten. **c** Über einen Unterarmstütz kommt sie wenig später in den aufrechten Stand. **d** Mithilfe des Armstützes erreicht die Patientin die Endstellung mit gut vertikal eingeordnetem Oberkörper

5.5.3 Problemformulierung und Therapieziele

Problemanalyse

Der Verlust der Stehfähigkeit und der aktiven selbständigen Transfers erklärt sich durch vorbestehende **ausgeprägte Paresen der unteren Extremitäten** (rechts>links) sowie der **ventralen und dorsalen Rumpfmuskulatur**. Eine lange, über Monate andauernde unfallbedingte Immobilisation führte zu zusätzlichen **Immobilisationsschwächen** und einer deutlichen Dekonditionierung der Patientin. Erschwerend für die posturale Kontrolle wirkt sich zudem eine **Tiefensensibilitätsstörung** der unteren Extremitäten im Sinne der verminderten Lageempfindung aus. Kompensation findet die Patientin über eine sehr gut trainierte, aber auch überbelastete Schulter-/Armmuskulatur. Dies erklärt den bestehenden zervikalen, z.T. schmerzhaften muskulären Hartspann. Zudem zeigt sich in den unteren Extremitäten beidseits ein **pathologisch erhöhter Extensionstonus**, welcher kompensatorisch für den Stand genutzt werden kann.

Therapieziele

- **Aktivitäts-/Partizipationsebene**
- Wiedererlernen von selbständigen Transfers (Assessment: GAS mit definiertem Ziel: Selbständigkeit beim Transfer RS – Bett; GAS 1 für Frau M., ◘ Tab. 5.2),

- Wiedererlernen der Stehfähigkeit (Assessment: GAS mit definiertem Ziel: Erreichen der Stehfähigkeit; GAS 2 für Frau M., ◘ Tab. 5.3).

- **Strukturebene**
- Erhalten der passiven Beweglichkeit von
  – OSG in der Nullstellung (bds.),
  – HG in Abduktion (bds.);
- Verbessern der passiven Beweglichkeit der BWS in Extension,
- Verbessern der ventralen und dorsalen Rumpfstabilisation,
- Verbessern der Stützaktivität der Beine, auch mit Nutzen von pathologischem Extensionstonus,
- Vertiefung der Atmung im Sitzen,
- Entlastung und Entspannung der zervikalen Muskulatur.

5.5.4 Einblick in die Therapie

Obwohl Frau M. sehr gerne wieder wie vor dem Unfall ambulant zur Therapie kommen würde, ist dies zum heutigen Zeitpunkt nicht realistisch. Der Weg zur Praxis und die dazugehörigen Umstände würden sehr viel Aufwand und Kraft von der Patientin fordern. Die Therapie würde dadurch viel an Effizienz verlieren. Um das Ziel der **Verbesserung von Transfers** zu erreichen, ist es zudem sinnvoll, dies an Ort und Stelle umsetzen zu können.

◘ Tab. 5.2. Goal Attainment Scale für Ziel 1 von Frau M.: Selbständigkeit beim Transfer RS – Bett

Zielbereich	Zielniveau
+2	Selbständiger, tiefer Transfer RS – Bett; über beide Seiten und ohne Hilfsmittel
+1	Selbständiger, tiefer Transfer RS – Bett; über beide Seiten, mithilfe eines Rutschbretts
0	Selbständiger, tiefer Transfer RS – Bett; über das linke Standbein, mithilfe eines Rutschbretts
-1	Tiefer Transfer RS – Bett; über das linke Standbein, mithilfe eines Rutschbretts, ohne Mithilfe, aber zur Sicherheit im Dabeisein einer Zweitperson
-2	Tiefer Transfer RS – Bett; über das linke Standbein, mithilfe eines Rutschbretts und einer Zweitperson

◘ Tab. 5.3. Goal Attainment Scale für Ziel 2 für Frau M.: Erreichen der Stehfähigkeit

Zielbereich	Zielniveau
+2	3 min Stehen am Tisch; mit ventraler Abstützung der Arme
+1	10 min Stehen im Standing; ohne Abstützen der Arme und mit gelockerter Gesäßbandage
0	10 min Stehen im Standing; mit Fixationshilfen, ohne Abstützen der Arme
-1	15 min Stehen im Standing; mit Fixationshilfen, Abstützen der Arme im Intervall erlaubt; Dauer >5 min
-2	10 min Stehen im Standing; mit Fixationshilfen, dauerhaftes Abstützen der Arme

Die **Therapie** wird heute 2-mal wöchentlich **zu Hause** durchgeführt. Zudem trainiert Frau M. täglich mit der Hilfe ihres Ehemanns oder eines Sohnes in einem Standing und führt ihre selbständigen Übungen zuverlässig aus.

Im Folgenden werden Maßnahmen und/oder Übungsbeispiele zu den einzelnen Therapiezielen vorgestellt, welche für die Therapie mit Frau M. ausgewählt wurden.

Therapieziele: Erhalten der Nullstellung in den OSG beidseits und Verbessern der Stützaktivität der Beine, auch mit Nutzen von pathologischem Extensionstonus

▪ Tägliches Stehtraining mithilfe des Standings

Siehe auch ► Kap. 2.1.2.

Ausgangsstellung im Standing mit Fixationshilfen
(◨ Abb. 5.149)

Niveau Fuß:
Die Füße stehen unterhalb der Hüftgelenke, die Beinlängsachsen sind vertikal. Der Druck unter den Fersen ist etwas größer als der Druck unter dem Vorfuß. Dorsal der Fersen ist eine Fixierung angebracht, welche ein unerwünschtes Zurückziehen der Füße, v.a. beim Hochkommen verhindert. Die Vorfüße können über dem Fußrücken mit Velcrobändern fixiert werden.

Niveau Kniegelenk:
Die Unterschenkelpolster stehen unterhalb der Kniegelenke, um ein unerwünschtes Einsinken der Beine nach vorne zu verhindern. Da bei Frau M. das Nutzen von pathologischem Tonus erlaubt, sogar erwünscht ist, stehen die Kniegelenke in Extensionsstellung.

Niveau Hüftgelenk:
Mittels einer Gesäßbandage stehen die Hüftgelenke in Extensionsstellung, und das Becken kommt in vertikale Stellung. Die Bandage liegt dem Gesäß gut an und darf weder nach oben noch nach unten rutschen. Der Zug der Gurte liegt auf TP-Höhe und bewirkt so durch Drehpunktverschiebung eine Extension im Hüftgelenk.

Niveau Rumpf:
Der Oberkörper ist frei und wird durch ein deutliches Abstützten der Arme in vertikaler Stellung gehalten.

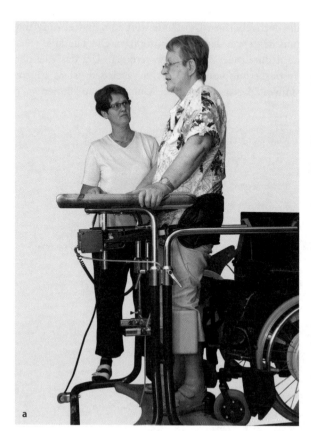
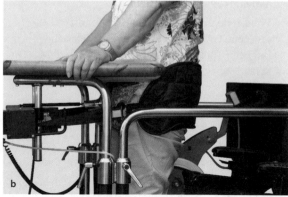
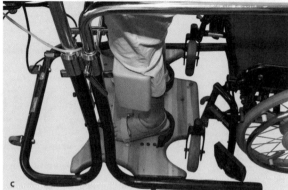

◨ **Abb. 5.149 a–c.** Funktionelles Stehtraining. **a** Unterstützter Stand im Standing. **b** Gesäßbandage als Fixationshilfe für das Hüftgelenk. Der Zug der Gurte untertstützt auf TP-Höhe. **c** Unterschenkelpolster als Fixationshilfe für das Kniegelenk sowie Fixationshilfen an der Ferse bzw. über dem Vorfuß

Variationsmöglichkeiten

- Für eine gewünschte aktive Stabilisation der Kniegelenke kann der Abstand der Polster zum Unterschenkel vergrößert werden. Der Patient wird nun aufgefordert, den Kontakt der Unterschenkel mit dem Polster (evt. auch nur zeitweise) möglichst zu vermeiden bzw. den Druck gegen das Polster möglichst klein zu halten. Dadurch wird die Kokontraktion im Kniegelenk gefordert.
- Für eine gewünschte aktive Stabilisation der Hüftgelenke kann dem Patienten der Auftrag gegeben werden, die Gesäßbandage, die leicht gelockert angelegt ist, zeitweise etwas zu entlasten, jedoch die Vertikalstellung des Beckens dabei nicht zu verlieren.
- Auch im Standing kann, mit dem Ziel der Mehrbelastung eines Beins, mit frontalen Gewichtsverschiebungen gearbeitet werden. Dabei müssen die Fixationshilfen abgebaut bzw. gelockert werden.

Therapieziel: Erhalten der passiven Beweglichkeit im Hüftgelenk in Abduktion beidseits

- **Kontrollierte Dehnstellung im angepassten einseitigen Schneidersitz in RL** (◘ Abb. 5.150)

Ausgangsstellung. Rückenlage im Bett. Ein Bein liegt bei nur leicht angewinkeltem Hüftgelenk und vermehrter Abduktionsstellung der Unterlage auf. Das Kniegelenk ist mit einem kleinen Kissen unterlagert. Das gegenüberliegende Bein ist im Hüftgelenk in Flexion, Außenrotation und (Transversal-)Abduktion. Das Kniegelenk ist deutlich flektiert, Oberschenkel und Knie haben guten lateralen Kontakt mit einem Lagerungskissen. Die Dehnung durch die Spreizung der Hüftgelenke soll für die Patientin spürbar, aber nicht schmerzhaft sein.

Übungsauftrag. Die Stellung soll für ca. 10 Minuten gehalten werden. Treten Schmerzen oder Zuckungen auf, muss die Stellung gewechselt werden.

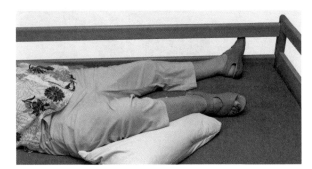

◘ **Abb. 5.150.** Einseitiger Schneidersitz in Rückenlage. Therapeutische Dehnstellung für die langen (links) und kurzen Adduktoren (rechts)

Kontrollkriterien

- Der Druck unter dem Kniegelenk des extendierten Beins nimmt nicht zu, die Ferse bleibt räumlicher Fixpunkt.
- Die Flexionsstellung im gegenüberliegenden Kniegelenk bleibt unverändert.
- Der Kontakt von Oberschenkel und Knie mit dem Kissen bleibt erhalten, der Druck bleibt unverändert.
- Beide Füße bleiben entspannt.
- Der Dehnschmerz wird als »Wohlweh« empfunden. Es treten keine Zuckungen auf.

Variationsmöglichkeiten. Die Höhe des Lagerungskissens bzw. die Abspreizung des beinahe extendierten Beins bestimmt das Ausmaß der Dehnung: Ein großes Kissen bedeutet mehr Flexion und weniger Abduktion im Hüftgelenk. Die Dehnung ist dementsprechend geringer.

Therapieziel: Verbessern der passiven Beweglichkeit der BWS in Extension

- **Passive Mobilisation im Sitz** (◘ Abb. 5.151)

Ausgangsstellung der Patientin. Sitz am Bettrand. Die Beine sind leicht gespreizt, die Füße stehen unter den Knien und haben mit der ganzen Fußsohle Bodenkontakt. Der Oberkörper ist wenig nach vorne geneigt, die Unterarme sind verschränkt und liegen auf dem horizontal stehenden Oberschenkel der Therapeutin.

Ausgangsstellung der Therapeutin. Stand seitlich neben der Patientin. Der Fuß des vom Bett weiter entfernten Beins steht auf einem Stuhl, der Oberschenkel steht horizontal. Eine Hand umfasst die Unterarme der Patientin, die zweite Hand liegt auf dem Rücken der Patientin, in Höhe der gewünschten Mobilisation.

Bewegungsausführung. Die Therapeutin bewegt das Knie des hochgestellten Beins wenig nach außen und wieder zurück. Die Patientin wird dabei aufgefordert, der Bewegung mit den Armen zu folgen und die weiterlaufende Extensionsbewegung der BWS bewusst zu betonen. Gleichzeitig hilft die Therapeutin manipulierend durch einen leichten Druck nach vorne/unten, der lateral der Spinosi in Höhe der gewünschten Mobilisation angesetzt wird.

Kontrollkriterien

- Rechte und linke Ferse bzw. Fußsohlen behalten Bodenkontakt.
- Die Kniegelenke bleiben räumlicher Fixpunkt. Ihr Abstand zueinander verändert sich nicht.
- Der Blick bleibt nach vorne gerichtet. (Kein Hängenlassen des Kopfes!)

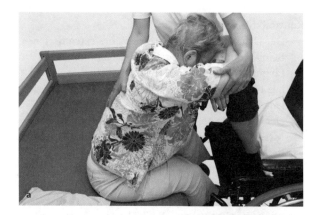

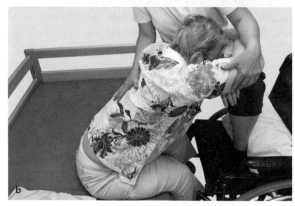

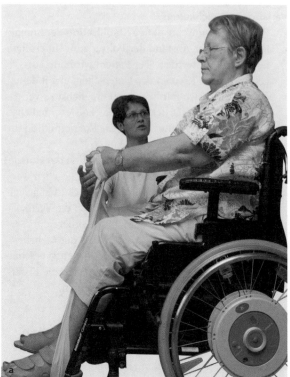

□ **Abb. 5.151 a, b.** Mobilisation der BWS in Extension im Sitz. Die verschränkten Unterarme der Patientin liegen dem sich bewegenden Oberschenkel der Therapeutin auf

Therapieziel: Verbessern der ventralen und dorsalen Rumpfstabilisation

▪ Übung: »Ziehbrunnen« (□ Abb. 5.152)

Ausgangsstellung. Sitz im Rollstuhl/Stuhl. Der Rücken hat dorsal Kontakt mit der Lehne. Becken, Brustkorb und Kopf sind übereinander eingeordnet. Die Füße stehen unter den Kniegelenken am Boden oder auf den Fußrastern und halten ein Theraband. Beide Enden des Therabands sind um rechte und linke Hand gewickelt. Die Hände sind verschränkt und stehen ca. auf Höhe des Bauchnabels. Das Band ist leicht gespannt.

Bewegungsauftrag. In einer vertikalen Bewegung soll die Patientin (gegen den Widerstand des Bands) die gefalteten Hände mehrmals rhythmisch nach oben und unten führen, ohne dabei den eingeordneten Sitz zu verlieren.

Kontrollkriterien

━ Rechte und linke Ferse bzw. Fußsohlen behalten Bodenkontakt.

━ Die Kniegelenke bleiben räumlicher Fixpunkt. Ihr Abstand zueinander verändert sich nicht.

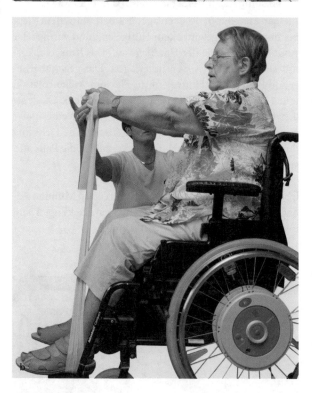

□ **Abb. 5.152 a, b.** Übung »Ziebrunnen«. **a** Ausgangsstellung. Das Theraband ist leicht angespannt. **b** Gegen den Bandwiderstand werden die Arme kontrolliert hoch und tief bewegt, wie beim Bedienen eines Ziehbrunnens. Die Therapeutin muss gut kontrollieren, dass die Schultern nicht aktiv hochgezogen werden

— Gleich bleiben die Abstände zwischen:
  – Bauchnabel – Sternum,
  – Sternum – Inscisura jugularis,
  – Incisura jugularis – Kinnspitze.
— Die Ruheatmung kann beibehalten werden.

Variationsmöglichkeiten
Erschwerung:
— Übungsdurchführung im freien Sitz ohne dorsalen Kontakt mit der Stuhllehne. (Nur sinnvoll, wenn die Einordnung der Körperabschnitte eingehalten werden kann!)

Erleichterung:
— Die Hände sind nicht gefaltet und bewegen alternierend nach oben und unten. Die Stabilisation im Rumpf ist durch die gegenseitige Widerlagerung der Armbewegungen weniger gefordert.

Therapieziel: Vertiefung der Atmung im Sitz
■ Übung: »Tiefatmer« (◘ Abb. 5.153)
Ausgangsstellung. Sitz im Rollstuhl/Stuhl. Auf den Oberschenkeln liegt ein Spreukissen. Der Oberkörper ist nach vorne geneigt, der Brustkorb liegt bequem auf dem Kissen. Die Unterarme liegen ebenfalls verschränkt auf dem Kissen.

Übungsauftrag. Die Patientin wird aufgefordert, in der beschriebenen Ausgangsstellung einige Male tief einzuatmen und über die Lippenbremse langsam auszuatmen.

Kontrollkriterien
— Der Brustkorb bleibt auf dem Kissen liegen.
— Die Stellung der Unterarme bleibt unverändert.
— Rechte und linke Ferse bzw. Fußsohlen behalten Bodenkontakt.
— Es tritt kein Schwindel auf.

Therapieziel: Entlastung und Entspannung der zervikalen Muskulatur
■ Zervikale Lockerung mit Wärmepackungen und Massagen
Siehe ► Kap. 2.1.11 und 5.4.4.

■ Geführte Armbewegungen mit adäquatem Krafteinsatz (◘ Abb. 5.154)
Ausgangsstellung. Kontrollierter Stand im Standing. Becken, Brustkorb und Kopf sind übereinander und vertikal eingeordnet. Ein Arm stützt auf dem Standing-Tisch, der zweite Arm ist in annähernder Spielfunktion, wobei die Hand mit möglichst geringem Druck mit der palmaren

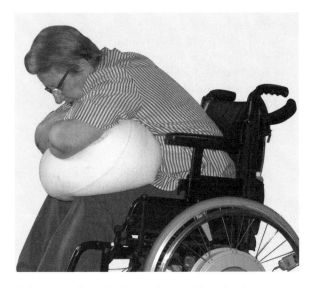

◘ **Abb. 5.153.** Übung »Tiefatmer«. Der Oberkörper liegt bequem auf einem großen Spreukissen. Die Patientin soll mit bewusster Bauchatmung verstärkt tief ein- und ausatmen

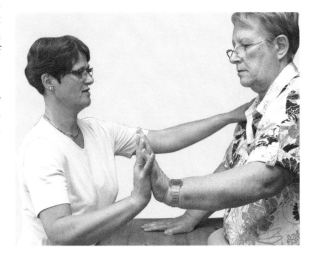

◘ **Abb. 5.154.** Geführte aktiv-assistive Armbewegungen zum bewussten Abbau eines inadäquaten Krafteinsatzes

Seite Kontakt mit der Therapeutenhand hat. Der Schultergürtel liegt dem Brustkorb möglichst entspannt auf.

Übungsauftrag. Die Therapeutin führt beliebig langsame Armbewegungen durch und fordert die Patientin auf, den Bewegungen zu folgen, ohne dabei den Kontakt der Handfläche zu verlieren, den Druck gegen die Therapeutenhand jedoch so klein wie möglich zu halten. Der Oberkörper bleibt dabei unverändert, der Schultergürtel darf nicht aktiv hochgezogen werden.

Kontrollkriterien
- Der Oberkörper bleibt aufrecht.
- Gleich bleiben die Abstände zwischen:
  - Bauchnabel – Sternum,
  - Sternum – Inscisura jugularis,
  - Incisura jugularis – Kinnspitze.
- Der Druck unter der bewegenden Hand soll nicht zunehmen.
- Der Schultergürtel bleibt auf dem Brustkorb liegen.
- Die Ruheatmung kann beibehalten werden.

Variationsmöglichkeiten
Erschwerung:
- Der zweite Arm ist nicht in Stützfunktion, sondern frei hängend.

Erleichterung:
Ausführung im angelehnten oder – wieder zur Steigerung – im freien Sitz.

Anhang

6.1   Untersuchungsprotokoll für Patienten mit Multipler Sklerose

Untersuchungsprotokoll für MS   Datum:

Name, Vorname: Geburtsdatum:

Diagnose(n):   Relevante ND:

Anamnese

Subjektives Hauptproblem:

Persönliche Ziele:

Krankheitsbeginn/-verlauf:

Allgemeiner Eindruck:

Selbstständigkeit im Alltag/Soziale Situation:

Berufliche Tätigkeit/Hobbies:

Medikamente/Therapien:

Untersuchung/Befund

Untersuchung/Befund ICF-Ebene 1: Körperstruktur	Beobachtete Auswirkungen im Bewegungsverhalten
Tonus	
Sensibilität/Wahrnehmung	
Passive Beweglichkeit	
Selektive Kraft	
Koordinationsfähigkeit der Extremitäten/Feinmotorik	

Untersuchung/Befund
ICF-Ebene 2: Aktivität/Bewegungsverhalten

Stabilisationsfähigkeit der Extremitäten

1. Sitz-Stand-Übergang/Stand

2. Pot. Bewegungsbereitschaft der HG/Kontrollierte Gewichtsverschiebungen

3. Armstütz

Stabilisationsfähigkeit im Rumpf

1. Drehverhalten/Aufsitzen (Stabilisation Becken-Brustkorb)

2. Sitzverhalten/Beschleunigte Armbewegungen (Stabilisations-/Widerlagerungsfähigkeit BWS)

3. Vor-/Rückneigung im Sitz (Stabilisation der Körperlängsachse)

Untersuchung/Befund
ICF-Ebene 2: Aktivität/Bewegungsverhalten

Dissoziationsfähigkeit im Rumpf (Selektivität Becken-Brustkorb-Kopf)

Spontane Gleichgewichtsfähigkeit /Posturale Kontrolle

Gangbeobachtungen

Atmung/Sprache

6

| Untersuchung/Befund |
Ergänzungen
Abweichungen der Konstitution
Abweichungen der Statik
Erschwerte ADL-Funktionen
Weitere Bemerkungen

Untersuchung/Befund
Problemanalyse/Therapieplanung

Problemformulierung

Therapieziele

1. Aktivitäts-/Partizipationsebene

2. Strukturebene

Geplante Therapiemaßnahmen

6.2   Patienten-Fragebogen zur Therapieevaluation:
Multiple Sclerosis Questionnaire for Physiotherapists (MSQPT®)

MSQPT ®

Multiple Sclerosis Questionnaire for Physiotherapists Patienten-Fragebogen zur Therapieevaluation

Wir möchten Ihnen die bestmögliche Therapie anbieten. Zum besseren Verständnis Ihrer Fähigkeiten und Einschränkungen haben wir einen Fragebogen ausgearbeitet, in dem Sie Ihren momentanen Zustand selbst einschätzen können. Damit helfen Sie uns, die Therapie Ihren persönlichen Bedürfnissen anzupassen. Ihre Angaben sind nur Ihrer Therapeutin bzw. Ihrem Therapeuten zugänglich und werden vertraulich behandelt.

Bitte bestimmen Sie selbst, wie weit die unten aufgeführten Aussagen für Sie übereinstimmen.

Bei den Aktivitäten spielt es keine Rolle, ob Sie Hilfsmittel benützen oder nicht. Sie müssen es aber ohne Hilfe weiterer Personen ausführen können.

Bitte kreuzen Sie für jede Aussage und jede Frage die Zahl an, die am ehesten zutrifft.

Bei Unklarheiten wenden Sie sich bitte an Ihre Therapeutin bzw. Ihren Therapeuten.

Es gibt keine richtigen oder falschen Antworten sondern nur Ihre persönliche Einschätzung.

Herzlichen Dank für Ihre wertvolle Mitarbeit.

Hier ein Beispiel:

1.   Ich kann ein Telefon bedienen.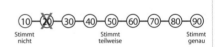

"10" bedeutet "stimmt nicht",

"50" bedeutet "stimmt teilweise", und

"90" bedeutet "stimmt genau".

Diese Person ist eher nicht der Meinung, dass sie ein Telefon bedienen kann.

Bearbeiten Sie bitte jetzt folgende Fragen und Aussagen.

Version 2011 © 2005, 2006, 2007, 2010, 2011 FPMS

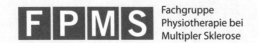 Fachgruppe Physiotherapie bei Multipler Sklerose

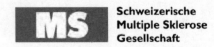 Schweizerische Multiple Sklerose Gesellschaft

MSQPT ®

Multiple Sclerosis Questionnaire for Physiotherapists Patienten-Fragebogen zur Therapieevaluation

Name des Patienten/der Patientin:

Physiotherapeut/Physiotherapeutin:

Physiotherapie seit:

Untersuchungsdatum:

> Bitte beachten Sie, dass es keine Rolle spielt, ob Sie Hilfsmittel benützen oder nicht.
> Sie müssen es aber ohne Hilfe weiterer Personen ausführen können.

1 Im Vergleich zu der Situation vor einem halben Jahr, wie würden Sie Ihre Gesundheitssituation beschreiben?

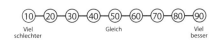

2 Wenn ich morgens aufwache, fühle ich mich ausgeruht.

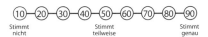

3 Ich kann mich ohne Hilfe anziehen.

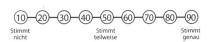

4 Ich kann selbstständig duschen.

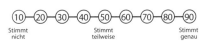

5 Ich kann selbstständig ein Bad nehmen.

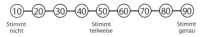

6 Ich habe Mühe beim Zähne putzen.

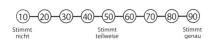

7 Ich habe Schwierigkeiten, sicher zu stehen.

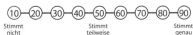

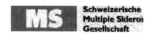

Version 2011 © 2005, 2006, 2007, 2010, 2011 FPMS

8. **A.** Wie weit können Sie ohne Sitzpause auf flachem Boden gehen?

☐ 0 – 3 m   ☐ 3 – 10 m   ☐ 10 – 50 m   ☐ 50 – 100 m

☐ 100 – 500 m   ☐ 500 – 1000 m   ☐ 1 – 2 km   ☐ 2 – 5 km   ☐ über 5 km

B. Wie lange können Sie ohne Sitzpause auf flachem Boden gehen?

☐ 0 – 1 Min.   ☐ 1 – 3 Min.   ☐ 3 – 5 Min.   ☐ 5 – 7 Min.   ☐ 7 – 10 Min.

☐ 10 – 20 Min.   ☐ 20 – 30 Min.   ☐ 30 – 60 Min.   ☐ 1 bis 2 Std.   ☐ über 2 Std.

9   **?**   Eine Treppe zwischen 2 Stockwerken hat 14 bis 16 Stufen.

Bitte schätzen Sie, wie viele Stufen Sie ungefähr hinuntergehen können.

A. Wie viele Treppenstufen können Sie   hinunter gehen?

☐ 0 – 9   ☐ 10 – 19   ☐ 20 – 29   ☐ 30 – 39   ☐ 40 – 49

☐ 50 – 59   ☐ 60 – 69   ☐ 70 – 79   ☐ 80 – 89   ☐ über 90

B. Wie viele Treppenstufen können Sie   hinauf gehen?

☐ 0 – 9   ☐ 10 – 19   ☐ 20 – 29   ☐ 30 – 39   ☐ 40 – 49

☐ 50 – 59   ☐ 60 – 69   ☐ 70 – 79   ☐ 80 – 89   ☐ über 90

10   Ich kann selbstständig in ein Auto ein- bzw. aussteigen.

⑩–⑳–㉚–㊵–㊿–⑥⓪–⑦⓪–⑧⓪–⑨⓪
Stimmt   Stimmt   Stimmt
nicht   teilweise   genau

11   Ich kann selbstständig öffentliche Verkehrsmittel benutzen.

⑩–⑳–㉚–㊵–㊿–⑥⓪–⑦⓪–⑧⓪–⑨⓪
Stimmt   Stimmt   Stimmt
nicht   teilweise   genau

12   Im Folgenden sind einige Tätigkeiten beschrieben, die Sie vielleicht an einem normalen Tag ausüben.

Wie stark sind Sie durch Ihren derzeitigen Gesundheitszustand bei diesen Tätigkeiten eingeschränkt?

A. Wie stark sind Sie eingeschränkt bei anstrengenden Tätigkeiten wie z. B. schnell laufen, schwere Gegenstände heben, anstrengenden Sport treiben?

⑩–⑳–㉚–㊵–㊿–⑥⓪–⑦⓪–⑧⓪–⑨⓪
Nicht   Teilweise   Stark
eingeschränkt   eingeschränkt   eingeschränkt

B. Wie stark sind Sie eingeschränkt bei mittelschweren Tätigkeiten wie z. B. einen Tisch verschieben oder Staubsaugen.

⑩–⑳–㉚–㊵–㊿–⑥⓪–⑦⓪–⑧⓪–⑨⓪
Nicht   Teilweise   Stark
eingeschränkt   eingeschränkt   eingeschränkt

C. Wie stark sind Sie eingeschränkt bei Einkaufstaschen heben oder tragen?

⑩–⑳–㉚–㊵–㊿–⑥⓪–⑦⓪–⑧⓪–⑨⓪
Nicht   Teilweise   Stark
eingeschränkt   eingeschränkt   eingeschränkt

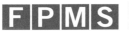

Fachgruppe
Physiotherapie bei
Multipler Sklerose

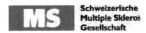

Schweizerische
Multiple Sklerose
Gesellschaft

13 Ich habe beim Schreiben ...

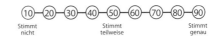

Keine   Mittlere   Große
Schwierigkeiten   Schwierigkeiten   Schwierigkeiten

14 Ich fühle mich vital und habe Energie.

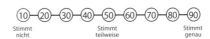

Stimmt   Stimmt   Stimmt
nicht   teilweise   genau

Bitte beachten Sie, dass es keine Rolle spielt, ob Sie Hilfsmittel benutzen oder nicht.

Sie müssen es aber ohne Hilfe weiterer Personen ausführen können.

---

15 Ich habe Probleme mit dem Gleichgewicht.

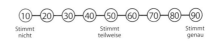

Stimmt   Stimmt   Stimmt
nicht   teilweise   genau

16 A. Spastizität ist eines meiner Symptome.

    ☐ Ja   Beantworten Sie bitte Frage 16 B.
    ☐ Nein

    B. Ich kann die Spastizität beeinflussen.

(10)—(20)—(30)—(40)—(50)—(60)—(70)—(80)—(90)

Stimmt   Stimmt   Stimmt
nicht   teilweise   genau

       Die Beeinflussung der Spastizität durch

       Medikamente ist bei dieser Frage ausgeschlossen.

17 Ich habe genügend körperliche Kraft,
um meinen Alltag zu bewältigen.

(10)—(20)—(30)—(40)—(50)—(60)—(70)—(80)—(90)

Stimmt   Stimmt   Stimmt
nicht   teilweise   genau

18 Wie groß ist Ihre Ermüdbarkeit?

(10)—(20)—(30)—(40)—(50)—(60)—(70)—(80)—(90)

Keine   Mittelmässige   Sehr grosse
Ermüdbarkeit   Ermüdbarkeit   Ermüdbarkeit

19 Ich kann meine Ermüdung kontrollieren.

(10)—(20)—(30)—(40)—(50)—(60)—(70)—(80)—(90)

Stimmt   Stimmt   Stimmt
nicht   teilweise   genau

20 Ich habe Schmerzen, die mich stören.

(10)—(20)—(30)—(40)—(50)—(60)—(70)—(80)—(90)

Stimmt   Stimmt   Stimmt
nicht   teilweise   genau

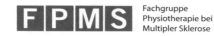 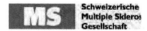

FPMS
Fachgruppe
Physiotherapie bei
Multipler Sklerose

MS
Schweizerische
Multiple Sklerose
Gesellschaft

21   Gefühlsstörungen beeinträchtigen mich im Alltag.
Diese Frage bezieht sich auf
körperliche Empfindungen.

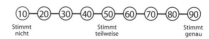

22   Ich kann Aktivitäten ausüben, die ich gerne habe.

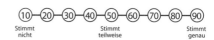

23   Ich kann meine Aktivitäten gezielt einteilen,
um meine Symptome der MS nicht zu verschlimmern.

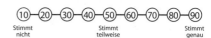

24   Die Blase macht mir Probleme.

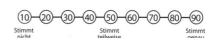

25   Ich habe Probleme mit dem Stuhlgang.

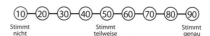

26   Im Alltag fühle ich mich belastbar.

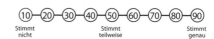

27   Ich kann am Familienleben und an Unternehmungen
im Freundeskreis aktiv teilnehmen.

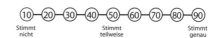

28   Ich kann einen Ausflug machen, der mich den
ganzen Tag von zu Hause fernhält.

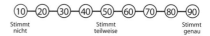

29   Ich habe Angst vor möglichen Folgen der MS.

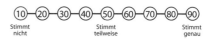

30   Ich habe konkrete Ziele, an denen ich gerne arbeite.

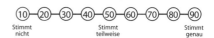

Version 2011 © 2005, 2006, 2007, 2010, 2011   FPMS

4

Herzlichen Dank!

Literatur

Armutlu K, Karabudak R, Nurlu G (2001) Physiotherapy approaches in the treatment of ataxic multiple sclerosis: a pilot study. Neurorehabil Neural Repair 15: 203-211

Armutlu K, Meric A, Kirdi N, Yakut E, Karabudak R (2003) The effect of transcutaneous electrical stimulation on spasticity in multiple sclerosis patients: a pilot study. Neurorehabil Neural Repair 17(2): 79-82

Asenbaum-Nan S (2008) Neurologische Grundlagen der Spastizität. Jatros Neurologie & Psychiatrie. universimed.com, Oktober 2010

Austin SR, Jenkins N, Polichnowski AJ, Lobeck LJ, Bubholz JA, Ng AV (2004) Effects of aquatic exercise and temperature on physical and cognitive function in multiple sclerosis. Med Sci Sports Exerc 36: 273

Balcer LJ (2001) Clinical outcome measures for research in multiple sclerosis. Neuroophtalmol 21(4): 296-301

Barlow J, Turner A, Edwards R, Gilchrist M (2009) A randomised controlled trial of lay-led self-management for people with multiple sclerosis. Patient Educ Couns 77(1): 81-9. Epub 2009

Becker BE (2004) Biophysiologic aspects of hydrotherapy. In: Cole AJ, Becker BE (eds) Comprehensive Aquatic Therapy, 2nd ed. Butterworth-Heinemann, Boston. pp 19-56

Beenakker EA, Oparina TI, Hartgring A, Teelken A, Arutjunyan AV, De Keyser J (2001) Cooling garment treatment in MS: clinical improvement and decrease in leukocyte NO production. Neurology 57(5): 892-4

Beer S et al. (2008) Ambulante Physiotherapie bei Multipler Sklerose. Empfehlungen des wissenschaftlichen Beirates und der Fachgruppe Physiotherapie bei Multipler Sklerose FPMS. MS-Info der Schweizerischen MS-Gesellschaft

Benedetti MG, Gasparroni V, Stecchi S, Zilioli R, Starudi R, Piperno R (2009) Tredmill exercise in early multiple sclerosis: a case series study. Eur J Phys Rehabil Med 45(1): 53-9

Bertram AM, Laube W (2008) Sensomotorische Koordination. Thieme, Stuttgart

Bertram AM (2008) Hockerschaukel vor-/zurückkippen. In: Bertram AM, Laube W (Hrsg) Sensomotorische Koordination. Thieme, Stuttgart

Beudels W, Lensing-Conrady R, Beins HJ (1995) ... das ist für mich ein Kinderspiel – Handbuch zur psychomotorischen Praxis. Borgmann, Dortmund

Borg GA (1974) Perceived Exertion. Exerc Sport Sci Rev 2: 131-153

Bronson C, Brewerton K, Ong J, Palanca C, Sullivan SJ (2010) Does hippotherapy improve balance in persons with multiple sclerosis: a systematic review. Eur J Phys Rehabil Med 2010 Apr 13

Brown JS et al. (2003) Measurement characteristics of a voiding diary for use by men and women with overactive bladder. Urology 61(4): 802-809

Bruggencate G (1996) Sensomotorik: Funktionen des Rückenmarkes und absteigender Bahnen. In: Klinke R, Silbernagel S (Hrsg) Lehrbuch der Physiologie. Thieme, Stuttgart. S 631-649

Burguera-Hernández JA (2000) Urinary alterations in multiple sclerosis. Rev Neurol 30(10): 989-92

Cakt BD, Nacir B, Genç H, Saraçoğlu M, Karagöz A, Erdem HR, Ergèn U (2010) Cycling Progressive Ressistance Training for People with Multiple Sclerosis: A Randomized Controlled Study. Am Phys Med Rehabil 2010 Mar 3

Cattaneo D, Jonsdottir J, Zocchi M, Regola A (2007) Effect of balance exercises on people with multiple sclerosis: a pilot study. Clin Rehabil 21: 771-781

Cattaneo D, Jonsdottir J (2009) Sensory impairments in quiet standing in subjects with multiple sclerosis. Mult Scler 15(1): 59-67. Epub 2008

Chitsaz A, Janghorbani M, Shaygannejad V, Ashtari F, Heshmatipour M, Freeman J (2009) Sensory complaints of the upper extremities in multiple sclerosis: relative efficacy of nortriptyline and transcutaneous electrical nerve stimulation. Clin J Pain 25(4): 281-5

Ciccarelli O, Toosy AT, MarsdenJF, Wheeler-Kingshott CM, Miller DH, Matthews PM, Thompson AJ (2006) Functional response to active and passive ankle movements with clinical correlations in patients with primary progressive multiple sclerosis. J Neurol 253(7): 882-91. Epup 2006 Apr 20

Cuypers K, Levin O, Thijs H, Swinnen SP, Meesen RL (2010) Longterm TENS Treatment Improves Tactile Sensivity in MS Patients. Neurorehabil Neurol Repair 2010 Jan 19

Dalgas U, Stenager E, Ingemann-Hansen T (2008) Multiple sclerosis and physical exercise: recommendations for the application of resistance- endurance and combined training. Mult Scler 14: 35-53

Dalgas U, Stengager E, Jakobsen J, Petersen T, Hansen HJ, Knudsen C, Overgaard K, Ingemann-Hansen T (2009) Resistance training improves muscles strength and functional capacity in multiple sclerosis. Neurology 773(18): 1478-84

Dalgas U, Kant M, Stenager E (2010) Krafttraining bei schubförmig verlaufender Multipler Sklerose. Akt Neurol 37(5): 213-218

Daniels L, Worthingham C (1992) Muskeltest. Manuelle Unteruschungstechniken, 6. Aufl. Gustav Fischer, Stuttgart

Debrunner HU (1971) Gelenkmessung (Neutral-0-Methode). Bulletin der Schweizerischen Arbeitsgemeinschaft für Osteosynthesefragen

De Souza-Teixeira F, Costilla S, Ayan C, Garcia-Lopez D, Gonzalez-Gallego J, De Paz JA (2009) Effects of resistance training in multiple sclerosis. Int J Sports Med 30(4): 245-50. Epub 2009 Feb 6

Dettmers C, Sulzmann M, Ruchay-Plössi A, Gütler R, Vieten M (2009) Endurance exercise improves walking distance in MS patients with fatigue. Acta Neurol Scand 120(4): 251-7. Epub 2009 Jan 28

Donzé C et al (2009) Urinary, sexual, and bowel disorders in early-stage multiple sclerosis. Rev Neurol 165 Suppl 4; S 148-55

Feys P, Helsen W, Liu X, Mooren D, Albrecht H, Nuttin B, Ketelear P (2005) Effects of peripheral cooling on intention tremor in multiple sclerosis. J Neurol Neurosurg Psychiatry 76(3): 373-9

Feys P, Helsen W, Nuttin B, Lavrysen A, Ketelaer P, Swinnen S, Liu X (2008) Unsteady gaze fixation enhances the severity of MS intention tremor. Neurology 70(2): 106-13

Finlayson M, Cho C (2008) A descriptive profile of caregivers of older adults with MS and the assistance they provide. Disabil Rehabil 30(24): 1848-57

Finlayson M (2004) Concerns about the future among older adults with multiple sclerosis. Am J Occup Ther 58(1): 54-63

Fisniku LK, Brex PA, Altmann DR, Miszkiel KA, Benton CE, Lanyon R, Thompson AJ, Miller DH (2008) Disability and T2 MRI lesions: a 20-year follow-up of patients with relapse onset of multiple sclerosis. Brain 131(Pt 3): 808-17

Foglio K, Clini E, Facchetti D, Vitacca M, Marangoni S, Bonomelli M, Ambrosino N (1994) Respiratory muscle function and exercise capacity in multiple sclerosis. Eur Respir J 7(1): 23-8

Fowler CJ et al. (2009) A UK consensus on the management of the bladder in multiple sclerosis. Postgrad Med J 85(1008): 552-9

Gamper UN, Lambeck J (2009) The Bad Ragaz Ring Method: In: Brody LT, Geigle PR (eds) Aquatic exercises for rehabilitation and training. Human Kinetics

Gehlsen GM, Grigsby SA, Winant DM (1984) Effects of an aquatic fitness program on the muscular strength and endurance of patients with multiple sclerosis. Phys Ther 64: 653-657

Ghahari S, Packer TL, Passmore AE (2009) Development, standardisation and pilot testing of an online fatigue self-management program. Disabil Rehabil 31(21): 1762-72

Giannantoni A et al. (1999) Lower urinary tract dysfunctions and disability status in patients with multiple sclerosis. Arch Phys Med Rehabil 80(4): 437-41

Gibson-Horn C (2008) Balance-based torso-weighting in a patient with ataxie and multiple sclerosis: a case report. J Neurol Phys Ther 2(3): 139-46

Gleim GW, Nicholas JA (1989) Metabolic costs and heart rate responses to treadmill walking in water with different depths and temperatures. Am J Sports Med 17: 248-252

Gosselink R, Kovacs L, Decramer M (1999) Respiratory muscle involvement in multiple sclerosis. Eur Respir J 13(2): 449-54

Gosselink R, Kovacs L, Ketelaer P, Carton H, Decramer M (2000) Respiratory muscle weakness and respiratory muscle training in severely disabled multiple sclerosis patients. Arch Phys Med Rehabil 81(6): 747-51

Haase G (2006) Der Stellenwert der posturalen Kontrolle in der Neurorehabilitation. Vortrag gehalten am Bobath-Kongress April 2006

Hamilton F, Rochester L, Rafferty D, O'Leary CP, Evans JJ (2009) Walking and talking : an investigation of cognitive-motor dual tasking in multiple sclerosis. Mult Scler 15(10): 1215-27. Epub 2009 Aug 10

Harrisson RA, Hillman M, Bulstrode S (1992) Loading of the lower limb when walking partially immersed: Physiotherapy 78: 164-166

Heesen C et al. (2010) Bewegungstherapie bei Multipler Sklerose – supportiv, immunmodulierend oder regenerativ? In: Dettmers C et al (Hrsg) Rehabilitation der Multiplen Sklerose. Hippocampus, Bad Honnef

Henze TH (2005) Symptomatische Therapie der Multiplen Sklerose. Thieme, Stuttgart

Herren K, Kool J (2009) Manuelle Geschicklichkeit: Nine-hole-peg Test (NHPT). In: Schädler S et al. (Hrsg) Assessments in der Neurorehabilitation, Bd 1, 2. Aufl. Hans Huber, Bern. S 413-418

Horst R (2005) Motorisches Strategietraining und PNF. Thieme, Stuttgart

Humm AM, Beer S, Kool J, Magistris MR, Kesselring J, Rösler KM (2004) Quantification of Uhthoff's phenomenon in multiple sclerosis: a magnetic stimulation study. Clin Neurophysiol 115: 2493-2501

Hummelsheim H, Münch B, Bütefisch C, Neumann S (1994) Influence of sustained stretch on late muscular responses to magnetic brain stimulation in patient with upper motor neuron lesions. Scand J Rehabil Med 26(1): 3-9

Hummelsheim H (1998) Neurologische Rehabilitation. Springer, Berlin

Hüter-Becker A (2005) Bewegungsentwicklung, Bewegungskontrolle. Thieme, Stuttgart

Internationale Klassifikation der Funktionsfähigkeit, Behinderung und Gesundheit (ICF) der Weltgesundheitsorganisation (WHO) (2009). Deutschsprachige Fassung

Janssen CH, Pott C (2009) Wenn die Sinne täuschen. Wahrnehmungsstörungen Teil 1: Hintergrundwissen. Physiopraxis 6/09. S 34-37

Jones MA (1997) In: Klemme B, Siegmann G (2006) Clinical Reasoning: Therapeutische Denkprozesse lernen. Thieme, Stuttgart. S 7

Kappos L (1998) Symptombilder der Multiplen Sklerose. In: Steinlin Egli R (Hrsg) Physiotherapie bei Multipler Sklerose. Thieme, Stuttgart

Kesselring J (2005) Multiple Sklerose. Kohlhammer, Stuttgart

Khan F, Pallant JF, Brand C, Klipatrick TJ (2008) Effectiveness of rehabilitation in persons with multiple sclerosis: a randomised controlled trial. J Neurol Neurosurg Psychiatry 79(11): 1230-5. Epup 2008 June 5

Khan F, Pallant JF, Turner-Stokes L (2008) Use of goal attainment scaling in inpatient rehabilitation for persons with multiple sclerosis. Arch Phys Med Rehabil 89(4): 652-9

Khan F et al. (2009) Multiple sclerosis: prevalence and factors impacting bladder and bowel function in an Australian community cohort. Disabil Rehabil 31(19): 1567-76

Khan F et al. (2010) A randomised controlled trial: outcomes of bladder rehabilitation in persond with multiple sclerosis. J Neurol Neurosurg Psychiatry 81: 1033-1038

Klein-Vogelbach S (1995) Gangschulung zur Funktionellen Bewegungslehre. Springer, Berlin

Klein-Vogelbach S (1999) Funktionelle Bewegungslehre, 5. Aufl. Springer, Berlin

Klein-Vogelbach S (2003) Funktionelle Bewegungslehre. Ballübungen, 4. Aufl. Springer, Berlin

Klemme B, Siegmann G (2006) Clinical Reasoning. Therapeutische Denkprozesse lernen. Thieme, Stuttgart

König H (2004) Wahrnehmung, Aufmerksamkeit, Gedächtnis & Co. AKTIV (Fachzeitschrift der DMSG) 01/2004, NR. 202: 5-10

Kool J (2009) Gehfähigkelt und Motorik der unteren Extremität: Six Spot Step Test (SSST). In: Schädler S et al. (Hrsg) Assessments in der Neurorehabilitation. Bd 1, 2. Aufl. Hans Huber, Bern. S 160-162

Kool J (2009) Zielerreichung: Goal Attainment Scailing (GAS). In: Schädler S et al. (Hrsg) Assessments in der Neurorehabilitation, Bd 1, 2. Auflage. Hans Huber, Bern. S 105-109

Kool J (2009) Spastizität: Modified Ashworth Scale (MAS). In: Schädler S et al. (Hrsg) Assessments in der Neurorehabilitation, Bd 1, 2. Aufl. Hans Huber, Bern. S 311-314

Kool J (2009) Mobilität: Rivermead Mobility Index (RMI). In: Schädler S et al. (Hrsg) Assessments in der Neurorehabilitation, Bd 1, 2. Aufl. Hans Huber, Bern. S 413-418

Kotterba S, Sindern E (2007) Abnorme Ermüdbarkeit (Fatigue), Tagesschläfrigkeit und Schlaf bei Multipler Sklerose. In: Calabrese P (Hrsg) Multiple Sklerose und Kognition. Thieme, Stuttgart. S 81-87

Künzle U (2000) Hippotherapie. Springer, Berlin

Kurtzke JF (1983) Rating neurologic impairment in multiple sclerosis: an expanded disability status sclae (EDSS). Neurology 33(11): 1444-52

Lambeck J, Gamper UN (2009) The Halliwick Concept. In: Brody LT, Geigle PR (eds) Aquatic exercises for rehabilitation and training. Human Kinetics

Marks D (2009) Einschränkungen bei Multipler Sklerose: Expanded Disability Status Scale (EDSS-(»Kurtzke Scale«). In: Schädler S et al. (Hrsg) Assessments in der Neurorehabilitation, Bd 1, 2. Aufl. Hans Huber, Bern. S 413-418

Marks D (2009) Spastizität: (Modifizierte) Tardieu-Skala. In: Schädler S et al. (Hrsg) Assessments in der Neurorehabilitation, Bd 1, 2. Aufl. Hans Huber, Bern. S 306-310

Massion J, Woollacott MH (1996) Control of Posture and Balance. In: Shumway-Cook A, Woollacott MH (eds) Translating research into clinical practice. Lippincott Williams and Wilkins, Philadelphia

Mathiowetz VG, Matuska KM, Finlayson ML, Luo P, Chen HY (2007) One-year follow-up to an randomized controlled trial of an energy conservation course for persons with multiple sclersosis. Int J Rehabil Res 30(4): 305-13

Mayer KC (2010) Glossar. Psychiatrie/Psychosomatik/Psychotherapie/Neurologie/Neuropsychologie. www.neuro24.de. August 2010

McClurg D et al. (2006) Comparison of Pelvic Floor Muscle Training, Elektromyography Biofeedback, and Neuromuscular Electrical Stimulation for Bladder Dysfunction in People With Multiple Sclerosis: a Randomised Pilot Study. Neurourology and Urodynamics 25:337-348

Merz P (2010) Atmung bei MS: Klinikforschung. Basel: unveröffentliches Kursskript

Meyer-Heim A, Rothmaier M, Weder M, Kool J, Schenk P, Kesselring J (2007) Advanced lightweight cooling-garment technology: functional improvements in thermosensitive patients with multiple sclerosis. Mult Scler 13(2): 232-7. Epub 2007 Jan 29

Miller L, Mattison P, Paul L, Wood L (2007) The effects of transcutaneous electrical nerve stimulation (TENS) on spasticity in multiple sclerosis. Mult Scler 13(4): 527-33. Epup 2007 Jan 29

Missaoui B, Thoumie P (2009) How far do patients with sensory ataxia benefit from so-called »proprioceptive rehabilitation«? Neurophysiol Clin 39(4): 229-33. Epup 2009 Aug 26

Mostert S, Kesselring J (2002) Effects of a short-term exercise training programm on aerobic fitness, fatigue, health perception and activity level of subjects with multiple sclerosis. Multiple Sclerosis 8: 161-168

Motl RW, Snook EM, Schapiro RT (2008) Symptomes and physical activity behavior in individuals with multiple sclerosis. Res Nurs Health 31(5): 466-75

Moxham J (1996) Respiratory muscle testing. Monaldi Arch Chest Dis 51(6): 483-8

Mutluay FK, Demir R, Ozyilmaz S, Caglar AT, Altintas A, Gurses HN (2007) Breathing-enhanced upper extremity exercices for patients with multiple sclerosis. Clin Rehabil 21(7): 595-602

Nieuwenhuis MM, van Tongeren H, Sorensen PS et al. (2006) The six spot stepp test: a new measurement for walking ability in multiple sclerosis. Mult Scler 12(4): 495-500

Oken BS, Kishiyama S, Zajadel D, Bourdette D, Carlsen J, Haas M, Hugos C, Kraemer DF, Lawrence J, Mass M (2004) Randomized controlled trial of yoga and exercise in multiple sclerosis. Neurology 62(11): 2058-64

Olsen SA (2009) A rewiew of complementary and alternative medicine (CAM) by people with multiple sclerosis. Occup Ther Int 16(1): 57-70

Panicker JN et al. (2010) Rehabilitation in practice: neurogenic lower urinary tract dysfunction and its management. Clin Rehabil 24(7): 579-89

Paracelsus Theophrastum (1535) Vonn dem Bad Pfeffers. in Oberschwytz gelegen Tugenden, Krefften unnd Würckung, Ursprung unnd Herkommen, Regiment und Ordinantz. Christoph Forschauer d.Ä.

Penner I, Kappos L (2007) Funktionsspezifische kognitive Rehabilitation. In: Calabrese P (Hrsg) Multiple Sklerose und Kognition. Thieme, Stuttgart. S 81-87

Petajan JH, Gappmaier E, White AT, Spencer MK, Mino L, Hicks RW (1996) Impact of aerobic training on fitness and quality of life in multiple sclerosis. Ann Neurol 39: 432-41

Pfeffer A, Hilfiker R (2009) Mobilität: Timed Up and Go (TUG). In: Schädler S et al. (Hrsg) Assessments in der Neurorehabilitation, Bd 1, 2. Aufl. Bern: Hans Huber, Bern. S 413-418

Plohmann AM, Kappos L, Ammann W, Thoridai A, Wittwer A, Huber S, Bellaiche Y, Lechner-Scott J (1998) Computer assisted retraining of attentional impairments in patients with multiple sclerosis. J Neurol Neurosurg Psychiatry 64(4): 455-62

Pöyhönen T, Avela J (2002) Effects of head-out water immersion on neuromuscular function of the plantarflexor muscle. Aviat Space Environ Med 73: 1215-1218

Pohl M, Rückriem S, Mehrholz J, Ritschel C, Strik H, Pause MR (2002) Effectiveness of serial casting in patients with severe cerebrale spasticity: a comparison study. Arch Phys Med Rehabil 83(6): 784-90

Polman CH, Reingold SC, Edan G, Filippi M, Hartung HP, Kappos L, Lublin FD, Metz LM, McFarland HF, O'Connor PW, Sandberg-Wollheim M, Thompson AJ, Weinshenker BG, Wolinsky JS (2005) Diagnostic criteria for multiple sclerosis: 2005 revisions to the »McDonald Criteria«. Ann Neurol 58: 840-846

Prosperini L, Leonardi L, De Carli P, Mannocchi ML, Pozzilli C (2010) Visuo-proprioceptive training reduces risk of falls in patient with multiple sclerosis. Mult Scler 16(4): 491-9. Epub 2010 Feb 11

Rampello A, Franceschini M, Piepoli M, Antenucci R, Lenti G, Olivieri D, Chetta A (2007) Effect of aerobic training on walking capacity and maximal exercise tolerance in patients with multiple sclerosis: a randomized crossover controleld study. Phy Ther 87(5): 545-55. Epup 2007 Apr 3

Rietberg M, Brooks D, Uitdenhaag B, Kwakkel G (2005) Exercise Therapy for multiple sclerosis. Cochrane Database Syst Rev 1: CD003980

Sapienza CM, Wheeler K (2006) Respiratory muscle strength training: functional outcomes versus plasticity. Semin Speech Lang 27(4): 326-44

Sari A, Tolonen U Pääkkö E, Suominen K, Pythinen J, Sotaniemi K, Myllylä V (2004) Cardiovascular autonomic dysfunction correlates with brain MRI lesion load in MS. Clin Neurophysiol 115: 1473-1478

Sauter C, Zebenholzer K, Hisakawa J, Zietlhofer J, Vass K (2008) A longitudinal study on effects of a six-week course for energy conservation for multiple sclerosis patients. Mult Scler 14(14): 500-5. Epub 2008 Jan 21

Schädler et al. (Hrsg) (2009) Assessments in der Neurorehabilitation, Bd 1, 2. Aufl. Hans Huber, Bern

Schayck RH (2010) Schmerzen bei Multipler Sklerose. In: Dettmers C et al. (Hrsg) Rehabilitation der Multiplen Sklerose. Hippocampus, Bad Honnef

Schuhfried O, Mittermaier C, Jovanovic T, Pieber K, Paternostro-Sluga T (2005) Effects of whole-body vibration in patients with multiple sclerosis: a pilot study. Clin Rehabil 19(8): 834-42

Schüssler B et al. (1997) Pelvic Floor Re-education – Principles and Practice. Springer, Berlin

Schyns F, Paul L, Finlay K, Ferguson C, Noble E (2009) Vibration therpapy in multiple sclerosis. A pilot study exploring its effects on tone, muscle force, sensation an functional performance. Clin Rehabil 23(9): 771-81. Epup 2009 Jun 26

Shevil E, Finlayson M (2009) Process evaluation of a self-managment cognitive program for persons with multiple sclerosis. Patient Educ Couns 76(1): 77-83. Epub 2008 Dec 31

Shumway-Cook A, Woollacott MH (1995) Motor Control: Theory and Practical Applications. In: Gerlinde Haase (Hrsg) Der Stellenwert der posturalen Kontrolle in der Neurorehabilitation. Vortrag, gehalten am Bobath-Kongress April 2006

Silkwood-Sherer D, Warmbier H (2007) Effects of hippotherapy on postural stability, in persons with multiple sclerosis: a pilot study. J Neurol Phys Ther 31(2): 77-84

Smeltzer SC, Lavietes MH, Cook SD (1996) Expiratory training in multiple sclerosis. Arch Phys Med Rehabil 77(9): 909-12

Smeltzer SC, Skurnick JH, Troiano R, Cook SD, Duran W, Lavietes MH (1992) Respiratory function in multiple sclerosis. Utility of clinical assessment of respiratory muscle function. Chest 101(2): 479-84

Smith RM, Ey-Steel M, Fulcher G, Longley WA (2006) Symptoms change with exercise is a temporary phenomenom for people with multiple sclerosis. Arch Phys Med Rehabil 87: 723-727

Snook EM, Motl RW (2009) Effect of exercise training on walking mobility in multiple sclerosis: a meta-analysis. Neurorehabil Neural Repair 23(2): 108-16. Eupub 2008 Oct 23

Solari A, Filippini G, Gasco P et al. (1999) Physical rehabilitation has a postiv effect on disabiliy in multiple sclerosis patients. Neurology 52: 57-62

Somers S (2002) Group therapy for people with multiple sclerosis improves compliance with home exercise programme. Way Ahead 5(3): 33

Sommer N (2010) Diagnostik und Differentialdiagnose der MS. In: Dettmers C et al. (Hrsg) Rehabilitation der Multiplen Sklerose. Hippocampus, Bad Honnef. S 59

Steinlin Egli R (2003) Die ambulante Langzeittherapie bei MS-Patienten: Evaluation des Therapieverlaufes. Fisio Active 38/2003

Stockl KM, Shin JS, Gong S, Harada AS, Solow BK, Lew HC (2010) Improving patient self-management of multiple sclerosis through a disease therapy management program. Am J Manag Care 16(1): 139-44

Stroud N, Miniahan C, Sabapathy S (2009) The perceives benefits and barriers to exercise participation in persons witch multiple sclerosis. Disabil Rehabil 31(26): 2216-22

Stroud NM, Minaham CL (2009) The impact of regular physical activity on fatigue, depression and quality of life in persons with multiple sclerosis. Health Qual Life Outcomes 20(7): 68

Sutherland G, Andersen MB, Morris T (2005) Relaxation and health-related qualtiy of life in multiple sclerosis: the example of autogenic training. J Behav Med 28(3): 249-56

Teixeira R, Neto F, Pérez L (2007) The influence of Ai Chi on balance and fear of falling among older adults. Lizenziatarbeit Escola Superior de Saude do Vale do Sousa, Granda

Telljohann M (2006) Anwendung und Einsatz neuromuskulärer Prozeptorsohlen. OST_Sonderheft Sensomotorik

Tickbroom GW, Sacco P, Faulkner DL, Kermode AG, Mastaglia FL (2008) Enhanced corticomotor exability with dynamic fatigue exercise of the lower limb in multiple sclerosis. J Neurol 255(7): 1001-5. Epub 2008 Mar 14

Uhthoff W (1889) Untersuchungen über die bei der multiplen Herdsklerose vorkommenden Augenstörungen . Arch Psychiat Nervenkr 21: 303-410

Vahtera T et al. (19979 Pelvic floor rehabilitation is effective in patients with multiple sclerosis. Clin Rehabilitation 11: 211-219

Van der Maas N, Steinlin Egli R (2009) Evaluation des subjektiven Gesundheitszustandes von MS-Patienten in physiotherapeutischer Behandlung: Multiple Sclerosis Questionnaire for Physiotherapists"(MSQPT"). In: Schädler S et al. (Hrsg) Assessments in der Neurorehabilitation, Bd 1, 2. Aufl. Hans Huber, Bern. S 401-412

Vuvic S, Burke D, Kieman MC (2010) Fatigue in multiple sclerosis: mechanisms and management. Clin Neurophysiol 2010 Jan 25

Weston CF et al. (1987) Haemodynamic changes in man during immersion in water at different temperature. Clin Sci 73: 613-616

White AT, Wilson TF, Davis SL, Petajan JH (2000) Effect of precooling on physical performance in multiple sclerosis. Mult Scler 6(3): 176-80

Wiles CM, Newcombe RG, Fuller KJ et al. (2001) Controlled randomised crossover trial of the effects of physiotherapy on mobility in chronic multiple sclerosis. J Neurol Neurosurg Psychiatry 70: 174-9

Winter T (2010) Behandlung der Spastik bei MS. In: Dettmers C et al. (Hrsg) Rehabilitation der Multiplen Sklerose. Hippocampus, Bad Honnef

Wirz M (2009) Gehgeschwindigkeit/Gehtests mit Zeitnahme. In: Schädler S et al. (Hrsg) Assessments in der Neurorehabilitation, Bd 1, 2. Aufl. Hans Huber, Bern. S 413-418

Yadav V, Shinto L, Bourdette D (2010) Complementary and alternative medicine and treatment of multiple sclerosis. Expert Rev Clin Immunol 6(3): 381-95

■ **Weiterführende Literatur (Urogenitales Training)**

Althof R (2003) Harninkontinenz bei MS; Wenn die Blase nicht mitmacht. Fortissimo 4/2003

Amarenco G et al. (2003) Urodynamic Effect Of Acute Transcutaneous Posterior Tibial Nerve Stimulation In Overactive Bladder. J Urol 169(6): 2210-5

Bø K et al. (2007) Evidence-based Physical Therapy for the Pelvic Floor. Butterworth-Heinemann-Elsevier, Boston

Bø K et al. (2000) Nonpharmacologic treatments for overactive bladder-pelvic floor exercises. Urology 55(5A Suppl): 7-11

Carrière B (2003) Beckenboden. Physiofachbuch. Thieme, Stuttgart

Faaborg PM et al. (2009) Long-term outcome and syfety of transanal colonic irrigation for neurogenic bowel dysfunction. Spinal Cord 47: 545-549

Fjorback MV et al. (2007) Elektrical Stimulation Of Sacral Dermatomes In Multiple Sclerosis Patients With Neurogenic Detrusor Overactivity. NeuroUrol Urodyn 26(4): 525-30

Fowler C (1999) Neurology of Bladder, Bowel, and Sexual Dysfunction. Butterworth-Heinemann, Boston

Goeschen K (2009) Der weibliche Beckenboden. Springer, Heidelberg New York Tokio

Kesselring J (1993) Multiple Sklerose. Kohlhammer, Stuttgart

Krogh K et al. (2005) Neurogenic bowel dysfunction score. Spinal Cord 1-7

Lazzeri M et al. (2006) The Challenge of Overactive Bladder Therapy: Alternative to Antimuscarinic Agents. Int Braz J Urol 32: 620-30

Lucas M et al. (1999) Incontinence. Blackwell Science, Cambridge, MA

McClurg D et al. (2008) Neuromuscular Electrical Stimulation and the Tratement of Lower Urinary Tract Dysfunction in Multiple Sclerosis – A Double Blind, Placebo Controlled, Randomised Clinical Trial. Neurology and Urodynamics 27: 231-237

McDougall A et al. (2003) Autonomic nervous system function in multiple sclerosis Journal of the Neurological Sciences 215: 79-85

Perucchini D (2008) Overactive Bladder – Fragen und Antworten. UNI-MED Verlag, Bremen

Rao S et al. (2007) Randomised controlled trial of biofeedback, sham feedback, and standard therapy for dyssynergic defecation. Clin Gastroenterol Hepatol 5(3): 331-8

Schurch B et al. (2005) Botulinum toxin is a safe and effective treatment for neurogenic urinary incontinence. J Urol 174: 196-200

Skeil D et al. (2001) Transcutaneous Electrical Nerve Stimulation In The Tratment Of Neurological Patients With Urinary Symptoms. BJU Int 88(9): 899-908

Trepel M (2008) Neuroanatomie Struktur und Funktion, 4. Aufl. Urban & Fischer, München

Wheeler J et al. (1993) Electrical Stimulation for Urinary Incontinence. Critical Reviews in Physical and Rehabilitation Medicine 5(1): 31-55

www.multiplesklerose.ch/global/downloads/artikel/artikel-d/forte_2003-4_harnikontinenz_bei_ms.pdf

Yamanishi T et al. (2000) Randomised, double blind study of electrical stimulation for urinary incontinence due to detrusor overactivity. Urology 55(3): 353-7

Stichwortverzeichnis

Printing and Binding: Stürtz GmbH, Würzburg